中国少数民族传统医学课程丛书

特色膳食文化概论

Tese Shanshi Wenhua Gailun

◎ 裴凌鹏／编著

中央民族大学出版社
China Minzu University Press

图书在版编目（CIP）数据

特色膳食文化概论/裴凌鹏编著. —北京：中央民族大学出版社，2010.6

（中国少数民族传统医学课程丛书）

ISBN 978-7-81108-859-5

Ⅰ.①特… Ⅱ.①裴… Ⅲ.①膳食-文化-高等学校-教材 Ⅳ.①R155.1

中国版本图书馆 CIP 数据核字（2010）第 120495 号

特色膳食文化概论

编　　著　裴凌鹏
责任编辑　李　飞
特邀编辑　庞宗然
封面设计　布拉格工作室·李海
出 版 者　中央民族大学出版社
　　　　　北京市海淀区中关村南大街 27 号　邮编:100081
　　　　　电话:68472815(发行部) 传真:68932751(发行部)
　　　　　　　68932218(总编室)　　　68932447(办公室)
发 行 者　全国各地新华书店
印 刷 者　北京宏伟双华印刷有限公司
开　　本　787×960(毫米)　1/16　印张:18.75
字　　数　300 千字
印　　数　1000 册
版　　次　2010 年 6 月第 1 版　2010 年 6 月第 1 次印刷
书　　号　ISBN 978-7-81108-859-5
定　　价　38.00 元

教育部
“长江学者和创新团队发展计划”
资助出版
(IRT0871)
(Supported by Program for Changjiang Scholars and Innovative
Research Team in University PCSIRT)

目　录

第一章　总　　论

第一节　药膳学简况

药膳是在中医理论指导下，将药物和食物相配合，通过烹调加工而成的具有防病治病、保健强身作用的保健食品。药膳学继承和发展了祖国医学的饮食疗法，并在此的基础上不断加以总结和提高，使之更加理论化、系统化和科学化，以适应社会发展的需要，目前已形成了一门独特的学科。

药膳有广义与狭义之分。广义药膳包括药粥、药茶、药酒、药糖、药菜肴、药糕、药饼等，凡是药物与食物合成制成的保健食品，均可称之。狭义药膳是指药物与肉类、龟类、蔬菜、豆制品等食物制成的菜肴，既可单食，亦可佐餐服食。

药膳，既是祖国医药学宝库的瑰宝，又是祖国医学食疗宝库中的一颗明珠。因此，它具有食物的营养和药物的治疗双重作用。

中医对药膳的应用，是根据中医的脏象学说、经络学说等理论和不同人群的体质、天时地利之异，以及导致疾病的病因、病理，疾病所表现的症状，乃至与中医的治疗原则相结合辨证施膳。它的特点表现在以下几方面：

一、辨证论治施膳

辨证论治是药膳的重要特点。依据中医理论学说，对每个病种都应做到“组药有方，方必依法，定法有理，理必有据”。不仅用药如此，在食物的选择上也是如此，必须运用辨证的方法和论治原则，在正确辨证的基础上选药组方或选食配膳，才能取得预期的效果。例如，当患者出现精神困倦、四肢软弱、短气懒言、头昏自汗、食欲不振、脘腹隐痛、便溏腹泻、舌质淡、舌苔白、脉缓无力等症状，中医称为脾虚气弱症，这时就要应用健脾益气药膳。健脾益气药膳选用的中药有党参、白术、山药、大枣、茯苓、薏苡仁、莲子、芡实之类，食用的药膳有白雪糕、益脾饼、大枣粥、鲫鱼莼菜羹、黄梅茶等。

由于季节不同，人们服用的药膳也不相同。药膳学有四季五补之说，即春季气候温和，万物生长向上，在五脏属肝，需要补肝，称为升补，适宜食用地骨爆两样、枸杞子粥等药膳；夏季气候炎热，人体喜凉，在五脏属心，需要清补，适宜食用煨冬瓜、百合粥、海参木耳羹等药膳；秋季气候凉爽，在五脏属肺，需要平补，适宜食用杏汤羹、甲鱼首乌汤、生地枣仁粥等药膳；冬季气候寒冷，阳气深藏，在五脏属肾，寒邪易伤肾阳，需要滋补，适宜食用冬虫夏草蒸老鸭、山药芡实粥等药膳，还可以选择一些膏滋，如补精膏、琼脂膏等进行冬令进补。另外，还有一些四季皆宜的药膳，如鸡肉馄饨、团鱼汤、莲子粥等。

二、药膳是保脾健胃的佳品

脾胃是消化食物的器官，因而用药膳保养脾胃是极其重要的。脾和胃均属土，脾为阴土，胃为阳土；脾主运化，胃主受纳；脾气主升，胃气主降。由于脾胃的作用，机体得以益气生血，使人健康长寿。《素问·太阴阳明论篇》云："脾者，土也。治中央。常以四时长四脏，各十八日寄治，不得独主于时也。"这里明确指出，脾不是独立于某一时令的，它能分立于四季，传输水谷之精气。所以，古人有"补土派"的专门学说。

药膳的应用，重点就是滋补脾胃。《素问·藏气法时论》云："毒药攻邪，五谷为养，五果为助，五畜为益，五菜为充，气味合而服之，以补精益气。"说明我们的祖先早就认识到用"谷、畜、果、菜"相配合来调养身体。治疗脾胃的药膳是很多的，如莲子猪肚就有治疗元气大虚、养血安神之功效，茯苓饼中的茯苓是健脾除湿的药，蒸鲥鱼、莲子粥、扶中茶、大枣粥等都是健脾益气药膳，常服使人健康益寿。

三、药膳性味与疾病的关系

药膳是用药物与食物烹制而成的，因此药膳也具有四气，即不同的药膳具有寒、热、温、凉四种不同的性质。古人治病的原则是寒者热之，热者寒之，也就是说，得了热病的人，要用寒药；得了寒病的人，要用热药。使用药膳也是这个原则，寒病用热性药膳，热病用寒性药膳。如夏季遇到温热疫毒，可选用苦瓜排骨汤、绿豆粥等药膳；冬季出现寒症的患者，则可选用当归生姜羊肉汤、人参炖鸡等药膳。

中医学的五味，是指辛、甘、酸、苦、咸5种味，药膳中也具有这五味。《素问·至真要大论》云："辛甘发散为阳，酸苦涌泄为阴，咸味涌泄为阴，淡味渗泄为阳。"说明辛、甘、淡为阳，酸、苦、咸为阴。《素问·藏气法时论》云："辛酸甘苦咸，各有所利，或散、或收，或缓、或急，或坚、或软，四时五藏，病随五味所宜也。"也就是说，辛味具有宣散、行气血或滋养的作用，一般发汗的药膳与行气的药膳如发汗豉粥、葱豉粥、姜糖苏叶饮、姜杏茶等，皆属辛味药膳；甘味起到补益、和中、缓急的作用，如对脾胃气虚、胃阳不足等病，可选用大枣粥、猪脾粥、椒盐饼等药膳；酸味具有收敛、固涩的作用，遇有气虚、阳虚不摄而致的多汗、泄泻不止、尿频、遗精等症，可选用杞子五味茶、乌梅粥等药膳；苦味具有泄、燥、坚的作用，遇有热症、湿症、气逆等病，可选用泻心汤、青葙子鱼片汤、菊苗粥等药膳；咸味具有软坚、散结、泻下等作用，遇有热结、痰核、瘰疬等病，可选用梨炒鸡、海带醋等药膳。从上可以看出，四气五味与患者的疾病性质是密切相关的。

四、药膳是食品性药品

药膳是以中药材与食物为原料，加上调料，采用传统制作方法，结合现代先进的食品生产工艺加工而成。它既不同于一般食品，又不同于药品。它形是食品，性是药品。它取药物之性，用食物之味，共同配伍，相辅相成，起到食借药力、药助食功的协同作用，收到药物治疗与食物营养的双重效果。药膳食品的剂型有菜肴、饮料、糕点、罐头等，它不同于膏、丹、丸、散，但能发挥其所长，在防治疾病方面和其他剂型相比，可收异曲同工之效。良药不苦口，食之味美，观之形美，效在饱腹之后，益在享乐之中。

第二节　药膳学发展简史

中国药膳学具有悠久的历史，它随着祖国医学的发展而发展，在中医药学中占有重要的位置。古代虽然没有“中国药膳学”之称，但在历代本草专著中有许多食疗专篇专论，这些论述对奠定中国药膳学的基础起到了重要的作用。

在原始社会初期，已有一些医药保健和治疗的方法。当时，人们的劳动工具是石头、木棒，落后的生产工具使人类对自然界的依赖程度很高，只能集体向大自然作艰苦的斗争，共同觅取食物和抵御外来侵袭。人们为了抵御自然界的恶劣气候和野兽的侵袭，往往“构木为巢，以避群害”。后来人类迁入山洞，利用兽皮、树叶制成简易衣服以御寒，这便是人类保健和卫生工作的开始。自燧人氏钻木取火以后，食物能以火烤或煮食，之后出现了畜牧业和农业，人们的营养进一步改善，卫生保健意识也得到进一步发展。

一、药膳的形成

从中国药膳学发展的全过程来看，药膳起源于我国远古时期。据《含文嘉》记载：“燧人氏始钻木取火，炮生为熟，令人无腹疾，有异于禽兽。”在原始社会，恶劣的自然环境、落后的劳动工具使人类不能得到足够的生活资料，只有茹毛饮血、饥不择食，因此容易罹患疾病。这个时期人们在寻觅食物时，又常会误食某些有毒的动、植物，产生呕吐、腹泻等中毒症状；但有时吃了一些其他食物，又会使呕吐、腹泻减轻甚至消除。因此在生活实践中，人们会在腹泻时，吃一些止泻的食物以治愈这种疾病，这样就逐渐积累了一些医药知识。

在新石器时代，人类开始定居下来，并发展了农牧业。这个时期人类发明了陶器，因陶器可以煎熬药物和烹蒸食物，从而为人类提供了良好的生存条件。据《吕氏春秋》和《战国策》记载，夏朝的仪狄开始酿酒，到商代除了能酿造类似于今日连汁带渣的甜酒外，还会制作一种用黑米和郁金香酿成的芳香药酒。从商代遗址出土的青铜器中，有很多是盛酒的酒器，而甲骨文中亦有禾、麦、黍、稷、稻等农作物的记载，都可说明随着农业的发展，谷物酿酒也得到进一步应用与普及，所以说谷物发酵用以酿酒也发明于这个时期。随着酒的发明和酿酒术的发展，后人认识到酒乃善走窜、通血脉、引药势之品，药物与酒的结合既能供人饮服，又可治疗疾病。这样出现了作为药膳饮料的药酒，从而推动了医药和药膳的发展。这一时期药膳烹调技术也已出现，传说商代宰相伊尹曾著《汤液经》一书，其中就有采用烹调方法制药疗疾的记载。晋代皇甫谧的《甲乙经·序》云："伊尹撰用本草，以为汤液，仲景论广伊尹汤液为数十卷"。《吕氏春秋·本味篇》记载伊尹与商汤谈论烹调技术："调和之事，必以甘酸苦辛咸，先后多少，其齐甚微，皆有自起阳补之姜，招摇之桂"，这里不仅阐述了药膳烹调技术，同时指出了姜、桂既是食物，又是药物；不仅是调味品，而且是温胃散寒的保健食品。商代伊尹制作的汤液，对后来饮食卫生和食疗起了促进作用。

至周代，我国已进入奴隶制社会，建立了医事管理，有了医学分科，设置了食医、疾医、疡医及兽医，其中食医主管皇室的饮食卫生和营养。《周礼·天官》云："食医中士二人，掌和王之六食、六饮、六膳、白酱、八珍之齐。"食医的任务就是根据当时帝王的身体状况，随时调配膳食，将珍禽异兽、鲜果时蔬与各种高级滋补药材烹饪制成色香味俱美的佳肴，供帝王食用。至此，我国的药膳雏形基本形成。

二、药膳的发展

秦汉以后，随着祖国医药学的发展，药膳亦随之发展完善起来。

我国最早的一部药物学专著是《神农本草经》，其中记载了许多既是药物，又是食物的品种，如薏苡仁、大枣、芝麻、葡萄、蜂蜜、山药、莲子、胡桃、龙眼、百合、柑橘等，达50种左右，并记录了这些药物有轻身延年的功效。

《黄帝内经》不仅是我国现存最早的一部重要医学著作，而且也是我国古代的百科全书，内容包括哲学、气象学、医药学、解剖学、药膳学等，奠定了祖国医药学的理论基础。书中有关章节是药膳学的奠基石，一些药膳方剂为其首创。例如，书中载有13方，内服方仅10首，属于药膳方的就达6首之多。其中典型的药膳有乌铡骨丸，用于治疗血枯病，配方中有茜草、乌铡骨、麻雀卵、鲍鱼，将前三味共研为丸，用鲍鱼汤送下。

继《黄帝内经》之后，东汉名医张仲景“勤求古训，博采众方”，著成《伤寒杂病论》一书，为我国药膳学的发展作出了一定的贡献。他在《金匮要略》中“禽兽鱼虫禁忌并治”和“果实菜谷禁忌并治”两个专编，对食禁作了专门阐述，为饮食卫生指出了明确方向。例如，他说“肉中有朱点者，不可食之”，“果子落地，经宿、虫蚁食之者，人大忌食之”，“所食之味有与病相宜，有与身为害，若得宜则益体，害则成疾，以此致危，例皆难疗”。张仲景首创的桂枝汤、百合鸡子汤、当归生姜羊肉汤等药膳方剂，可用以治疗人体多种疾病。

两晋南北朝时期，著名炼丹家陶宏景所著《本草经集注》一书，不仅增加了很多新药品种，而且将药物按自然属性分为玉石、草木、虫、兽、果、菜、米7大类以及有名未用药等；在食疗方面，记载有葱白、生姜、海藻、昆布、苦瓜、大豆、小豆、鲍鱼等，说明这时的中国药膳有了新的发展。

葛洪对药膳学的发展也做出了一定的贡献，他著有《肘后方》一书，在“治风毒脚弱痹满上气方”中提出：“取好豉一升以好酒三斗渍之，三宿可饮，随入多少，欲预防不必待时，便与酒煮豉服之”。他还认为，用牛乳、羊乳、鲫鱼等可以治疗脚气病。经现代科学研究证明，上述食品都含有丰富的B族维生素，是治疗脚气病的最佳食物。此外，他还提出用海藻酒治瘿病、用猪胰治消渴病等。

隋代巢元方在《诸病源候论》中记载用羊靥治甲状腺肿，用胎盘作强壮剂的方法，都是后世药膳中“以脏补脏”的理论基础。

在两晋南北朝时期，药膳类著作还有《食经》、王叔和著的《养生论》等，可惜前者已经失传。

药膳发展到唐代已经达到相当高的水平。唐初，由苏敬一等编撰的《新修本草》一书，虽然不是食疗专著，但它却是我国第一部药典，在《本草经集注》的基础上收载药物增至844种。

唐代著名医学家孙思邈的《千金要方》和《千金翼方》分别立有“食治”与“养老食方”专编，他说：“夫为医者，当须先洞晓病源，知其所犯，以食治之，食疗不愈，然后命药。”认为“食能排邪而安脏腑，悦神爽志，以资血气”，而“药性刚烈，犹若御兵”，所以“若口能用食平疴，释情遣疾者，可谓良工，长年饵老之奇法，极养生之术也”。他收集了很多民间食疗方，如用谷皮糠防治脚气病、用猪肝治夜盲症等等。书中所列药膳方剂17首，其中的茯苓酥、杏仁酥就是抗老延龄的著名药膳方剂。其弟子孟诜所著的《补养方》收载食药治法381条，后经张鼎补入819条，改名为《食疗本草》。该书不仅内容丰富，而且颇具实用价值，除收录许多确有良效的药物和单方外，对某些药物的禁忌也有不少切合实际的记载。昝殷所著的《食医心鉴》是一本营养学专著，列有15类药膳方，其中载有药粥57方，丰富了药粥疗法，可惜已佚，部分留载于《医方类聚》一书中。

唐代名医王焘撰著有《外台秘要》，有关食疗的方剂很多，如治疗气嗽，用杏仁煎方；治疗久咳，用久咳不瘥方和疗咳喘唾血方等；治疗寒痢，用生姜汁和白蜜方等。此外，该书还记载了用谷皮煮粥食用可防治脚气病，这些方剂至今仍是药膳常用的方剂。唐代又将药膳的发展向前推进了一步。

宋、辽、金、元时期。因毕昇发明了胶泥活字印刷，为医书的刊印、流传创造了条件。宋代成立了“校正医书局”、“惠民局”、“和剂局”，后来合并为“太平惠民和剂局”，这些机构都为祖国医学、中国药膳学的发展起到了积极的推动作用。随着医药知识的传播和专门机构的创立，药膳对人们的健康起到了更为重要的作用。

宋代唐慎微著有《证类本草》，后又增补为《重修政和经史证类备急本草》，共30卷，载药1740余种，所有药物分为玉石、草、木、人、兽、禽、虫、鱼、果、米谷、菜等。该书对药膳学的贡献，是记录、保存了以往古书中的有关食疗的佚文，主要有《食疗本草》、《食性本草》、《食医心鉴》等。例如，在“竹”条下，引《食疗本草》文：“主咳逆，消渴，痰饮，喉痹，鬼疰恶气，杀小虫，除烦热”，引《食医心鉴》文：“理心烦闷，益气力，止渴，竹笋主消渴，利水道，下气，理风热脚气，取蒸煮食之蒸煮炒任食”等，这些对于研究中国药膳学具有重要的参考价值。

宋代官方撰著大型方书《圣济总录》共200卷，载方剂20000余首。卷188～190为食治门，有药膳的专论。在食治方中，有治疗诸风、伤寒后诸病、虚劳、吐血、消渴、腹痛、妇人血气、妊娠诸病、产后诸病以及耳病、目病等29种病症，共收录药膳方剂285首。在药膳制法和剂型上都有新的突破，不仅有药粥、药羹、药索、药饼，而且还有酒、散、饮、汁、煎、饼、面等的制作方法。如该书论及虚劳补益的薏苡饼方制法时云："取薏苡仁，熟水淘，捣烂如做米粉法，以枣肉、乳汁拌和，作团如蒸饼大，依法蒸熟，随性食之。"这些文字论述是研究我国近代药膳的宝贵资料。

在这一时期内，出现了以药膳治疗老年病的专著，如陈直的《奉亲养老书》就是现存较早的老年病学专著。全书载方剂 231 首，其中药膳方剂达 162 首。陈氏云："缘老人之性，皆厌于药，而喜于食"，"凡老人之患，宜先以食治，食治未愈，然后命药"，"贵不伤其脏腑也"。我国药膳发展至此，从食疗、食治发展到食补，已成为防治老年病和抗老益寿的专门学科。

元代宫廷御医忽思慧所著的《饮膳正要》是一部药膳专著，收录了近 250 种汤饮、面点、菜肴方面的药膳。如用鹿肾、豆豉等制作的治肾虚耳聋的"鹿肾羹"。该书的主要价值在于它有许多关于饮食营养与健康关系方面的阐述，如饮食卫生、养生避忌、妊娠食忌、乳母食忌、饮酒避忌、服药食忌、食物相反、食物中毒等，这些论述在古典医著中实为少见。因此，它是我国一部极具价值的药膳参考书。

这个时期，先后出现了吴瑞的《日用本草》、娄居中的《食治通说》、郑樵的《食鉴》等药膳专著。《日用本草》之序中云："夫本草日日用者，摘其切于饮食者耳。"该书收载可食用药物 170 余种，分为 7 类，即米谷、瓜菜、果品、飞禽、走兽、鳞甲、五味。娄居中在《食治通说》一书中说："食治则身治，此亡工医未病之一术也。"明清时期，我国开始出现了许多轻工业，如印刷、造纸、纺织等，从而促进了明清时期的医药发展，对药膳学的发展也起到了相当大的推动作用。

李时珍的《本草纲目》一书，总结了明代以前的药物学成就，是我国现存有关药物学、植物学的专著之一。全书共 52 卷，载药物达 1892 种，比《证类本草》多 374 种。它记载有水果、谷物、蔬菜达 300 多种，治病充饥的药粥有 42 种，药酒多达 75 种。该书还记录了我国历代食疗的佚文，其中有孟诜著的《食疗本草》、陈士良著的《食性本草》、吴瑞著的《日用本草》等。书中还收载了许多食疗方剂，这些都是李时珍对药膳学发展做出的巨大贡献。

明代徐春甫编著的《古今医统大全》一书，记载了药膳的烹制方法。吴禄辑的《食品集》一书，也是一部食疗专著，书中附录部分记载有饮食宜忌，如五味所补、五味所伤、五味所走、五脏所禁、五脏所忌、五脏所宜，以及五谷以养五脏、五果以助五脏、五畜以益五脏、五菜以充五脏、食物相反、服食忌食等。

清代沈李龙的《食物本草会纂》一书，总结了前人的许多食疗方剂，也是一部有参考价值的食疗专著。这一时期，还有卢和的《食物本草》、汪颖的《食物草本》、宁原的《食鉴本草》、朱棣的《救荒本革》、高濂的《遵生八笺》、王孟英的《随息居饮食谱》、袁子才的《随园食谱》、叶盛繁的《古今治验食物单方》、文晟的《本草饮食谱》等。上述药膳专书中都记载了许多药膳方剂及其功效、应用和制作方法，他们对我国药膳学的发展做出了重大的贡献。

综上所述，药膳学是中国传统医药学的主要组成部分，与提高人类生存质量息息相关。随着人类自我健康意识的加强，药膳学必将得到进一步发展。

第三节 药膳学分类

按药膳研究方向，可将药膳学分为药膳配药学、药膳炮制学、药膳烹调学、药膳管理学等。药膳种类可按药膳治疗作用、药膳制作方法等项进行分类。

一、按药膳研究方向分类

（一）药膳配药学

药膳配药学是以中医中药理论为依据，研究药物的性能、食物的特点、用膳者的身体状况，将药物和食物配合，用来保健和治疗疾病的一门学科。

药膳师根据中医理论，将单方或古验方经过筛选，选择疗效好的处方，按照药物与食物的一定比例配方。如乌发汤，就是选用一定剂量的滋补肝肾药物（如熟地黄、怀山药、牡丹皮、大枣皮、泽泻、何首乌、菟丝子、当归、红花、天麻、侧柏叶等）与一定剂量的滋补食品（如黑芝麻、黑豆、羊肉、羊骨、胡桃仁等）配制而成的。

（二）药膳炮制学

药膳炮制学是一门研究药膳烹调前对药物和食物初步加工处理的学科。

它是根据药膳师处方所用药物的要求进行炮制的。药物经过炮制后，可以制其毒性，增强药性，提高质量，保证安全有效，以便符合保健和治疗的需要。

药膳炮制师在炮制药物时，是在药物商品炮制的基础上，进一步对药物进行加工的。如天麻鱼头，就是将天麻选好，洗净泥土，放在米饭上蒸煮，使其吸取米液之精华，然后开片，放在鱼头上，精心蒸制而成的。

（三）药膳烹调学

药膳烹调学是研究药膳制作的学科。药膳烹调师根据药膳师的处方，将炮制后的药物和食物，按照药膳制作工艺要求进行烹调，制做色、香、味、形俱全而疗效又好的药膳菜肴。药膳烹调的目的是使药物和膳食配合，更好地发挥其作用。即食借药力，药助食威，相辅相成，以达到味美可口、治病强身的目的。

（四）药膳管理学

药膳管理学是研究药膳管理的学科。药膳管理属于中药材企业管理，但又不同于一般的药店管理。药膳管理类似于饮食管理，但在经营和管理上，又有其一定的特殊性。所以，管理人员除应具备一般饮食行业经营和业务知识外，还应掌握一定的中医、中药和药膳等方面的知识和技能。

二、按药膳治疗作用分类

（一）保健强身类

此类药膳具有保健强身的功效，主要是供无器质性疾病，但体质偏弱的人食用。常用的保健强身类药膳有人参汤圆、十全大补汤、健脾抄手、豆蔻馒头、茯苓包子等。

（二）治疗疾病类

此类药膳主要是针对患者的具体疾病，采用相应的药膳进行治疗，尤其对慢性患者最为适宜。有的人把这类患者称为“药罐罐”，因其长期服药、打针疗效不佳，苦不堪言。如果他们常年食用药膳，既可收到明显疗效，又可免受服药之苦。这类药膳经过炮制烹调，成为美味佳肴，不仅可以充饥，而且可以治病。如糖尿病、冠心病、神经衰弱、高血压、水肿、结石、妇科病、慢性支气管炎等，都可以用药膳来治疗。治疗疾病类药膳按其功效又可分为以下几类：

1. 解表药膳：是用辛散药物与食物组成的药膳，如荆芥粥、紫苏叶茶等。具有发汗、解肌透邪的作用，使病邪外出，以解除表症。适用于感冒和外感病的初期。

2. 泻下药膳：是用泻下药物与食物组成的药膳，如桑白皮茶、郁李仁粥、桃仁炖墨鱼等。具有通便消积、逐水活血的作用。适用于热结便秘、宿食停积、水饮留聚以及瘀血等病症。

3. 清热药膳：是用寒凉药物与食物组成的药膳，如生鱼葛菜汤、竹叶茶、橄榄粥等。具有清热解毒、止渴生津的作用。适用于热性病症。

4. 祛寒药膳：是用辛温或辛热药物与食物组成的药膳，如茴香炖雀肉、当归生姜羊肉汤、补骨脂胡桃膏等。具有振奋阳气、温散寒邪的作用。适用于各种虚寒病症。

5. 祛湿药膳：是用温燥、芳香或温通的药物与食物组成的药膳，如茯苓饼、藿香茶、愈风酒、五加皮等。具有燥湿化浊、清热利湿、温阳化水的作用。适用于风湿和湿热所致的各种病症。

6. 补益药膳：是用甘温或甘凉的药物与食物组成的药膳，如补益海参、仙人粥、人参大枣茶、九仙薯蓣糕、大豆汁等。具有滋补强壮作用。适用于虚弱症和平时健身防病。

7. 理气药膳：是用辛温通达药物与食物组成的药膳，如蔷薇根茶、玫瑰膏、玄胡酒等。具有行气、理气、止痛的作用。适用于脘腹气滞所致的各种症。

8. 理血药膳：是用辛甘温达血液的药物与食物组成的药膳，如红花炖牛肉、素笋酢、益母草膏、山楂膏、丹参酒等。具有养血理血、活血化瘀作用。适用于月经不调、跌打损伤、血虚、血瘀症等。

9. 祛痰止咳药膳：是用辛升苦降或甘润的药物与食物组成的药膳，如竹沥茶、参味猪肺汤、杏仁粥、梨酥蜜地煎膏等。具有止咳祛痰、润肺平喘的作用。适用于痰喘咳嗽的病症。

10. 消导化积药膳：是用芳香酸化药物与食物组成的药膳，如花椒火腿汤、槟榔粥等。具有开胃健脾、消积化滞的作用。适用于消化不良、脾胃虚弱症。

11. 安神药膳：是用甘凉油润的药物与食物组成的药膳，如炙羊心、酸枣仁粥、龙眼肉粥、五味子膏、百合面等药膳。具有养心安神、养血镇静的作用。适用于心血不足、心阴亏损引起的心悸、失眠等。

12. 息风药膳：是用甘柔潜镇的药物与食物组成的药膳，如荠菜羹、夏枯草茶、平肝清热茶等。具有息风镇静、平肝潜阳的作用。适用于肝阳上亢、肝风内动以及血虚所致的眩晕等。

（三）抗老益寿类

此类药膳主要适宜于年老体弱的人食用。中西医结合研究认为，人体五脏虚损，特别是肾气虚、免疫功能降低，是导致衰老的主要原因。针对这一情况，年老体弱者可食用补五脏、扶肾气、提高免疫功能的药膳，可达到抗衰老和延年益寿的目的。常用的抗老益寿类药膳有地黄蒸乌鸡、枸杞羊脊骨方、枸杞子粥、黄芪粥、龟鹿二仙胶、琼脂膏、芝麻枣膏、神仙枸杞子酒、红颜酒、地仙煎、长寿粉等。

当然，人体衰老与疾病有关，因为衰老会引起疾病，而疾病又能加速衰老。因此，以上的保健强身类药膳和治疗疾病类药膳，都有抗衰老和延年益寿的作用。

三、按药膳的制作方法分类

由于药膳的制作方法不同，就形成了不同的剂型，可分为膏滋、药茶、药酒、药粥、药菜肴、药面点等。

（一）膏滋

膏滋又称膏方，是指按照中医处方，将中药再三煎熬，去渣，煎出汁液，然后再用微火浓缩，加入蔗糖、饴糖、冰糖、蜂蜜、阿胶等熬透，制成稠厚半流体状的内服剂。

膏滋由补益、强身、活血等药物配制而成，滋补疗疾作用强，不仅对患病的身体有辅助治疗作用，而且对健康人能增强体质，保持精力充沛，减少疾病的发生。由于膏滋应用方便，特别适宜于年老体弱的人补益之用，也可作为如肿瘤、胃病、肝病、贫血、哮喘、心血管病、关节痛等患者的辅助治疗。

（二）药茶

将药效作用的食物，或配合中药直接加工，进行冲泡饮用的剂型，如作药茶。药茶制作十分简单，将所用的各种物品加工成薄片或粉末，用洁净的纱布包裹，放入杯内或热水瓶中，冲入沸水，加盖密封10～20分钟即可饮用；也可加水煎汁，连煎数次，一并灌入暖瓶中，代茶频服。

由于药茶没有煎药、熬药之累，制作简单，服用方便，既可治疗某些急性疾病，如感冒、胃气不舒、咽喉疼痛、肠道疾病等，也可以作为慢性疾病的辅助治疗，并且有减肥、健美、益寿等保健作用，所以特别适合一般家庭选择应用。

（三）药酒

药酒是由酒、中药配制而成，具有强身壮体、延年益寿、治病防病的作用。由于酒行药势，通行血脉，走窜经络，所以特别适合关节疼痛、腰腿疼痛、风湿痹痛、肢体麻木拘挛、脑卒中半身不遂等患者选择服用。中老年人每日喝少量益气活血的药酒，有助于防治某些心脑血管疾病。

（四）药粥

药粥的主要成分是糯米与粳米，具有很好的健脾养胃作用，并且粥在肠道内通过缓慢，能使药物的有效成分充分吸收。对于老人齿落、食欲减退，幼儿缺乳、消化功能不全，病后调养或有发热、吐泻等患者来说，药粥十分适宜，既能促进消化吸收，补充每日所需的能量、水分，又能减轻胃肠负担，有利于疾病痊愈和胃肠功能的恢复。

（五）药菜肴

药菜肴是药物与食物巧妙结合，通过烹调加工，制作出既具有食品作用，又具有药品疗效的美味佳肴。它既能治病强身，又能营养果腹，特别能满足人们“厌于药，喜于食”的天性，并且采购方便，制作容易，比较符合人们的用膳习惯，一般家庭都能根据自己的要求选择制作。

（六）药面点

米粉或白面与保健药物、食物配伍制成的面条、糕点、混沌等，称之为药面点。这类药膳质软黏滑，易于消化，而且可以制成多种形状，不仅具有一般面点所具有的营养，还有一定的保健功能，深受儿童、老年人的喜爱。

第四节　药物、食物性味与五脏的关系

药膳所用的药物与食物都有气和味的偏性，气味不同，作用也不同。中医学运用食物、药物性味来治疗五脏的疾病，如《素问·宣明五气篇》云："五味所入，酸入肝，辛入肺，苦入心，咸入肾，甘入脾，是谓五入。"《素问·阴阳应象大论》云："酸生肝、苦生心、甘生脾、辛生肝、咸生肾。"因此，药膳所用药物和食物的性味与五脏的关系十分密切，酸、苦、甘、辛、咸五味分别对五脏起着特殊的作用，所用药膳适宜，将对五脏起滋补功效。由于药膳的性味不同，以及五脏的喜好有别，因而被脏器吸收的先后也不同。正如《素问·至真要大论》云："夫五味入胃，各归所喜，故酸先入肝，苦先入心，甘先入脾，辛先入肺，咸先入肾，久而增气，物化之常也。"《灵枢·五味》云："胃者，五脏六腑之海也，水谷皆入于胃，五脏六腑皆禀气于胃。五味各走其所喜，谷味酸先走肝，谷味苦先走心，谷味甘先走脾，谷味辛先走肺，谷味咸先走肾。"

从以上论述可以看出，药膳所具性味以及进入五脏的先后与脏腑的自身功能的特点有密切关系。后世的归经学说就是在这一理论基础上发展起来的。

一、性味甘平的食物

此类食物有粳米、玉米、黄高粱、黑豆、赤豆、黑芝麻、葵花瓜子、蚕豆、豌豆、缸豆、豆芽、山药、百合、甜薯、水芹、茴蒿、空心菜、卷心菜、青菜、无花果、枇杷、葡萄、菠萝、菠萝蜜、鲜枣、甘蔗、茭白、花生、莲子、白果、芡实、榧子、黑木耳、水牛肉、猪心等。

二、性味酸平的食物

此类食物有青梅、苹果、海棠、墨鱼等。

三、性味苦平的食物

此类食物有香椿等。

四、性味辛平的食物

此类食物有马兰、葱、芋头、兔肉等。

五、性味咸平的食物

此类食物有猪血、鸡血、蚕蛹、海蜇等。

六、性味甘温热的食物

此类食物有籼米、白面、黍米、大豆、白扁豆、南瓜子、四季豆、胡萝卜、白菜、南瓜、石榴、樱桃、橘子、荔枝、椰子、大枣、胡桃仁、杏仁、龙眼肉、猪肚、黄牛肉、雀肉、鸡肉、鸡肝、鸡蛋黄、鹅蛋、鲫鱼、鲍鱼、鲢鱼、草鱼、水鱼、黄鳝、虾、淡莱、海参、麦芽糖、红糖、酒酿等。

七、性味甘寒凉的食物

此类食物有麦子、麸皮、黑面、面筋、白高粱、黑扁豆、绿豆、白芝麻、薏苡仁、西瓜子、豆腐、马铃薯、莴苣、藕、荸荠、竹笋、芦根、菠菜、苋菜、小白菜、菊花、旱芹菜、黄花菜、龙须菜、茄子、冬瓜、黄瓜、菜瓜、丝瓜、西瓜、梨、柑、香蕉、桑葚、柿子、柿饼、猪肺、猪肠、驴肉、鸡蛋清、鸭蛋、墨鱼、螺、食油、白糖、茶等。

唐代孙思邈的《千金要方》认为，人们日常的饮食食物，可有温、热、寒、凉、平、酸、苦、辛、咸、甘，以及补、泻等性味之分，提倡“五谷为养，五果为助，五畜为益，五菜为充，气味合而服之，以补精益气”。元代忽思慧的《饮膳正要》云：“春气温，宜食麦以凉之；夏气热，宜食菽以寒之；秋气燥，宜食麻以润其燥；冬气寒，宜食黍以热性治其寒。”从以上论述看出，不同季节所食用的食物对五脏所起的作用不同。

五味与五脏除“各走其喜”以外，还有生、克、制、化的关系。《素问·藏气法时论》云：“肝苦急，急食甘以缓之，心苦缓，急食酸以收之；脾苦湿，急食苦以燥之；肺苦气上逆，急食苦以泄之；肾苦燥，急食辛以润之，开腠理，致津液，通气也。”对于五脏不同的特性，选择具有缓和作用的甘味，收敛作用的酸味，燥湿、通泄作用的苦味，以及润而祛燥之辛味，治疗肝、心、脾、肺、肾五脏之病。《素问·藏气法时论》云："肝欲散，急食辛以散之，用辛补之，酸泻之。心欲软，急食咸以软之，用咸补之，甘泻之。脾欲缓，急食甘以缓之，用苦泻之，甘补之。肺欲收，急食酸以收之，用酸补之，辛泻之。肾欲坚，急食苦以坚之，用苦补之，咸泻之"以上不同性味的食物，顺五脏之喜则为补，逆好则为泻。因此，在运用药膳时，必须根据其性味功效食之，才能取得良好的效果。

到了宋金元时期，对五味与五脏的关系又有了新的认识。例如，宋代医学家成无已的《注解伤寒论》云："太阳中风，阳浮而阴弱。阳浮者，热自发；阴弱者，汗自出。"《经》云："辛甘发散为阳，桂枝汤，辛甘之剂也，所以发散风邪、风淫所胜，平以辛，佐以苦甘，以甘缓之，以酸收之，是以桂枝为主，芍药甘草为佐也。风淫于内，以甘缓之，以辛散之，是以生姜大枣为引也。"金元时代张元素、李东垣、王好古通过对五味和五脏的研究，提出了脏腑虚实用药式学说，为临床提供了实用的理论，同时将药理学向前推进了一步。在他们的倡导下，后来又提出了药物的升、降、浮、沉以及引经佐使等理论，为中医药理论的系统化，以及药膳对五脏的作用提供了理论基础。

此外，张元素根据五脏的喜恶，对每一味药物作了具体分析，如川芎散肝、细辛补心、白芍泻肝、黄芩泻肺、知母和黄柏润肾等。他还明确说明，由于五脏病变的不同，同一味药物对其作用也可大异，例如芍药既能敛肺，又能泻肝。在运用药膳治疗五脏疾病时，这些药学理论至今都具有实际意义。

张元素对药物气味的厚薄、阴阳、升降浮沉的理论和应用方面都作出了很大的贡献。《素问·阴阳应象大论》云："药物味厚者为阴，薄为阴之阳；气厚者为阳，薄为阳之阴"。《素问·至真要大论》云："药物辛甘发散为阳，酸苦涌泄为阴"。张元素对这些理论加以发挥，他说："茯苓淡，为天之阳，阳也，阳当上升，何谓利水而泻下？"《经》云："气之薄者阳中之阴，所以茯苓利水而泻下，亦不离乎阳之体，故人乎太阳也；麻黄苦，为地之阴，阴也，阴当下行，何谓发汗而升上？"《经》云："味之薄者阴中之阳，所以麻黄发汗而升上，亦不离乎阴之体，故人于太阴也。"这一理论使药膳对五脏的应用更为灵活了。

张氏倡导的药物归经对药膳治疗五脏疾病具有重要的意义。《珍珠囊》认为，同一泻火药，其所归五脏有异。例如，黄连泻心火、黄芩泻肺火、芍药泻肝火、知母泻肾火等。张氏归纳了五脏六腑的虚实寒热及药物的四气五味、归经补泻的性能，编著了《脏腑虚实标本用药式》一书，将每一脏腑疾病所用的药都作了明确规定。如肺脏实症时，选用泽泻、葶苈子等，除湿则用半夏、橘皮等，泻火用石膏、知母等，通滞用枳壳、杏仁等。虚症时，补气用人参，润燥用麦门冬、贝母等，敛肺用乌梅、粟壳等。热症时，清本热用黄芩、知母等。寒症时，温里寒用丁香、肉桂、良姜等；散表寒用麻黄、紫苏子等。张氏的这一理论对于辨证施膳也起了重要作用。

总之，药物的四气、五味、归经等学说，对指导药膳的配方、应用是十分重要的。五味与五脏的关系是很密切的，所谓五味入口，各有所归。因此，我们在辨证施膳时，必须根据天气季节、工作环境、个体情况、身体素质等因素，做到有的放矢。

第五节 药膳对脏腑的作用

祖国医学认为，动物脏器是“血肉有情之品”，以脏补脏容易产生同气相求的效果。它可以补益人体的脏器，调整、控制人体有关的生理功能，达到治疗疾病的目的。

以脏补脏是我国劳动人民和疾病作斗争的经验总结，在祖国医学中有着丰富的内容，很早就开始运用。动物的脏器与人体的脏器在形态、组织、功能上十分相似，当人体内脏发生病变时，用相应的动物脏器来治疗，或单独使用，或配伍使用，或作为治病，或作为补益，往往会收到很好的疗效。

我国第一本医药专著《神农本草经》中，就有用马茎、狗鞭、牛髓、牛胆等动物脏器治病的记载。东汉时期张仲景在《伤寒杂病论》中也有用猪皮、猪胆、羊肉等动物组织治疗疾病的内容。以脏补脏的方法流传至今，已为医家经常使用。目前，无论在临床应用，还是在理论研究方面，以脏补脏都有了较大发展。

一、药膳对心脏的作用

中医学认为，心主血脉，循环系统的功能为心所主主神志，与一切精神意识活动有关。如果某种原因引起心脏病变，或心脏衰弱，或心血不足，或心血阻滞，往往会发生各种不同的病症，如胸闷、心痛、惊悸、失眠、健忘、神志错乱等。用动物的心脏来调治人的神志病变，常可收到良好的效果。一般来讲，各种动物的心脏均有补心安神的作用，但以猪心最为常用。猪心性平，味甘而咸，补心安神。依中医以脏补脏之说，如“主惊邪忧患”（《名医别录》），“镇恍惚”（《随息居饮食谱》），“主虚悸气逆，妇人产后中风，聚血气惊恐”（《千金要方》）。例如唐代《食医心鉴》记载，用猪心煮成粥，有养心、补血、安神的功效。宋代《大平圣惠方》记载，以猪心 1 枚作主料，辅以枸杞菜、葱白、豆豉等，具有养心安神、清热除烦之效，适用于心血不足兼有热象之心烦失眠、夜寐多梦、心悸健忘等。元代《饮膳正要》记载，用羊心配以玫瑰等，具有舒肝解郁、补益心气的作用，适用心气不足之心悸、怔忡者服用。《证治要诀》记载，用猪心 1 枚，人参、当归适量，调味煮熟食之，可治疗心气虚弱、心血不足引起的各种虚弱症，如心脏衰弱、气短、贫血、失眠、汗多不止等症。

除此之外，具有养心补心作用的药物，如酸枣仁、百合、黄芪、党参、柏子仁等，与某些食物配伍制成药膳，对心脏也有很好的补益疗效。

二、药膳对肝的作用

中医学认为，肝主藏血，肝血的盛衰与精神、眼目和筋膜等活动有关，所以肝病、目疾、筋病等都与肝有密切关系。另外，肝主疏泄，与饮食消化有关，肝失疏泄会影响消化和营养吸收，发生贫血、营养不良性水肿等症。根据以肝补肝的理论，民间常用动物肝脏补肝、补血。

据《千金要方》记载，三补丸方就是以兔肝、羊肝为主药制成药膳，对目暗不明有较好的效果。《食疗本草》记载，羊肝“治肝风虚热，目赤暗痛”。《随息居饮食谱》云：“食肝明目，清虚热，诸般目疾，并可食之。”李时珍在《本草纲目》中记载，用羊肝如常法煮米做粥，有补肝、养血、明目的功效，适用气血虚弱所致的眼目昏花、视物不清、视力下降等。

据明代《济急仙方》记载，用猪肝配以玄参制成药膳，具有养肝、补血、明目的功效。后世常用羊肝治疗目疾、用鸡肝治疗夜盲症等。

除此之外，经常服用黑色食物，如芝麻、黑木耳、动物血等也有很好的补肝血作用。用补肝的药物如当归、芍药、枸杞、山茱萸、川芎、酸枣仁等，与鱼类、肉类、蛋类、豆类制成药膳服用，也能起到补肝的作用。

三、药膳对脾胃的作用

中医学认为，脾主运化，包括运化水谷和水湿，又主统血，有生血、摄血之义；胃主受纳，为水谷之海，脾胃共为人的后天之本。脾胃功能低下，最常见的有消化不良，重则可引起面色萎黄、贫血、衄血、营养不良等症。根据中医以脏补脏、同气相求的理论，人的消化功能不好，食欲不振，可以多食动物胃（肚）、胰，具有补益脾胃、促进消化的功能。

据晋代《肘后方》记载，用猪胰、大枣加水适量煮汤服用，有养血健脾的作用，可治疗面色萎黄、食欲不振等症候。

据唐代《食医心鉴》记载，猪肚与豉汁同炖服食，不仅味道鲜美，还能增进食欲，补益脾胃，提高消化功能。

据《圣济总录》记载，治脾胃气弱不下食，米谷不化，用猪脾加好米熬粥服用。

据《滇南本草》记载，以水牛脾配鸡内金，可治疗小儿消化不良、吐泻、面黄肌瘦。

除此之外，健脾胃、助消化的药物如山药、白术、茯苓、甘草、党参、生姜、薏苡仁、橘皮等与菜类、豆类、鱼类、肉类等食物烹制后，具有健脾开胃、增进食欲的作用。适宜于脾胃虚弱，食欲不振者，特别是小儿、老人、病后以及消化功能低下者服用。

四、药膳对肺的作用

祖国医学认为，肺主气，司呼吸，开窍于鼻，主人体肺病和鼻病；主肃降，通调水道，某些水液代谢的病与肺有关。对于动物肺疗肺疾的记载很多，如《本草纲目》记载："羊肺平补，甘温无毒，能补肺，止咳嗽，补不足，祛风"，猪肺"疗肺虚咳嗽，嗽血"；《随息居饮食谱》云其"治肺痿咳血，上消诸症"。

据宋代《幼幼新书》记载，狗肺与紫菀、人参、款冬花、肉桂、白术、吴茱萸、生姜、豆豉等药物共入瓦罐，加水适量，用白酒微火煮，去渣取汁服用，有温补肺气、理气止咳的功效。

据明代《证治要诀》记载，猪肺同粳米、薏苡仁一起入锅煮粥服用，具有补脾肺、止咳喘的作用。

据明代《证治要诀》记载，薏苡仁与猪肺同煮后服用，具有宣肺止咳、补肺清热、健脾益胃的作用。

除此之外，具有润肺化痰作用的药物如贝母、杏仁、百部、麦门冬、白果等，与补肺食物如梨、白蜜、胡桃仁、萝卜等烹制成药膳，适于咽喉干燥、声音嘶哑、咳嗽咳痰者服用，亦可以作为慢性肺部疾患，久咳不愈者的辅助食疗。

五、药膳对肾的作用

中医学认为，肾主藏精，为人体的先天之本；主人体的生长、发育、生殖。由于肾能生髓通脑，也为脑神经发源地，所以补肾对人体有很好的保健、养生、抗衰老等作用，一直为人们所推崇。对于肾虚劳损引起的乏力、体弱、不孕、不育、腰脊疼痛、足膝痿弱等症，民间善用动物肾补益。

《名医别录》记载，羊肾有“补肾气，益精髓”的作用，《本草纲目》中说：“猪肾性寒，下能补命门精气，方药所用，借其引导而已。”

据宋代《太平圣惠方》记载，粳米淘净，与牛肾一起入砂锅中，加阳起石药液，小火煮粥至熟服用，有温肾益精的功效，可防治肾气早衰所致的腰膝酸软，夜尿频多。

据元代《寿亲养老新书》记载，羊肾与肉苁蓉制成药膳，有益肾填精的功效，用于肾虚阳痿、遗精、腰痛等症。

据明代《本草权度》记载，杜仲洗净，捣成细末，放入猪肾内，用鲜荷叶包紧，小火熬熟透，有益肾理气、通利膀胱、强壮筋骨等疗效。

据明代《本草纲目》记载，羊肾与草果、陈皮、砂仁、粳米同煮服用，能治疗脾肾阳虚引起的腰膝酸痛、耳聋耳鸣、脚软无力、小便频数等症。

除此之外，用补肾的药物（如杜仲、巴戟天、补骨脂、肉苁蓉、鹿角胶、枸杞子、冬虫夏草、阿胶等）与补肾的食物（如各种肉类、鱼类、虾、豆类、韭菜、胡桃、芝麻等）制成药膳，不仅适用于肾虚的辅助治疗，也可作为抗衰、延年、益寿的保健食物服用。

第六节 药膳的制作方法

一、菜肴类药膳的制作方法

菜肴类药膳的制作方法主要有炖、焖、煨、蒸、煮、熬、炒、卤、炸、烧等。

(一) 炖

炖是将药物和食物同时下锅，加水适量，置于旺火上，烧沸后去浮沫，再用小火炖至酥烂的烹制方法。其具体操作步骤如下：

1. 十全大补汤

(1) 将党参、黄芪、当归、熟地黄等选好后，装入一个洁净的纱布袋里，扎口。

(2) 将猪肉、墨鱼、猪肚洗净，猪杂骨洗净捣碎，生姜拍破。

(3) 将猪肉、墨鱼、猪肚、猪杂骨、药包放入锅内，加水适量，再放入生姜、黄酒、食盐，置旺火上烧沸，后用小火煨炖，待肉熟烂时，捞起，切条，再放入汤中。

(4) 吃时，弃去药袋，将汤装入碗内，再加少许味精即成。

2. 甲鱼羊肉汤

(1) 锅内烧水，将甲鱼放入煮死，剖腹去内脏，去皮、膜，去头、爪，洗净。

(2) 羊肉下沸水焯去血水，捞出洗净。

(3) 将甲鱼肉、羊肉切成小块放入锅中，加入草果、姜及水适量，在旺火上烧开，然后用小火炖至肉熟烂，再加盐、胡椒粉即成。

(二) 焖

焖是在锅内加油适量，将药物和食物同时放入，炒为半成品后，再加入生姜、葱、花椒、食盐等调味品和少量汤汁，盖紧锅盖，用小火焖熟的烹调方法。

其具体操作步骤，以枣杏焖鸡为例：

1. 将杏仁、胡桃仁放在碗内，用沸水烫后，去皮，捞出，沥干水分。再将杏仁、胡桃仁放入四成热的油锅中，用漏勺上下翻动，炸至金黄色、油泡较少、大部分脱水时，捞起放在盘中，摊开；待冷脆时，用木棒滚压，研成细末。

2. 用刀将栗子切成两半，放入开水锅中，稍煮后捞起，剥去壳衣。

3. 将鸡洗净后，剁成3厘米大小的方块，鸡腿斜刀斩成1.5厘米宽的条块，翅膀斩3段。炒锅烧热滑锅后，加入猪油25克，在旺火上烧至六成热，推入鸡块，煸至皮色发黄，随即加入黄酒、姜丝、白糖、酱油，烧至上色，放入白汤、大枣、胡桃仁，烧滚，移至小火上加盖焖烧1小时左右，推入栗子，焖15分钟左右，至鸡肉酥透。

4. 端回旺火上滚浓卤汁，用漏勺将鸡块捞出，皮朝下扣放在碗中，排齐；捞出栗子，盖在鸡块上面，覆上盆子（或汤盆）翻过来，将鸡块整齐地装在盘中。

5. 将锅中的卤在旺火上烧滚，放入芝麻油，再淋上少许湿淀粉，拌匀，勾成薄芡，加入八成热的猪油50克，用手勺反复推拌，使芡膨胀起泡沫，再放入芝麻油略拌，出锅浇在鸡块上面，洒上杏仁末即成。

（三）煨

煨是将药物与食物置于余热的柴草灰内或用小火进行煨制熟透的烹制方法。其具体操作步骤，以煨童子鸡为例：

1. 童子鸡宰杀后，去毛、内脏，洗净，放在铺有茴香的草纸上，然后将草纸裹成圆筒，两端封口。

2. 将黄泥用水拌成泥浆，均匀地涂于包有童子鸡的草纸外层。

3. 将涂有泥浆的鸡放入具有余热的柴草灰内进行煨制。煨制时，可在4小时内添加新的余热柴草灰，以保持一定的温度。约经12小时即可煨熟。

4. 剥去黄泥和草纸，取出煨熟的鸡。将鸡切成3厘米见方的块，浇上酱油、醋，撒上味精、葱花等调料即成。

（四）蒸

蒸是将药物与食物、调料拌好，装入碗中，置蒸笼内，用蒸汽蒸熟的烹制方法。其方法有以下几种：

1. 粉蒸：是将药物与食物拌好调料后，再加入米粉等放入碗中，置蒸笼内蒸熟的烹制方法。其具体操作步骤，以粉蒸丁香牛肉为例：

(1) 将大米和丁香炒香，磨成米粉。

(2) 将牛肉洗净，除去筋膜，切成3厘米长、1.5厘米宽的条块，放入酱油、食盐、生姜、葱花，加入米粉拌匀，然后装入盆内。

(3) 当蒸笼下的水烧沸冒大气时，揭开笼盖，放进米粉牛肉，蒸1小时即成。

(4) 食用时撒上香菜段，放适量味精拌匀即可。

2. 包蒸：是将药物与食物拌好调料后，用菜叶或荷叶包牢放在碗里，置蒸锅内蒸制的方法。其具体操作步骤，以荷叶凤脯为例：

(1) 将鸡肉、口蘑均切成0.5厘米厚的薄片，火腿切20片。

(2) 姜、葱洗净后切成姜片和葱末。荷叶洗净，用开水稍烫一下，去掉蒂梗，切成20块角形的片。

(3) 将口蘑用开水氽透捞出，用凉水冲凉。把鸡肉、口蘑一起放入盘内，加食盐、味精、白糖、胡椒面、黄酒、芝麻油、鸡油、玉米粉、姜片、葱末调匀搅拌上味；然后把鸡肉、口蘑分放在20片三角形的荷叶上，再各加火腿1片，包成长方形的包，码在盘内，上笼蒸约2小时。

(5) 出笼后，将原盘翻于另一干净的盘内，即可拆包食用。

3. 封蒸：是将药物与食物拌好调料后，装在容器中，用湿棉纸封好容器的口，置蒸笼内蒸制的方法。其具体操作步骤，以冬虫夏草蒸老鸭为例：

(1) 老鸭宰杀后，去毛、内脏、爪，放沸水中氽一下，捞出晾干水汽，切去鸭嘴。

(2) 将冬虫夏草用水泡发，洗净泥沙，并将其填满鸭腹，用棉线缝好。

(3) 将冬虫夏草老鸭放入大碗内，加入葱、姜、食盐、胡椒粉、骨头汤、黄酒等，用湿棉纸封好碗口，上屉以旺火蒸2小时，至骨酥肉烂。

(4) 出屉后，除去棉纸，拣去葱姜，加味精即成。

4. 扣蒸：是将药物与食物整齐地排放在特制的容器内，置蒸笼内蒸熟的烹调方法。其具体操作步骤，以杏仁扣肉的制作为例：

(1) 先将猪肉洗净，切成2.5厘米见方的块。

(2) 杏仁用开水泡透，去掉外皮。

(3) 锅放在旺火上，倒乳猪油适量，加冰糖25克共炒，待冰糖溶化，油呈深红色时，捞出少量至碗中，再放入肉块一起翻炒。当肉块呈红色时，加水，用旺火烧沸，除去汤面上的泡沫，下葱段、姜块、黄酒。待肉块炖到五成熟时，放入剩下的冰糖，拌匀出锅。

（4）将杏仁平铺在碗底，出锅的肉块（皮朝下）摆在杏仁上，倒入一些原汤，上屉蒸至肉熟后取出，扣在盘里。

（5）然后将剩下的原汤烧开，加入湿淀粉勾成芡，浇在肉上即成。

5. 清蒸：是将药物与食物放在盒或碗中，加入调料和少许白汤，置蒸笼内蒸熟的烹调方法：其具体操作步骤，以山药枸杞子蒸猪脑为例：

（1）猪脑去脑膜、血络，洗净。

（2）山药、枸杞子洗净。

（3）猪脑、枸杞子、山药一起放入碗内，加黄酒。将碗置于笼上，蒸 20 分钟左右即可。

另外，糕、馒头、包子的制作也采用蒸的烹调方法。

（五）煮

煮是将药物与食物放在锅内，加汤汁或清水适量，先用旺火煮沸，再用小火烧熟的烹调方法。其具体操作步骤，以石斛花生为例：

1. 将石斛用清水洗净，淘去泥沙，切成约 3 厘米长的段。花生米择去霉烂颗粒，用水洗净，沥干。

2. 锅内注入适量清水，放入食盐、茴香、山奈，待盐溶化后，把花生米、石斛放入锅中，置旺火上烧沸后，移至小火上煮约 1.5 小时，待花生米入口成粉质时即成。

（六）熬

熬是将药物与食物初步加工后，倒入锅内，加水和调料，置旺火上烧沸，再用小火炊至汁稠肉烂的烹调方法。其具体操作步骤，以枸杞羊脊骨羹为例：

1. 将生枸杞根切成细片，放入锅中，加水 5000 毫升，煮取 1500 毫升，去渣。

2. 将羊脊骨敲碎，放入砂锅内，加入熬成的枸杞根液，微火煨炖，浓缩至 500 毫升，入瓶中密封，备用。

3. 用黄酒或温水对服。

（七）炒

炒是将药物与食物准备好，再用旺火油炒的烹调方法。一般先用油滑锅，并依次放入药物和食物，用手勺或锅铲翻拌，动作要敏捷，断生即成。其具体操作步骤，以梨炒鸡为例：

1. 雪梨洗净，削去皮，切成 3 厘米长、3 厘米宽的薄片。

2. 猪油熬热，下鸡片入锅，旺火速炒变色，加香菇、芝麻油及各调料，速翻数次，加雪梨，勾芡汁再炒匀即起锅。

（八）卤

卤是将药物与食物加工后，按比例放入卤汁中，用中火逐步加热烹制，使其渗透卤汁，直至成熟的烹调方法。其特点是味厚、郁香。其具体操作步骤，以丁香鸭为例：

1. 将鸭子宰杀后，去净毛，从腹部开口，除去内脏，用清水冲净。

2. 丁香、肉桂、草蔻加水煎 2 次，每次煮沸 20 分钟；滤出汁，共收集药汁约 3000 毫升。

3. 生姜、葱洗净后拍碎。

4. 将药汁倒入锅中，放入生姜、葱，再把鸭子放入（最好能全部浸入汁内），在小火上煮熟，捞起稍晾凉；再将经过处理的鸭子放入卤水锅中，卤熟后捞出，揩净浮沫。

5. 取适量的卤汁放入锅内，加食盐、冰糖屑、味精拌匀，试好色、味，再放入鸭子，在小火上边滚边浇卤汁，直到卤汁均匀地粘在鸭子上，鸭子呈色红亮时捞出，再均匀地涂上芝麻油即成。

（九）炸

炸是将药物与食物准备好，先在锅内放大量油（比原料多几倍），待油热后，将原料入锅内进行煎炸的烹调方法。炸时注意掌握好火候，炸熟即可起锅，防止过热烧焦。炸法可分为清炸、干炸、软炸、酥炸、纸包炸等。

1. 清炸：其具体操作步骤，以山楂肉干为例：

（1）将猪瘦肉剔去皮筋，用清水冲洗干净，倒去水待用；山楂除去杂质，洗净（如是山楂果，应拍破）；生姜、葱择洗干净，切成姜片、葱段。

（2）用山楂 50 克，加水约 2000 毫升，在火上烧沸后，下入猪瘦肉，共同煮熬至六成熟，捞出猪瘦肉稍晾凉后，切成长约 5 厘米的粗条，用酱油、生姜、葱、黄酒、花椒将肉条拌匀腌约1小时，再沥去水分。

(3) 在铁锅内加菜油，用小火炼热，投入肉条炸至水分干、色微黄时即用漏勺捞起，沥去油。将锅内油倒出后，留点余油，再置火上，投入山楂50克，略炸后，将肉干再倒入锅中，反复翻炒，微火焙干，然后起锅，装在方盘内，淋入芝麻油，撒入味精、白糖，拌匀即成。

2. 干炸：其具体操作步骤，以解暑酱包兔为例：

(1) 将兔肉（无骨）切成长3厘米、宽1.5厘米左右的片。佩兰叶加适量水煎汁。

(2) 将兔肉片放入碗中，加入食盐拌匀后，用佩兰水调豆粉，再加入鸡蛋清，均匀地与兔肉片搅拌在一起，如浆太清，可以再撒些干豆粉，同时放些苏打粉。

(3) 将炒锅烧热后，加猪油300克，烧至五成热，放入浆好的兔片，随即用筷子快速划散，待肉色断红时，倒入漏勺内，沥去油。

(4) 将炒锅烧热，用油滑锅后，放入猪油50克，烧至四成热，放入甜酱、葱、姜末，搅拌至酱细腻无颗粒，起香味。

(5) 在锅中放入黄酒，加入糖、味精、酱油、白汤，拌至糨糊状，推入兔肉片拌和，再沿锅边淋入猪油15克，端起炒锅连续翻至酱已裹满兔肉为止，加芝麻油后出锅，装盆即成。

3. 软炸：其具体操作步骤，以软炸白花鸽为例：

(1) 将鸽肉洗净去皮，先切成十字花刀，再切成2厘米见方的块，装于碗中，用黄酒、酱油、味精腌好；再用蛋清调怀山药粉、豆粉成糊，将腌好的鸽肉用蛋糊拌匀。

(2) 另锅将菜油烧至六成热，离火后，逐个下入浆好的鸽块，用漏勺翻着炸，待糊凝后起锅，掰去叉角。整形后，将锅重置火上，待油温升高后，再将鸽肉下锅复炸一次，待成金黄色捞出，沥去油，装入盘即成。

4. 酥炸：其具体操作步骤，以山药猪肉芝麻丸为例：

(1) 将猪肥肉在汤锅内煮熟，捞入凉水中冷一下，放在盘内。另将鸡蛋清、蛋黄分开，盛入两个碗内，先用蛋清调豆粉、怀山药和匀（无疙瘩硬心），再加入蛋黄调成稠糊。

(2) 将猪肥肉片去有毛部分，切成2厘米见方的丁，在沸水内氽透，急捞出散开晾凉，用蛋糊调匀成丸。

（3）将花生油烧沸，用筷子夹着肉丸一个一个放入油内炸，待蛋糊凝固时捞出，掰去棱角；将油升高温度，再重炸至捞在勺内发出清脆的响声时，沥去油。

（4）锅内注入清水少许，放入白糖，在小火上用锅铲不停地铲动（注意糖汁不要铲得满锅都是），待糖炒至金黄色时，加入炸好的肉丸，将锅离火铲动，同时撒入芝麻，继续铲动。待芝麻都粘在肉上，倒入盘内晾凉即成。

5. 纸包炸：其具体操作步骤，以龙眼纸包鸡为例：

（1）将鸡肉去皮，片成 0.6 厘米的片；胡桃仁用沸水泡后去皮，再下油锅炸熟，切成细粒；香菜择洗干净；龙眼肉用温水洗净，切成粒；葱、生姜洗净后，切成末；火腿切成小片；鸡蛋去黄留清，加淀粉，调成蛋清糊。

（2）将鸡肉用食盐、白糖、味精、胡椒粉、芝麻油、葱末、胡桃仁、龙眼肉、蛋清糊（少许）调均匀。取玻璃纸两张放在案上，先放香菜少许，火腿 1 片，再把鸡肉片放上，然后折成长方形的纸包。

（3）将花生油倒入锅内，烧至五成热，把包好的鸡下锅炸熟，捞出装盘即成。

（十）烧

烧是将食物经煸、煎等处理后，进行调味、调色，然后加入药物和汤（或清水），用旺火煮、小火焖，烧至卤汁稠浓的烹调方法。其具体操作步骤，以参芪红烧鹅掌为例：

1. 将黄芪洗净，切成斜薄片；人参洗后，切成薄片，干燥后研成细粉备用。

2. 将鹅掌 2 只放在锅中，加适量清水略煮，捞出后，洗干净；将肥鸡切成长 1.6 厘米、宽 0.8 厘米的长条方块；选取连皮猪瘦肉 1000 克，切成长 3 厘米、厚 0.6 厘米的条方片子。

3. 大葱切去葱白，葱叶分成 3 份；生姜分切成 4 块，拍破。

4. 将锅置旺火上烧烫，倒入猪油，再放入生姜、葱各 1 份，稍炒后，放入黄芪片、猪肉、鸡块煸炒，再加入酱油、生姜、食盐、鸡汤（1000 毫升）、胡椒粉、味精、黄酒、葱白、鹅掌等，用小火烧煮。然后取大圆盘一个，先将锅中葱白放入盘中，再将鹅掌掌心向上，放在葱白上。将锅中的黄芪、鸡、肉等捞去不用。用旺火将原汁熬浓，加入人参粉搅匀，淋在鹅掌上面即成。

二、药粥的制作方法与技巧

（一）制作方法

药粥的煮制方法不仅关系到粥的口味，还直接影响其效果。药粥的煮制应根据不同药物的性能与特点，采用不同的配制煎煮方法。归纳起来，常用的有下列几种：

1. 用中药直接与米同煮：凡是可供食用的中药，绝大部分均可运用这一煮制方法。如大枣、薏苡仁、胡桃、百合、龙眼等，都可与米一起同煮。用这种方法煮制的药粥不但有较好的疗效，而且还能增加粥的形、色、味。

2. 用原汁与米共煮：如把鸡熬成鸡汤，再用鸡汤与米同煮为鸡汁粥；或者原料是液体，如牛乳、羊乳等，可以采用此法煮粥。

3. 将中药研末后与米同煮：如茯苓粥、贝母粥、芡实粥等，就是先将茯苓、贝母、芡实等磨成粉状，米按常法煮粥，待粥熟后，撒下药粉，边撒边搅至粥稠即可。这种煮法适用于可作食用，但不宜久煮的一类药物。

4. 将中药煎取浓汁后去渣，再与米同煮：这种方法较为常用。例如当归粥、黄芪粥，就是先将当归、黄芪煎后去渣制成药汁，再与米同煮成药粥。这种方法多用于药渣不能服食，或者药物不宜与米同煮者。

5. 药汁直接与粥搅拌：将药物榨汁或煎取药汁，加入按常法煮成的粥中，调匀即成，如薄荷粥、荆芥粥、甘蔗粥等。有发散作用的药物往往采用此法做粥。

（二）制作技巧

1. 掌握煎药取汁的量与时间：凡要煎药提取药汁，通常应先加水浸泡药物约半小时，使药物充分吸收水分，以利于有效成分的溶解。加水量的多少和煎药时间的长短依据药物的种类而定。属于滋补调理类时药物煎的时间较长，煎头汁约需加水 700～1000 毫升，二汁需加水 400～500 毫升；煎药的时间一般头汁煮沸后，再用小火煎 30～60 分钟，二汁煮沸后再煎 30 分钟左右。解表发汗治疗感冒的药物煎的时间不宜太长，煎头汁加水 400 毫升，二汁加水 300 毫升；一般旺火煮沸，再煎 3～6 分钟即可。普通治疗药煎头汁加水 500～700 毫升，二汁加水 300～350 毫升；一般煮沸后再前 20～30 分钟即可。

凡用药汁煮米粥时，若药汁的水量不够，可适当加些水再煮。

2. 煮粥的要求：煮粥时，对器皿、火候、水量等方面都有一些讲究。

（1）器皿的选择：药粥是用中药与米煎煮的，所以选用沙是对的锅较好，有利于药物中有效成分的溶解。在没有沙锅的情况下，也可用搪瓷器皿代替：一般不用铁锅或铝锅熬制药粥，以免引起不良化学反应。

（2）严格掌握火候：对于质轻而易于挥发的药物，煮粥时宜采用小火，且不宜久煮，以免药物有效成分过量挥发。对于矿物类药物，如珍珠、龙骨之类，在煮粥时可采用旺火，且时间宜长。对于花类药物，在煮粥时既不宜用小火，也不宜用旺火，需采用急火煮沸，然后立即改用微火煮熟。总之，必须根据药物的性味、功效、质地、种类等掌握火候与煎煮时间。

（3）控制粥的厚薄：药粥应呈半流体状，太厚不便于服食，太薄又影响效果，一般以 50 克米加水 400 毫升左右为宜。所取的药物也要计算水量，如煮芡实粥时，每 50 克米加芡实 50 克，水可用至 700 毫升左右。

三、药酒的制作方法

药酒服用简便，疗效显著，家庭亦可自制，但要掌握正确的方法。

（一）制作前准备

1. 选好配方：自制药酒应当选用适合家庭自制的安全可靠的药酒配方。有些配方并不适宜自制，如某些有毒性的中药必须经炮制后才能使用，一般家庭无此条件。民间流传的一些单方、验方，如要配制药酒，应当先去请教医生，弄清楚药物的性质和适用范围，以免误事，甚至引起中毒。

2. 配料：按处方备料，处方的选择可根据医生的处方或参考有关书籍。将原料配齐后，去除杂质，有些药物还需先行炮制，具体方法均按当地炮炙经验进行操作。

3. 药材处理：一般制备酒剂的药材都应切成薄片或捣碎成粗颗粒。按医生处方配齐所用药物的种类、剂量，将其洗净晒干。凡坚硬的皮、根、茎等药物，切成 3 毫米厚的药片子；草质茎根类药物，切成 3 厘米长的段；种子类药物用棒打碎。有些药物还需经过一定的加工炮制处理。民间验方中的中药，首先要弄清其品名、规格，还要防止因同名异物或异名同物而搞错药材。

4. 酒的选择：以不低于 60 度的白酒较适合。白酒应符合有关部门规定的卫生质量标准。对于不善饮酒者亦可用低度白酒或黄酒，但浸出时间及次数宜适当增加。

中国自古有“陈酒飘香”之说，酒贮存时间长，不仅增香，而且增甜。酒的贮存是提高酒质的重要环节。我国有关部门规定普通散装白酒贮存期为10～20日；瓶装优质酒内销一般均在半年以上，出口最少贮存1年，多者3年。可见陈酒比新酒好，因为新酒酒味暴烈，不但香味小，杂味和刺激性也大，有冲辣感，易上头也易醉，因此要有一段贮存期。白酒的主要成分是酒精和水，其他成分不足1%，只有经过一定时间的合理贮存，才能促进酒精和水两者之间的亲和，以达到柔软不冲辣的目的。曾有人品尝过贮存30～40年的陈酒，其酒精度虽在40度以上，但在味觉上只相当于20度酒所引起的刺激味，这是由于长期贮存改变了酒精分子和水分子的排列所致。

（二）制作方法

1. 浸制法

（1）冷浸法：系将药材碎成片或粗粉，置于带盖的陶、瓷罐或带塞玻璃瓶等容器中，加处方量白酒（如未规定酒的用量，则一般酒量为药材量的8～12倍，可根据药材性质适当增减）密闭放置，每日振荡或搅拌一两次，浸渍7日后，可改为每周振荡搅拌一次，搅拌次数多一些，浸出效果更好。避光在常温下静置20日左右（冬季则放置时间更长一些），然后倾出上清液，并压榨残渣。榨出液与上清液合并，静置澄清，纱布过滤即得。如连续浸制，残渣则不必压榨，可再添加新酒浸渍。调补之品为人参、黄芪、当归及陈皮等多系如此。若所制药酒需加糖、蜜矫味着色，可将砂糖用等量白酒温热溶解，过滤，将药液与糖液混合，搅匀，再过滤即可得饮用药酒。

自制五味子酒为例：取五味子500克，冲洗干净，装入细口瓶中，加入60度白酒500毫升，再封严瓶口，然后每日振摇一次，15日后可开始饮用。其饮用数量为每日3次，每次3毫升。

此药酒主治神经官能症，如失眠、心悸、健忘、乏力、烦躁等。

（2）热浸法：药料和酒同煎一定时间，然后再放冷贮存。这种方法的优点是既能加速浸取速度，又能使药的成分容易浸出。制作方法基本上与冷浸法相同，但热浸时间不宜过长，否则酒易挥发散失。先将原料粗粉置坛中，加一定量的酒，可采用隔水煮炖的间接加热方法，即把药料加酒先放在小铝锅、搪瓷罐等容器中，然后再放在另一盛水的大锅里炖煮，隔日 1 次，以利药材成分的浸出。见到药酒表面出现泡沫时，立即端起离火，并马上趁热密封，静置 15 日左右，

吸取上清液，压出残渣中的余酒，和上清液合并，静置澄清，滤过即得。

自制青梅煮酒为例：取青梅 30 克，黄酒 100 毫升，按热浸法隔水蒸炖 20 分钟。饮用剂量为每次温饮 10～30 毫升。此药酒主治食欲不振、蛔虫性腹痛，以及慢性消化不良引起的泄泻等。

2. 酿制法：先将原料加水煎煮，过滤去渣，浓缩成药汁；有些原料如桑葚、梨、杨梅等，可以直接压榨，取得药汁。再将糯米蒸煮成饭，然后把糯米饭、药汁和酒曲拌匀，置于干净的容器内加盖密封，尽量减少与空气的接触。保持一定的温度，放置 4～6 日即成。

3. 煎煮法：将原料碾成粗末后，全部放入沙是对的锅。加水量为高出药面 10 厘米，浸泡 6 小时，加热煮沸 1～2 小时，过滤取汁。加水再煎煮一遍。两遍煎出液合并后过滤，静置 8 小时，取上清液加热浓缩成稠状清膏（比例为：生药 5000 克煎成清膏 2000 克左右）。待冷却后，加入与清膏等量的酒，和匀，放入坛内，密封 7 日左右，取上清液过滤即得。此法用酒量少，服用时酒味不重。古代医家认为，酒能使药力尽快抵达病所，迅速发挥治疗作用，因而对一些急性、病变多半采用此法。煎煮法可视为酒剂的一种速成法。由于易挥发的芳香物质受热后会加速挥发，因此芳香类药物不宜采用煎煮法。

4. 渗漉法：将切制后的中药材用白酒等润湿膨胀后，装入渗漉柱中，然后不断添加白酒，酒自上口流入，缓缓渗过药材，从下口渗流而出。收集渗出液，并榨取药渣中的汁液，与渗漉液合并静置沉淀，过滤即得。此法操作相应比较复杂，不如浸渍法简便易行。

5. 加药酿制法：这是古时常用的方法，近代应用不多。这种方法是以米、曲加药直接发酵成酒。依据处方备好适量的糯米或黄粘米、曲和药物。将药材、曲粉碎；米以水浸泡，令吸水膨胀，然后进行蒸煮，使内无白心或成干粥状，这样可使其糊化。将蒸煮好的米冷却至 30℃或略高，然后再翻入事先已经加工好的药材、曲末，拌匀，置于缸内糖化发酵。已糊化的米在酒曲中真菌分泌的淀粉酶作用下转化成可发酵糖类，又在曲中酵母的作用下进行发酵，产生酒精和二氧化碳。发酵过程中必须维持适当温度，如温度升高，应

开耙搅拌，使温度降下来，并可排出二氧化碳，供给酵母氧气，促进繁殖。约7～14日发酵即可完成，然后经压榨、过滤，取澄清酒液。酒液盛入存贮容器后，应隔水加热至75～80℃，以杀灭酵母菌及杂菌，保证质量和适于贮存。古人采用此法时，有的先以水煎药取液，候冷渍曲，待发后再加入蒸好的饭发酵成酒。加药酿制法可制备低度药酒，在其制法、使用效果等方面有研究的价值。

除了上述几种方法外，近年还有回流加热法等。

四、药茶的材料与制作方法

（一）药茶的材料药茶并非都是含有茶叶的配方，有不少是不含茶叶的。

1. 茶叶单味：茶叶作为药用之品，是起源于20多年之前，《神农本草经》中“神农尝百草，一日遇七十二毒，得茶而解之”的记载。茶叶单味作药，在民间流传广泛，如老年体弱、病后纳差、精神欠佳，常用腊茶（陈年老茶）一撮冲泡饮服，连服数日，能收到很好的疗效。

2. 茶药配伍：茶叶与其他多种药物配伍应用，可以扩大茶的应用范围，适合治疗各种疾病。如有名的午时茶，就是茶叶与柴胡、连翘、麦芽等中药配伍，用于治疗外感风寒、内有食滞，以及水土不服、腹痛腹泻的灵验效方。又如万应茶，内含甘草、木香、茯苓、泽泻、白术、羌活、紫苏子等多味中药，加上75%的岩茶制成。因这种茶具有生津止渴、调胃健脾、润肺解毒、去湿利尿和增加食欲等多方面的疗效，所以被称之为“万应茶”。

3. 以药代茶：中医药书籍中记载着许多药茶剂型，但是方中并不用茶叶。这使得药茶的范围大大的拓宽了，对于不适宜使用茶叶的病症，增加了药茶的选择余地。汉代《伤寒论》中载有“大黄连连泻心汤”，方中未用茶叶，而将大黄、黄连、黄芩3味中药用沸水浸泡，然后去渣温服，用以治疗胃热火盛之病症，这种方法与煎剂的制作有明显的区别。又如目前盛行的减肥三花茶就是用茉莉花、玫瑰花、代代花配以川芎、荷叶等制成，此茶能消食化滞，健脾开胃，长期服用无不良反应，具有明显的降脂效果。

4. 以食代茶：将有疗效作用的食物捣碎，或切成薄片，或榨汁等，制成药茶服用。如萝卜姜汁茶就是将白萝卜、生姜捣碎取汁，搅匀，再冲入温开水适量代茶饮，用于外感风寒、咳嗽、声音嘶哑、痰稀白量多等病症。这种药茶口感较好，人们特别容易接受。

5. 食药配伍：将食物与药物配伍，制作药茶。这种方法往往取食物之味，药物之性，二者取长补短，相得益彰，应用较为广泛。如适宜于肺燥干咳、咽喉干燥等患者服用的杏梨茶，方中既有杏仁作药，又有鸭梨、冰糖等食物，共奏润肺止咳之效。

（二）药茶的制作药茶制作十分简单，一般很适合家庭使用。其制作方法主要有：

1. 煎：我国古代，最初是把茶叶当作药物用来解毒治病的。传说神农氏遍尝百草时“日遇七十二毒，得茶而解之”，便感其救命之恩，在人间广播种植之法，并煎其汁进行服用。制作补益类的药茶一般采用此法较好。如人参茶，就是将人参加水煎汁，连煎数次，一并灌入暖瓶中，代茶频服。

2. 泡：将所用的各种物品加工成薄片或粉末，用洁净的纱布包裹，放入杯内或热水瓶中，冲入沸水，加盖密封 10～20 分钟后饮用。一般可以随时冲服，或每日两次饮服。

五、膏滋的制作方法

（一）膏滋用料的选择家庭配制膏滋用料，一般在明确自己身体状态的前提下，选择平补、温补、清补、滋补等方法。平补适宜于脾胃亏损、消化吸收能力较差、不耐滋补的人，可选用扁豆、山药、白术、芡实等。温补适宜于阳虚者，可选用胡桃、肉桂、海马等。清补适宜于阴虚者，可选用地黄、枸杞、菊花等。滋补适宜于精血亏虚、久泄、遗精等人，可选用芡实、补骨脂、龙骨等。兼有血液循环不佳者（口唇发疳、手脚容易麻木、舌下血管紫色等）可以加些红花、丹参、三七、桃仁、郁金、香附等活血理气的药物。

然后，要拟定处方。处方既可用一味药的单方，又可使用复方。单方的优点是药简功专、针对性强，如用党参治疗气虚症。由于单味药的药力比较精专，所以用量一般较大，可用至 1000 克，甚至更多。复方的优点是药宏效广，对较复杂的病症可以全面照顾，以增强疗效，同时，药物合用可以减轻副作用。如补气养血膏常用党参、熟地黄、枸杞子、黄精等多种滋补药，佐以陈皮理气开胃，以消除滋补呆胃的弊端。

（二）药物的浸泡在熬药前，将药物切小块或粉碎，装入锅内，加适量清水，把浮在水上的药用筷子搅动几下。大约 30 分钟之后，药物吸水膨胀，如果水已经被药物吸尽，可再加些水，以高出药面 15 厘米为宜。对草药用量多的要多加水，如药物仍然浮在水面，可以用手掌将药揿压一下，水量以浸没手掌为度。药物浸泡时间为 12 小时左右，这样，药物中的有效成分容易析出。

（三）膏滋的煎熬煎药的容器以陶器为好，常用的是沙锅，搪瓷器皿也可。忌用铁器，以免引起化学反应，使药液变黑。锅要擦洗干净，切忌带有油污、腥味。煎熬膏滋主要分煎熬、浓缩、收膏 3 步进行。

1. 煎熬：煎时先以小火加热，待药料充分膨胀，即加大火力煮沸。水量经蒸发减少时，可适量加水，并且降低火力，保持微沸，煎煮时间可根据药料性质而定，一般含有挥发性成分的药，如理气药、解表药等，煎煮时间可以短些，补益药中含有的水溶性成分多时，煎药时间宜长，可用旺火煎沸后，改为小火慢煎。在煎煮中，要防止干涸、烧焦、外溢及落入灰尘。一般煎熬 2～5 小时。煎透后，取药汁，残渣加清水再煎，这一次加水量一般淹没药材即可。如法煎煮 3～4 次，煎到药料已透，无硬心为止，合并数次煎汁，静置沉淀。再用 4 层纱布过滤 3 次，尽量减少药汁中的渣滓。

2. 浓缩：将所有的药液浓缩。先以旺火加热煮沸，随时捞出表面浮沫。待汁转浓时，改用小火徐徐蒸发使其浓缩，同时不断搅动，以防止焦化，直到炼成稠膏，以不渗透纸为度，此称清膏。

3. 收膏：一种是在清膏中加砂糖、冰糖或蜂蜜。先将糖或蜂蜜放入锅内加热，边炒边用竹片不断搅拌；待其全部溶化呈黄色时，加入预留的药液，将糖化薄，倒出，用纱布过滤；随后同已浓缩的药汁混合，放入锅内，用小火煎熬，浓缩成膏。糖或蜂蜜的用量一般为总药量的 1/4，即 5000 克药需加糖或蜂蜜 1250 克。

另一种是在清膏中加阿胶、龟甲胶等胶剂。一般先将阿胶等研成细末；如宜服酒，可将阿胶用黄酒浸一宿。然后在清膏中加入砂糖、阿胶等，再用小火煎熬，和匀即成。

清膏和糖液全部和匀后，再继续边铲边缓缓用小火煎熬。最后可用锅铲测试一下厚度，以锅铲向下膏液滴成三角旗状为度。

第二章　特色药膳编

第一节　概　　述

一、菜肴药膳的特色

菜肴药膳具有预防疾病和配合治疗的作用，具有取材便利、味美易食、安全无毒等优点，所以很受人们的欢迎。此外，菜肴药膳还有以下作用：

（一）未病养生，增强体质，减少疾病的发生。中医学认为，人体脏腑功能的衰减、阴阳失衡是导致疾病发生的主要原因。而菜肴药膳能调整人体阴阳平衡，纠正不足与偏亢，故能起到治疗或辅助治疗的作用。但是，菜肴药膳也要根据人的体质灵活运用，要分清孰热孰寒、偏盛偏虚。如阴虚内热者宜多食凉性食物，如燕窝、银耳之类；阳虚外寒者宜多食热性食物，如胡桃、鹿肉之类；肺热咳嗽者宜多食梨、百合、白果等；血虚失眠者宜多食龙眼、大枣等；脾虚腹泻者宜多食莲子、扁豆等。

（二）已病补虚，促进早日康复。生病的人不但身体虚弱，而且消化、吸收功能也较低下，往往容易造成营养物质的缺乏，病情难以痊愈。运用菜肴药膳既可调整脾胃功能，又可补充营养物质，从而达到治病、补虚、康复的目的。

二、菜肴药膳的应用原则

菜肴药膳具有保健养生、治病防病等多方面的作用，在应用时应遵循一定的原则。药物用以治病，见效快，重在治病；菜肴药膳多用以养身防病，见效慢，重在养与防。菜肴药膳在保健、养生、康复中有很重要的地位，但不能代替药物疗法。两者各有所长，亦各有不足，应视具体情况而选定合适之法，不可滥用。

（一）辨证用膳中医讲究辨证施治，菜肴药膳的应用也应在辨证的基础上选料配伍。如血虚的患者应多选用补血的食物大枣、花生等，阴虚的患者宜多使用枸杞子、百合、麦门冬等。只有因症用料，才能发挥菜肴药膳的保健作用。

（二）因时用膳。中医学认为，人与日月相应，人的脏腑气血的运行和自然界的气候变化密切相关。“用寒远寒，用热远热”虽是中医治疗用药的基本原则，但同样适用于菜肴药膳。即在寒冷的冬天，应该少用或不用性质寒凉的药物，多服食热性的菜肴药膳；而在炎热的夏天，应避开、少用性质温热的药物，多食偏凉性的菜肴药膳。

（三）因人用膳。人的年龄、体质不同，用菜肴药膳时也应有所差异。小儿体质娇嫩，选择原料不宜大寒大热；老人多肝肾不足，用药不宜温燥；孕妇恐动胎气，不宜用活血滑利之品，这些在应用菜肴药膳中都应注意。

（四）因地用膳。在不同的地区，气候条件、生活习惯有一定差异，人体生理活动和病理变化亦有所不同。有的地处潮湿，饮食多温燥辛辣；有的地处寒冷，饮食多热而滋腻；而在南方的广东，饮食则多清凉甘淡。所以，在食用菜肴药膳时也应注意这些问题。

第二节　补肾益精菜肴药膳

补肾益精菜肴药膳由补益的药物与食物烹制而成，对人体有很好的保健、养生、抗衰等作用，既可未病养生，增强体质，减少疾病的发生；又能治病，促进病体早日康复。凡身体虚弱，久病不愈均可选择相应的药膳补益身体或作为疾病的辅助治疗。

一、当归生姜羊肉汤

［方源］汉·张仲景《金匮要略》。

［原料］羊肉500克，当归15克，生姜15克，调料适量。

［制作］①将羊肉去筋去骨，切成小块，入沸水焯去血水后撇去浮沫漂净。②当归洗净后装入纱布袋中扎口待用。③生姜切片。④将羊肉、药袋、生姜均放入沙锅中，加清水适量同煮，用小火煎1小时，弃药袋，再用旺火烧沸，加酱油、黄酒、盐适量，移至小火煮至肉熟烂，然后再移至旺火加糖略收汁即成。

［服法］食肉喝汤，早晚温热食用。

［功效］养血散寒，温经止痛。

［方解］本方是形、精兼顾的药膳方剂。方中当归性温，味辛、甘，既能补血调经，又能活血止痛，常用于妇科月经不调、经期腹痛以及血虚头晕、多汗等病症；羊肉性温，味甘，具有温中暖下、补气养血的作用。生姜暖胃散寒，又能解羊肉之腥膻。全方共奏养血散寒之功。

［适用范围］①妇女月经期出血过多，功能失调性子宫出血，血虚之闭经或痛经。②病后或产后体虚消瘦。③脘腹部怕冷，经常隐隐作痛者。④冷库工作人员防寒、防湿以及体质虚寒的人平时保健服用。

［注意事项］感冒发热、大便干结、呼吸道感染、消化不良以及热性体质的人忌用。

二、归芪猪脚汤

［方源］唐·孙思邈《千金要方》。

［原料］猪脚1对，当归15克，黄芪30克，大枣5枚，调料适量与水同煮，小火煲烂，调味后即可。

［制作］①猪脚洗净，大枣去核。②净猪脚入锅加黄芪、当归、大枣。

［服法］食肉喝汤，每日数次。

［功效］补肾和胃，强壮筋骨。

［方解］《随息居饮食谱》载猪脚“填肾精而健腰脚，滋胃液以滑皮肤”，配以黄芪“甘温无毒，补虚，内资经脉，外至肌肉，补气助阳”，辅以当归“苦温人肝，养血润燥，人脾统血”。故能气血双补，脾胃同治，补脾肾而壮四肢，益气血而壮筋骨。本汤是调补气血的佳品，凡病后失调、气虚血亏均可用之。

［适用范围］病后身体虚弱，气血不足，肢体乏力，下肢萎弱。

［注意事项］①本汤滋腻味厚，感冒、急性病期间不宜服用。②平素脾胃

功能较差，便溏泄泻者慎用。

三、地黄蒸乌鸡

［方源］元·忽思慧《饮膳正要》。

［原料］生地黄 50 克，乌骨鸡 1 只（1000 克左右），饴糖 250 克。

［制作］①将乌骨鸡宰杀，去毛、内脏及爪尖，入开水中氽去血水，洗净。②将生地黄浸泡至软，洗净，取出切成薄片，放入饴糖内拌匀。③将鸡置于盘内，放入蒸笼（高压锅也可）内，锅内加水适量，蒸药 90 分钟（或高压锅盖阀后，微火煮 30 分钟），注意锅内加水，不要干锅。

［服法］此菜汤色白亮，清香爽口，食用时无须放任何调料。分顿食肉喝汤。

［功效］补虚损，益气血，生津安神。

［方解］地黄中含有地黄素、铁、维生素 A、各种糖类及多种氨基酸等营养成分，有补益肝肾、滋阴养血的作用，对于阴虚舌红、口干、发热、咽燥及各种阴虚内热所致的出血症有很好的疗效；乌骨鸡性平味甘，补气养血、健脾利水的作用较为明显，常用于治疗妇女月经不调、白带过多、痛经，以及血虚引起的头痛、头晕。一般人都认为乌骨鸡只适合妇女进补，其实它对于病后身体虚弱、中年早衰以及老年人肾虚耳聋等也有很好的进补作用。

［适用范围］①气血虚损、阴虚津伤之心烦热燥、午后低热、失眠多梦、盗汗、虚火牙痛等症。②作为病后、产后、体虚、年老等人的进补药膳，经常服用，有助于增强体质。

［注意事项］服用本膳时，忌食葱白、韭白、萝卜。

四、人参炖鸡

［方源］民间传统药膳。

［原料］人参 10 克，老母鸡 1 只，姜、葱、酒、盐等调料各适量。

［制作］①将鸡宰杀后，沥血，去毛，去内脏，去头爪，洗净，切块，在沸水锅中焯去血水，漂净。②人参用水洗净、泡发后，切薄片，装入纱布袋中。③沙锅内放入水，将鸡、药袋及诸调料一并放下。④先用旺火烧开，除去汤面上的浮物，再用小火炖 2 小时左右，加盐，再炖数分钟，即可起锅

食用。

［服法］食鸡喝汤，人参渣也可服食。

［功效］补气健身，增强体质。

［方解］人参性温，味甘、微苦，有大补元气、固脱生津、补益脾胃的作用。由于人参中含有人参皂甙、葡萄糖、多种维生素等对人体有益的营养成分，因此能增强人的体质；鸡是人们喜爱的食物之一，有很好的补益作用。人参炖鸡口味醇香，容易被人们接受，并且代代相传，久负盛名。

［适用范围］①气虚体质的人。②手术后、产后、病后，辅助体力恢复。③作为慢性胃炎、冠心病、肺源性心脏病、支气管哮喘等患者在疾病缓解期的进补之品。④作为冬令进补之品。

［注意事项］①感冒或急性病期间不宜服食。②服用不宜过量。③服此药膳期间忌食生萝卜。

五、团鱼汤

［方源］元·忽思慧《饮膳正要》。

［原料］甲鱼1只（100克左右），羊肉500克，草果3克，盐、姜末、胡椒粉等调料各适量。

［制作］①锅内烧水，把甲鱼放入煮死，剖腹去内脏，去皮膜，去头、爪，洗净。②羊肉下沸水焯去血水，捞出洗净。③将甲鱼肉、羊肉切成小块放入锅中，加入草果、姜末及水适量，在旺火上烧开，然后用小火煮至肉熟烂，再加盐、胡椒粉即成。

［服法］佐餐服食，本膳为5人量。

［功效］补精养血，滋肾和胃。

［方解］甲鱼又称团鱼、鳖，性平味甘，主要含有蛋白质、钙、磷、铁、维生素B，以及丰富的维生素A等营养成分，有补益肝肾、滋阴清虚热的作用。加入益气补虚、温中暖下之羊肉和消食化积之草果，既养阴又温阳，共奏阴阳双补之效。

［适用范围］①血虚面色萎黄，毛发枯干，心悸失眠。②脘腹冷痛，食欲不振。③老年人手足颤抖，腰酸膝软。④平时作为保健进补之品经常服用，有润肤、乌发、延缓衰老的作用。

［注意事项］甲鱼虽为滋补佳品，但难以消化，并非人人皆宜，脾胃功能弱者不宜服食。

六、冬虫夏草蒸老鸭

［方源］清·赵学敏《本草纲目拾遗》。

［原料］冬虫夏草35克，雄老鸭1只，姜片5克，葱10克，食盐3克，椒粉5克，黄酒10毫升，骨头汤2500毫升，味精适量。

［制作］①老鸭宰杀后，去净毛、内脏、爪，放沸水中氽一下，捞出沥干汽，切去鸭嘴。②冬虫夏草用水泡发，洗净泥沙备用。③将冬虫夏草填满鸭腹，用棉线缝好。④将冬虫夏草老鸭放入大碗内，加入葱、姜、食盐、胡椒粉、骨头汤、黄酒等，用湿棉纸封碗口，上屉以旺火蒸2小时，至骨酥肉烂。⑤出屉后，除去棉纸，拣去葱、姜，加味精即成。

［服法］作为佐餐食肉喝汤。

［功效］补肺益肾，增强体质。

［方解］冬虫夏草性温味甘，有补肺益肾、止血化痰、滋补强身的作用，是一种非常好的滋补强壮品；老鸭味甘，性微寒，能滋阴养胃，利水退肿。本方补益力强，既可作为日常进补服用，也可作为某些疾病的辅助治疗。

［适用范围］①病后体虚、畏寒自汗以及肺虚或肺肾两虚引起的久咳虚喘、咯血咳痰、遗精盗汗等病症。②对于手术后，或进行放疗和化疗的肿瘤患者有很好的辅助治疗作用。

［注意事项］①脾胃消化功能不良的人可以喝汤为主。②食欲差的人可在碗内加入适量的陈皮、山楂。

第三节　健脾开胃菜肴药膳

健脾开胃菜肴药膳由健脾胃、助消化的药物与食物烹制而成，有健脾开胃、增进食欲的作用。适宜于脾胃虚弱引起的消化不良、脘闷腹胀、食欲不振者，特别是小儿、老人、病后以及脾胃素虚者。

一、健脾汤

［方源］唐・孙思邈《千金要方》。

［原料］猪肚 1 个，芡实 30 克，黄芪 25 克，白果 30 克，豆腐皮 30 克。

［制作］①将猪肚用粗盐洗净。②白果去壳，去心。③猪肚、芡实、黄芪、白果放入沙锅内，加水适量，共煮 30 分钟。④放入豆腐皮，小火熬至汤变成奶白色即可。

［服法］每日 3 次，食猪肚，饮汤。

［功效］补气健脾，固涩止泻。

［方解］本方所用的食物与药物均有很好的补益脾胃的疗效。豆腐皮亦名豆腐衣，为豆浆煮沸后浆面所凝结的薄膜。其性平，味甘而淡，《医林纂要》中曰："清肺热，止咳，消痰"。《本草纲目拾遗》中云："养胃，滑胎，解毒"。可见其有益气和中、生津润燥、清热解毒的作用；猪肚性温味甘，功专补虚损，健脾胃。《本草经疏》中云："猪肚，为补脾胃之要品，脾胃得补，则中气益，利自止矣。"黄芪与芡实有补气、健脾、止泻的作用，是脾虚腹泻者常用药物；白果既食亦药，有较好的固涩作用，与芡实同用对于小便频数、大便溏薄、白带清稀量多有很好的疗效。

［适用范围］①脾胃虚弱之久泻不愈、脘腹胀痛等。②体质虚弱引起的自汗、白带清稀过多、小便清长频数等。③常人保健服用。

［注意事项］食欲不振者可以加入陈皮、砂仁等开胃药物。

二、鲫鱼莼菜羹

［方源］唐・昝殷《食医心鉴》。

［原料］鲫鱼 1 条（250 克左右），莼菜、橘皮粉、精盐、花椒粉、姜汁各适量，粗盐 10 克，素油 15 毫升。

［制作］①将鲫鱼宰杀，去头、鳞、内脏，用棉纸包 4 层。②锅内放粗盐，烧至盐发红，取出 2/3 量，将鱼放入，再把取出的粗盐放回盖住鱼；锅加盖焖 20 分钟，取出鱼外面的棉纸，把鱼肉剔出。③莼菜洗净切碎。④锅内放素油烧热，下莼菜略炒，随即加水、橘皮粉、花椒粉、姜汁、精盐烧开，放入鱼肉，再烧开即可。

［服法］饮汤食肉，一次服完。

［功效］健脾益气，开胃理气。

［方解］莼菜亦名水芹、水葵，南方湖泽中生长，其性寒，味甘而滑，具有清热、利水、消肿、解毒之功用；花椒粉、橘皮粉都有刺激食欲、健胃理气的作用，一则可解鱼的腥味，另则加强本药膳补益脾胃的疗效。本膳作用于消化道，故对消化不良、不思饮食、食后不下、胸脘满闷等症有效，特别适宜于体质差、脾胃功能低下的人服用，更有利于消化吸收。

［适用范围］①脾胃气弱，症见饮食不下、神疲乏力等。②老年人、小儿胃口不好，多食则脘腹胀满、嗳气等。③作为产后、病中的补益药膳服用。

［注意事项］脾胃虚寒，胃脘部冷痛者慎用。

三、大麦汤

［方源］元·忽思慧《饮膳正要》。

［原料］草果 5 个，羊肉 500 克，大麦 500 克，食盐适量。

［制作］①将大麦用开水淘洗净，放入铝锅内，加水适量，先用旺火烧沸，再用小火煮熟。②将羊肉洗净，与草果一同放入铝锅内，加水适量熬至羊肉熟。③将羊肉、草果捞起，汤倒入大麦内，再用小火炖熬熟透。④将羊肉切成小块，放入大麦汤内，加盐调匀即可。

［服法］随时食用。

［功效］温中下气，暖脾胃，破冷气，去腹胀。

［方解］大麦亦名倮麦、饭麦，为禾科植物大麦的种子。其性凉，味甘而咸，能益气调中化食，既能健脾益气，又具消胀开胃的功效。《本草拾遗》中记载大麦能“调中止泻，令人肥健”，适用于食积不化、饱闷腹胀、烦热口渴等病症；草果性温味辛，有温暖脾胃的作用，常用于虚寒性腹泻，其特殊的辣味又可解羊肉腥膻之味。羊肉与草果、大麦仁同用，不仅能益气补虚，温中暖脾，而且能开胃消食，理气宽中。

［适用范围］①脾胃虚寒之腹胀、腹痛、腹泻等症。②体质差、消化力弱者可用本膳补益。

［注意事项］胃热大便干结者不宜服用。

四、萝卜羊肉汤

[原料] 羊肉500克，萝卜300克，草果6克，豌豆100克，香菜1把，生姜10克，盐、胡椒各适量。

[制作] ①将羊肉洗净，在沸水中焯去血水，捞出沥干，切小块。②萝卜洗净，切滚刀块；豌豆、香菜洗净；生姜拍破。③沙锅内加水适量，下羊肉，煮开锅，除去上面的泡沫，放豌豆、萝卜、草果于汤内，再用旺火烧开，改用小火煨60分钟左右，至肉烂为止。④起锅前放盐、胡椒，再煨片刻，起锅后放香菜于汤上即成。

[服法] 去草果，分数次佐餐服食。

[功效] 温中祛寒，益气补血，温中消食。

[方解] 萝卜有白、青、胡萝卜之分。萝卜因味美且又补益，药用价值较高，所以被民间誉为“土人参”。各种萝卜都可以用于炖肉，但因其品种不同，故药效亦各异。白萝卜性温，味辛、甘，有健脾消食、化痰定喘、消肿散瘀、安胎回阳等作用；青萝卜性凉，味辛、甘，有清肺凉胃、消炎止泻等作用；胡萝卜性凉，味辛、甘，有清热解毒、润肠通便、健胃驱虫等作用。食用时可以根据需要选择。羊肉营养丰富，性温味甘，含有优质蛋白质、脂肪、钙、磷、铁及B族维生素、维生素A和烟酸等营养成分，具有温中暖下、补气养血等作用。多吃羊肉既可补充足够的营养，又能提供人体充足的热量，提高抗寒冷的能力。

[适用范围] ①肺部疾病引起的咳嗽、气喘、痰多等症。②妇女产后腹部冷痛，大便溏薄，恶露不尽以及经期腹部冷痛。③脾虚腹泻。

[注意事项] 大便干燥者不宜多食，即使服食，当去草果，选用胡萝卜。

五、莲子猪肚

[方源] 金·李杲《医学发明》。

[原料] 莲子50枚，猪肚1个（300克左右），葱2根，生姜10克，蒜10克，芝麻油10毫升，醋10毫升，盐适量。

[制作] ①猪肚用盐或醋反复搓洗，洗净后，放开水中焯一下，捞出，用刀刮去肚头老茧，再用清水漂洗数次。②莲子泡发后去心，装入洗净的猪肚

中，用线扎紧两端。③沙锅内放猪肚，加水适量，置小火上炖熟至酥烂，凉后捞出，切成丝。④上述各种调料细切，与肚丝拌匀，装入盘中即成。

［服法］本药膳服用量应根据年龄、体质而定，可分数顿佐餐服食。

［功效］健脾消积，和胃助运。

［方解］莲子性平，味甘、涩，含有丰富的蛋白质、脂肪、糖类、钙、铁、磷等营养成分，有养心安神、益肾固涩、健脾止泻等作用，炖猪肚更增加其健脾开胃作用。

［适用范围］①小儿消化不良，如面色萎黄，形体消瘦，毛发不泽，大便不调、次数多、臭秽等。②成人脾胃功能低下，食欲不振，大便溏薄。③经常服食此药膳能使人精神焕发，精力充沛，发须乌黑，预防早衰。

［注意事项］高脂血症、动脉硬化、冠心病等患者不宜多食。

第四节　润肺止咳菜肴药膳

润肺止咳菜肴药膳由润肺化痰的药物与食物烹制而成，有宣肺化痰、润燥止咳、降气平喘的作用。适宜于咽喉干燥、声音嘶哑、咳嗽咳痰者服用，亦可以作为慢性肺部疾患，久咳不愈者的食疗之品。

一、参味猪肺汤

［方源］唐·孟诜《食疗本草》。

［原料］新鲜猪肺工具，沙参 20 克，五味子 10 克，藏青果 6 克，调料适量。

［制作］①将猪肺反复冲洗，挤净血水，切块。②猪肺放入砂锅中，并一同加入沙参、五味子、藏青果及调料加水 500 毫升，旺火煮开，小火炖 50 分钟左右即可。

［服法］饮汤食肺。

［功效］补肺养阴，收敛止咳。

［方解］猪肺性平味甘，有清补肺脏的作用，常用于治疗肺虚咳嗽、咯血肺痈、水肿、噎嗝反胃等症。《证治要诀》有“治肺虚咳嗽，用猪肺 1 具，切

片，芝麻油炒熟，同粥食”的记载。沙参有南沙参、北沙参之分，根据文献记载，唐代所用沙参为南沙参。南沙参有较强的清肺祛痰利咽开音的作用，可用于咽喉疼痛、声音嘶哑等症。猪肺与沙参、五味子、藏青果合用，善于治肺病而利咽喉。

［适用范围］①肺气阴两虚之慢性咳嗽、痰少不易咳出、喘促等症。②慢性咽喉炎之声音嘶哑，咽喉干燥。③呼吸系统疾病，如肺结核、支气管炎、肺源性心脏病、肺部肿瘤等患者的辅助治疗。

二、润肺羹

［方源］元·葛可久《十药神书》。

［原料］羊肺 1 具，奶酪 30 克，杏仁 30 克，绿豆粉 30 克，柿霜 30 克，白蜜 60 克。

［制作］①将羊肺洗净，倒挂，沥去水分。②将杏仁去皮，研细如泥。③杏仁泥、柿霜、奶酪、绿豆粉、白蜜混合均匀，入水搅稠，灌入肺中，加水煮至肉熟即可。

［服法］不拘时服食，1/2 日内服完。

［功效］补肺气，益肺阴，润肺燥。

［方解］本方所主之久咳上气、咳痰不爽、口干咽燥等症，乃肺阴亏损、肺气虚弱所致，治宜滋养肺阴，而兼止咳化痰。方中羊肺性平味甘，富于营养，功能补肺气，调水道。补肺者，以脏补脏之由也；调水道者，肺与膀胱相表里之故也，多用于治疗肺痿咳嗽，消渴，小便不利或频数；杏仁、柿霜、白蜜功能养阴润燥，降气止咳，为治阴虚肺燥，干咳无痰或痰粘不易咳出之妙药；奶酪长于补虚损，益肺胃，养血润枯；绿豆粉甘凉，亦能清热。以上数味同用，养阴润燥、补益肺气、止咳化痰之力更佳，而且甘美可口。

［适用范围］肺阴亏损、肺气虚弱所致的久咳肺燥、肺痿及虚劳咳嗽等。

［注意事项］①风寒束肺之咳嗽及寒湿痰饮作咳者均不宜服。②对于阴虚肺弱之肺燥、肺痿者，如能在此方中加入适量益气养阴、清火生津的西洋参，更能提高疗效。

三、白果炖乌骨鸡

［方源］明·李时珍《本草纲目》。

［原料］乌骨鸡1只，白果15克，莲肉15克，糯米15克，调料适量。

［制作］①将乌骨鸡宰杀，开水去毛，腹部开小孔，取出肠杂，洗净备用。②白果去壳取仁去皮；莲肉、糯米用温开水泡发，洗净，根据自己口味调好味，装入鸡腹内。③锅内加水适量煮鸡，先用旺火烧沸，除去汤面上的浮沫，改用小火炖至极烂即成。

［服法］早、晚空腹时食肉喝汤。

［功效］补肾固肺，止咳平喘，健脾和胃，平肝祛风。

［方解］白果又称银杏，性平，味甘、苦、涩，有小毒，内含蛋白质、糖类、脂肪、钙、磷、铁、胡萝卜素、维生素B_2以及多种氨基酸、微量元素等营养成分。白果不仅有止咳降气、化湿除痰的作用，还能治疗遗精遗尿、小便频数、白带过多等病症。白果炖乌骨鸡补肾固肺、益肾养阴作用更胜一筹。

［适用范围］①肺肾气虚之咳嗽气喘、肺结核咳嗽、老年慢性支气管炎咳喘等。②脾虚之白带清稀量多、遗精等。③阴虚之人平时保健服食。

［注意事项］白果含白果酸，多食可以引起中毒，所以不可以生食，也不宜多食。

四、薏苡仁煮猪肺

［方源］明·戴原礼《证治要诀》。

［原料］猪肺1具，薏苡仁30克，调料适量。

［制作］①将薏苡仁洗净，捣碎为末。②将猪肺洗净。洗时把清水灌入肺管中，轻轻用手拍打猪肺，倒出脏水，再灌再拍，如此多次，直至肺呈白色为止。③锅内加水适量，下薏苡仁与猪肺，先用旺火煮沸，除去汤面上的浮沫，改用微火煮至猪肺极烂为度，根据口味调味后即成。

［服法］食肺喝汤，佐餐服食。

［功效］宣肺止咳，补肺清热，健脾益胃。

［方解］苡仁为平补之品，具有健脾补肺、利尿除湿的作用，既为进补佳品，又属常用之药物。有报道薏苡仁有阻止癌细胞生长的作用，因此以薏苡

仁为主要原料的各种抗癌食品不断产生。临床实践也证明，经常服食薏苡仁，确实有抗衰保健的作用。薏苡仁煮猪肺为清补之品，既能补肺止渴，又能健脾利水。

［适用范围］①肺脓肿、肺气肿、支气管炎等病症，久咳不愈属于肺热者。②脾虚所致的胃脘隐痛、大便溏薄等。③肾性水肿，排尿不利者食疗之用。④一般人的保健服用。

［注意事项］寒咳嗽，痰清稀者慎用。

五、洋参雪耳炖燕窝

［方源］民间传统药膳。

［原料］银耳 60 克，燕窝 90 克，西洋参 30 克。

［制作］①银耳用清水泡发，洗净，摘小朵。②燕窝用清水浸泡，洗净，拣去羽毛、杂质。③西洋参洗净，切片。④把西洋参、银耳、燕窝放入炖盅内，加开水适量盖好，用小火隔水炖 3 小时，调味服用。

［服法］早、晚作点心服食。

［功效］益气、润肺、止咳。

［方解］西洋参性凉味甘，主要含有人参皂甙、挥发油和树脂素等成分，功能补肺气，降肺火，润肺燥，生津液；银耳又称雪耳，性平，味甘而淡，有滋阴润肺、养胃生津的作用，可作为肺燥热所致干咳或咯血常用食疗之品；燕窝性平味甘，有滋养肺阴、补气润肺的作用，《本草再新》说它能“大补元气，滋阴润肺”。三者合而为膳，益气滋阴润燥之力更大，对气阴不足，肺燥咳喘之病症，则补而能清，润而不腻，是理想的润肺止咳佳品。

［适用范围］①热伤气阴，症见喉干呛咳、少气懒言、口渴喜饮等。②咳嗽日久不愈，痰稠，体倦气短。③肺结核阴虚潮热之咳嗽气喘，甚者咳血痰等。④阴虚体质之人保健服食。

［注意事项］①急性咳嗽不宜服用。②脾胃虚寒，大便溏薄者不宜服用。

第五节　养心安神菜肴药膳

养心安神菜肴药膳由补心镇静的药物与食物烹制而成，有补益心气、安神定惊、促进睡眠的作用。适宜于工作紧张、心情烦躁、心悸胸闷、睡眠不佳者服用，亦可以作为神经衰弱、失眠症之辅助治疗。

一、甘麦大枣汤

［方源］汉·张仲景《金匮要略》。

［原料］怀小麦 100 克，大枣 10 枚，炙甘草 10 克。

［制作］配伍使用，一补一疏，补而不腻，疏不伤气，实堪称佳。

［服法］每日 1 剂，早、晚空腹各服 1 碗。

［功效］养心宁神，和中缓急。

［方解］汤中小麦性平味甘，入心经，善补心气，养心神，除热解渴，常用于神志不宁、失眠等症；甘草补中益气，甘缓和中，常用于缓和药性；大枣甘平，补中益气。三味合而煎汤饮用，则有养心安神、和中缓急的作用。本汤方是治疗神经衰弱的常用方剂。

［适用范围］心血亏虚之脏燥，常见悲伤欲哭、精神恍惚、不能自主、烦躁等症（即精神分裂症）属心肝血虚者。

［注意事项］心火亢盛、心烦失眠者不宜服用。

二、百合鸡子汤

［方源］汉·张仲景《金匮要略》。

［原料］鲜鸡蛋 3 个，百合 60 克，蜂蜜适量。

［制作］①百合用清水浸 3～5 小时，出白沫，去其水，洗净。②鸡蛋打入碗内，去蛋清，留蛋黄。③百合放入锅内，加清水适量，旺火煮沸后，用小火煲 2 小时，放入鸡蛋黄搅匀，再加入蜂蜜即可。

［服法］每日 2 次，早、晚作点心服食。

［功效］滋阴安神，清润心肺。

［方解］本方是张仲景百合鸡子汤加蜂蜜而成，主治百合病，即癔病、神经官能症、更年期综合征一类的疾病。其病机属于心肺阴虚，虚火内扰。百合性微寒，味甘而微苦，既能清心安神、养阴润肺，又能敛气养心、安神定魄；鸡蛋黄性平味甘，功能滋阴养血，除烦安神，与百合合用，既可增强其清心除烦、养阴安神之力，又可使本膳甘中微苦，苦中微香。

［适用范围］①百合病，症见心神不定、精神恍惚、沉默少言、欲睡不入寐、欲行又不走、寒热似有似无、常作自言自语，伴口苦、尿赤、脉数等。②对于癔病、精神分裂症、强迫症、神经衰弱，以及某些热病后期属于心肺阴虚，虚火内扰见有上症者。③阴虚体质、睡眠不佳者保健用。

［注意事项］①选购百合以瓣小、肉厚、色黄白、质实、味甘微香为佳，味苦、色灰黑者质差。②本药膳只能作为辅助治疗，或配合镇静药同用。

三、炙羊心

［方源］元·忽思慧《饮膳正要》。

［原料］羊心1个，玫瑰6克，咱夫兰10克，食盐适量。

［制作］①用水1杯泡玫瑰，做成玫瑰水。②再用玫瑰水浸泡咱夫兰，去渣取汁，加入食盐搅匀备用。③羊心洗净血污，用针在羊心上刺若干个小孔，再用竹签或铁签签住羊心，放于火上炙，并不停地转动签子，使其受热均匀。④在炙烤羊心的同时，将咱夫兰汁徐徐涂在羊心上，以汁尽、羊心熟透为度。

［服法］羊心切片，佐餐服食。

［功效）疏肝解郁，补益心气。

［方解］羊心含有丰富的蛋白质、脂肪、钙、磷、铁、维生素B_1、维生素B_2、烟酸、维生素C、维生素A等成分，有补心养神的作用；咱夫兰是一种植物红花，用作调味，其性平味甘，无毒，有解心气郁积、肝气不疏的作用，久食有强心、兴奋的作用。玫瑰有理气的作用。羊心与咱夫兰配伍使用，一补一疏，补而不腻，疏不伤气，实堪称佳。

［适用范围］①心气不足之心悸怔忡。②思虑过度，劳伤心气，胸膈闷痛。③肝气不疏之胸胁胀痛，郁闷不乐。

［注意事项］烤炙时要细心，切勿烤焦。

四、人参当归炖猪心

［方源］明·戴原礼《证治要诀》。

［原料］猪心1个，生晒参60克，当归60克，调料适量。

［制作］①猪心洗净，剖开。②生晒参、当归洗净，切成小片，并嵌入猪心中。③锅内加水适量，放入猪心，先用旺火煮沸，再改用小火煮至猪心熟

烂。④去掉猪心中的药物，将猪心切片，并根据自己口味加入调料即成。

［服法］分多次喝汤食肉。

［功效］补益心血，养精安神。

［方解］猪心性平，味甘、咸，富含蛋白质及各种维生素等营养物质，有补心安神的作用，加入人参、当归炖煮，不仅能大补五脏阴阳气血，而且能安精神，定魂魄，尤其对心脏的补益效果更为明显。

［适用范围］①心气、心血不足之心悸怔忡，失眠多梦。②妇女产后血虚。③脑卒中、体质虚弱、多汗等。④精神过度紧张、惊恐不安等。

［注意事项］不宜与吴茱萸同食。

五、灌肚

［方源］清·朱彝尊《食宪鸿秘》。

［原料］猪肚 1 个，莲子肉、百合、糯米、肉汁、葱、姜、盐各适量。

［制作］①将莲子肉、百合、糯米洗净，用温水泡发 30 分钟左右。②猪肚用盐或醋反复搓洗，洗净后，放开水中焯一下，捞出，用刀刮去肚头老茧，再用清水漂洗数次。③将莲子肉、百合、糯米与盐拌匀，装入猪肚内灌满，用线扎紧两端，并用针在猪肚上扎若干个小孔。④将猪肚放入锅内，加肉汁淹没猪肚，并放入葱、姜等调料，先用旺火烧开，再用小火煮至肚肉极烂即成。

［服法］随意食菜喝汤。

［功效］清心安神，润肺止咳，健脾开胃。

［方解］百合性平，味甘、微苦，除含有淀粉、蛋白质、脂肪及钙、磷、铁、维生素 B、维生素 C、胡萝卜素等营养物质外，还含有一些特殊的成分，如秋水仙碱等多种生物碱。这些物质综合作用于人体，具有良好的营养保健之功，历来被视为止咳润肺、宁心安神、清利二便的滋补品。猪肚是历代医家喜用的药菜兼备的保健食品，与大蒜同煮可治水泻；与黄连同煮可治小便频数；与人参炖服可强壮体质；与莲子、百合、糯米为伍，不仅清香四溢，质软易嚼，而且补益五脏，老幼皆宜。

［适用范围］①心气、心血不足之失眠，心烦。②肺结核、慢性支气管炎、肺源性心脏病等患者的食疗之品。③脾胃功能低下，食欲不振。④常人

保健服食。

［注意事项］糯米难以消化，所以一次不宜食用太多。

第六节　补肝养血菜肴药膳

补肝养血菜肴药膳由富含维生素 A、铁元素的药物与食物烹制而成，有养肝明目、补血养颜的作用。适宜于面色萎黄、面容憔悴、头晕眼花、视物不清、精神疲倦者服用，对于贫血、夜盲症、神经衰弱、月经不调等患者有较好的保健作用。

一、地骨爆两样

［方源］宋·赵佶等《圣济总录》。

［原料］地骨皮 10 克，陈皮 10 克，神曲 10 克，嫩羊肉 250 克，羊肝 250 克，豆豉、黄酒、芡粉、素油、葱丝、盐、糖。

［制作］①将地骨皮、陈皮、神曲加水适量，煎煮 40 分钟，去渣，然后将药液加热浓缩成稠液备用。②嫩羊肉切丝，羊肝去筋膜切丝，皆用芡粉汁拌匀。③锅中加油，烧至八分热，入羊肉、羊肝，爆炒至熟，再加药液和葱丝、豆豉、盐、糖、黄酒等，收汁即可。

［服法］分顿佐餐。

［功效］补肝养血，益气清热。

［方解］羊肝是药食兼备的一味常用膳食品，富含营养，其维生素 A 的含量为每百克 29900 国际单位。羊肝性凉，味甘而苦，有益血、补肝、明目的作用，《本草纲目》中云："羊肝补肝，与肝合，引入肝经，故专治肝经受邪之病。"所以常用于治疗血虚羸瘦、肝虚目昏、目赤肿痛、雀盲模糊、久泻久咳等病症。羊肉、羊肝同用，不仅补肝血，而且健脾暖胃；地骨皮是一味清退虚热的药物，与羊肉、羊肝合用，可增加清热退热之效。陈皮、神曲不仅能解羊肉之腥膻，而且具有开胃促进消化的功能，避免补而滞腻。

［适用范围］①久病体弱，消瘦，面色萎黄。②虚弱性疾病，如妇女产后贫血、肺结核、小儿佝偻病等。③维生素 A 缺乏引起的眼病，如夜盲症、眼

目昏花、视物模糊等。

［注意事项］羊肉属于发物，患有疮疡疔疖者不宜服用。

二、枸杞羊脊骨方

［方源］宋·陈直《养老奉亲书》。

［原料］生枸杞根1000克，白羊脊骨1具，调料适量。

［制作］①将生枸杞根切成薄片，放入锅中，加水5000毫升，煮取1500毫升，去渣。②将羊脊骨敲碎，放入砂锅内，加入熬成的枸杞根液，以微火煨炖，浓缩至500毫升，入瓶中密封备用。

［服法］每日早、晚空腹用绍兴黄酒兑服浓缩药液30毫升。

［功效］补肝养血，补肾壮骨。

［方解］枸杞根性寒，味甘而淡，有养肝补血、滋阴退虚热的作用，常用于贫血、肺结核潮热、低热不退以及高血压等病症；羊骨含有大量的无机盐（其中一半以上是磷酸钙）以及多种微量元素，营养丰富，其性温味甘，有益肾补阳的作用，特别适合下焦虚冷的人服用。我国民间习惯在冬季用羊骨髓炒白面当早点服用，以增强抗寒能力，并且能暖胃、润肺、泽肌。羊骨制剂用于血小板减少性紫癜和再生障碍性贫血亦有效果，其理论出自中医肾主骨、骨生髓、以骨补骨等。枸杞根与羊骨同用，温与寒配伍，不仅补益作用增强，而且使药膳不温不寒，适合更多的人服用。

［适用范围］①肝血亏损、肾精不足、造血功能障碍所致的贫血。②老人身体虚弱，频遭重病、虚羸不可平复者。③阴血不足所致面色萎黄、月经不调、皮肤干燥者保健服用。

［注意事项］此方亦可用枸杞子代替枸杞根，或增加适量枸杞子。

三、沙苑蒺藜鱼胶汤

［方源］清·张璐《本经逢原》。

［原料］沙苑子12克，鱼胶30克，花生油、食盐各适量。

［制作］①沙苑子洗净，用干净纱布包裹两三层，线扎紧。②鱼胶浸透，切碎，与药袋一并放入砂锅内，加清水适量煲汤，用花生油、食盐调味即可。

［服法］佐餐服食，饮汤食鱼胶。

［功效］补肾益精，养血明目。

［方解］沙苑子又称沙苑蒺藜、潼蒺藜，性温味甘，有补肝明目、益肾固精的作用。《本草纲目》记载它有补肾，治腰痛泄精、虚乏劳损的功效。《本草从新》也记载其能补肾，强阴，益精，明目，性能固精；鱼胶又称鱼鳔，俗称鱼肚，性平味甘，功能补肾益精，滋养筋脉，治肾虚滑精，《本草新编》记载其能“补精益血”。

［适用范围］①肾虚之遗精、早泄。②肾虚之腰痛、夜尿多、遗尿。③老人肾虚耳聋、视物昏花。

［注意事项］鱼胶补性滋腻，胃口不佳、食欲不振者慎用。

第七节　滋阴清热菜肴药膳

滋阴清热菜肴药膳由补肾性凉的药物与食物烹制而成，有滋阴补肾、清虚热的作用。适宜于形体消瘦、面容憔悴、头晕耳鸣、潮热心烦、手足心热、盗汗、腰酸者服用，对于阴虚体质以及肺结核、糖尿病、甲状腺功能亢进、遗精等患者有较好的保健作用。

一、酒炖鳗鱼汤

［方源］宋·王怀隐等《太平圣惠方》。

［原料］鳗鱼 500 克，生姜 30 克，黄酒 500 毫升，食盐 20 克，醋 10 毫升。

［制作］①将鳗鱼去鳃和内脏，洗净后放入锅中，加入黄酒及适量水。②将锅置旺火上烧沸后，改成小火炖熬至肉烂熟，食用前拌入食盐和醋。

［服法］佐餐服食。

［功效］养阴，清退虚热。

［方解］鳗鱼俗称白鳝，性平味甘，具有滋阴补虚、祛风湿、补虚劳之功效。内含丰富的蛋白质、脂肪、钙、磷、铁以及维生素 A、维生素 B_1、维生素 B_2、维生素 C 和烟酸等，常作为高档滋补食品服用。生姜温中散寒，既解鳗鱼腥味，又能开胃消食，避免服用鳗鱼引起的消化不良；醋在发酵过程中

分解成为醋酸以及其本身所含之有机酸而具有浓醇之酸味，还能产生酒精成分，并和有机酸结合成为芳香类物质而散发出特有的香味，醋酸菌氧化甘油产生二酮和少量游离糖而有淡甜味，醋中的酶使原料中的蛋白质分解成各种氨基酸而形成鲜味。故本膳中加醋能醒人食欲，促进消化，是本膳不可少的原料之一。

［适用范围］①阴虚导致的长期低热、消瘦、便血等症。②肺结核、风湿痹痛、妇女崩漏、神经衰弱等患者保健服用。

［注意事项］鳗鱼属高蛋白、高脂肪食品，难以消化吸收，所以脾胃功能低下、消化能力弱者，慎用。

二、菊花参炖羊肉

［方源］明·兰茂《滇南本草》。

［原料］菊花参 15 克，羊肉 250 克，生姜 20 克，味精 5 克，黄酒 10 毫升，胡椒 5 克，葱 2 根，酱油 5 毫升，食盐适量。

［制作］①将羊肉洗净，切小块，用黄酒腌渍后放入凉水中浸泡 60 分钟，使肉质变松。②捞出羊肉，放入锅中，加水煮沸，撇去浮在汤上的泡沫；放点冷水，可以将沉积在锅底的血沫浮上，再撇尽浮沫。③将葱切段，姜切片，与胡椒并放入锅内。④将菊花参放入药袋中，扎紧口子，放入羊肉汤锅，用小火慢炖至羊肉熟烂，放入盐及酱油，起锅时再放入味精、胡椒，搅匀即成。

［服法］佐餐服食。

［功效］补肺益肾，除虚热，补气血。

［方解］菊花参又名金钱参、一棵松，是多年生矮小草木，生于山林间向阳坡，分布在云南等地。其性微寒，味苦、微甘，有补肺益肾、退虚热、止盗汗的作用。羊肉虽属温性，但与菊花参合用，去性取用，共奏补气血之功。

［适用范围］①肺气阴两虚，久咳不愈，低热不退。②肾阴虚火旺之遗精、盗汗、五心烦热等症。

［注意事项］①不喜食羊肉者，可以用鸡肉或猪肉代替羊肉。②脾胃虚寒，大便溏薄者不宜多食。③感冒发热忌食。

三、白豆蔻炖乌鸡

［方源］明·李时珍《本草纲目》。

［原料］雌乌骨鸡1只（观鸡舌黑者，骨肉俱黑，入药较好），白豆蔻30克，草果2枚，调料适量。

［制作］①将乌骨鸡宰杀，开水烫去毛，剖腹去肠杂，洗净备用。②将白豆蔻、草果炒存性，装入纱布袋中，扎紧袋口，填入鸡腹内，用线缝口。③锅内放清水煮鸡，煮至极烂，去药袋，调味即成。

［服法］早、晚空腹时食肉喝汤。

［功效］养阴退热，补中止渴，行气暖胃。

［方解］白豆蔻性温味辛，含挥发油等成分，有行气暖胃、消食宽中等作用；乌骨鸡性平味甘，有益肾养阴、平肝祛风等作用。豆蔻配乌骨鸡补中有消，补而不腻，特别适宜脾胃功能低下者。

［适用范围］①身体消瘦、骨蒸潮热、五心烦热等。②脾虚腹泻、久痢不愈、脘腹胀满、食欲不振、噎嗝呕逆等。③常人食之有很好的养生保健作用。

［注意事项］感冒发热时不宜服用。

四、甲鱼首乌汤

［方源］清·刘善术《草木便方》。

［原料］甲鱼肉300克，何首乌30克，水蜈蚣15克，青蒿15克，调料适量。

［制作］①将甲鱼肉、何首乌分别洗净，切小块。②入锅加清水适量，旺火烧沸，改用小火煨炖，至甲鱼肉熟透即成。③另将水蜈蚣、青蒿酒煎备用。

［服法］吃甲鱼及汤，并以所煎之酒送服。

［功效］滋养肝肾，清透疟邪。

［方解］甲鱼肉既能滋阴，又能治疟，对阴虚久疟不止者，单用炖服即有一定疗效；何首乌性平味苦，能养血，截疟，用于疟疾久发不止，肝肾阴血耗伤之症，颇为有效；水蜈蚣又名草含珠，其性平味辛，能治感冒风寒、无汗、头痛、筋骨疼痛，亦治疟疾，据临床报道，单用即有截疟之效；青蒿性寒，味苦而辛，有截疟和清退虚热之效，对于疟疾，既能控制发热，又可抑

制疟原虫的发育，疗效颇佳；用于阴虚发热及热邪入于阴分的夜热早凉、热退无汗之症，亦有良好的清热与退虚热的作用。数药组合为方，共奏滋养肝肾之阴、清透疟邪之热的作用，故治阴虚久疟不止，疗效佳良。

［适用范围］阴虚疟久不止，症见形体消瘦、夜热早凉、口渴舌绛等。

［注意事项］如水蜈蚣、青蒿不用酒煎，水煎亦可。

五、青炖蚌肉

［方源］明·李时珍《本草纲目》。

［原料］鲜蚌肉500克，生姜1片，调料适量

［制作］①鲜蚌肉洗净。②蚌肉与姜片一起放入炖盅内盖好，加开水适量。③小火隔开水小时后，调味供食用。

［服法］佐餐服食。

［功效］滋养肝肾，清热止渴。

［方解］蚌肉性寒，味甘而咸，含有丰富的钙、蛋白质、脂肪、糖类、磷、铁及维生素A、维生素B_2等成分，功能养肝肾，清虚热，解热毒。《食疗本草》说它“主大热，解酒毒，止渴。生姜味辛，和胃，去腥味，一、二者合而为方，共成营养丰富的养阴退热、明目止渴之佳。”

［适用范围］①肝肾阴虚，症见烦热，消渴引饮，眼目昏花，眩晕。②久热不退。③老年人视力下降、糖尿病、甲状腺功能亢进症等属阴虚者保健服。

［注意事项］①感冒期间不宜服用。②脾虚便溏者不宜服用清热泻火菜肴药膳。

第八节　清热泻火菜肴药膳

热泻火菜肴药膳由性味寒凉的药物与食物烹制而成，有清热解毒、凉血泻火的作用，适合于素体火旺、体质热实者服用。好发疮疡痈疖、大便干结、小便黄赤、鼻出血、咽喉红痛、痔疮出血等人经常服用，能起到辅助治疗作用。

一、煨冬瓜

［方源］清·朱彝尊《食宪鸿秘》。

［原料］老冬瓜1个（2000克左右），猪肉250克，酱油、酒、葱、姜、五香调料各适量。

［制作］①老冬瓜切去顶盖，去瓤洗净。②将猪肉洗净，剁成肉末，与酒、酱油、葱、姜、五香调料拌均匀，装入瓜中，填满瓜腹，用竹笺三四根将瓜盖固定在瓜上。③将瓜竖放入灶膛灰堆内，埋及瓜顶以上，煨至有香味后取出，削去瓜皮，层层切下食用。

［服法］佐餐服食，或当点心食用。

［功效］清热止渴，利尿除烦，健身延年。

［方解］冬瓜又名白冬瓜，因其在深秋经霜后，皮上如涂一层白粉，瓜子亦为白色故得名。其性寒味甘，善利水消胀；猪肉性微寒，味甘而咸，其肉善滋阴补气，入冬瓜同煨，内馔外瓜，色香味俱佳，对内有郁热、虚烦口渴、心胸满闷有一定的治疗作用。因冬瓜善利气行水，故可减肥抗衰老。李时珍《本草纲目》云："热者食之佳，冷者食之瘦人，煮食练五脏，为其下气故也，欲得体瘦轻健者，则可长食之；若要肥，则勿食也"。

［适用范围］①身体有内热、心烦口渴、胸闷不舒者。②作为慢性、消耗性疾病，如糖尿病、肺结核、贫血、甲状腺功能亢进症、肿瘤等患者的食疗之品。③水肿患者的辅助治疗。

［注意事项］不喜食猪肉者，可用鸡、鸭、羊肉替代。

二、隔纱豆腐

［方源］清·佚名《食谱》。

［原料］豆腐500克，火腿50克，松子仁10克，淀粉5克，姜末、葱花各少许，酱油3毫升，猪油60克，盐适量。

［制作］①将豆腐切成两半，下水煮沸捞出，切成一面连着的薄片。②松子仁去皮切碎末。③火腿泡软，去皮切薄片。④将火腿片、松子仁末、盐、姜末和酱油拌匀，分别夹在豆腐片内，用稠淀粉封口，盛容器内，上笼蒸熟。⑤锅内烧油七成热，下盐及葱花，煸出香味，放入水或骨头汤适量，下豆腐

入锅，小火焖 5 分钟，轻翻转焖另一面。⑥汤快干时起锅，洒上葱花即可装盘。

［服法］佐餐服食。

［功效］清热解毒，润燥生津。

［方解］豆腐为大豆制作的食品，营养丰富，烹调方法有数十种之多。据《本草纲目》云："豆腐之法始于汉淮南王刘安。凡黑豆、黄豆、白豆、红豆、绿豆之类，皆可为之。"豆腐性凉味甘，有益气和中、润燥生津、清热解毒的作用，治赤眼、消渴、慢性痢疾，解硫磺、烧酒毒。豆腐含胆固醇极少，且具有降低胆固醇的特殊作用，高血压、动脉硬化及心脏病患者服食尤宜。《食疗本草》云："凡人初到地方，水土不服，先食豆腐则逐渐调妥。"

［适用范围］①体质虚弱，气血不足，如贫血、慢性肝炎、糖尿病等。②小儿、老年人之消化不良者。③高血压、动脉硬化及心脏病患者保健服用。④常人保健服用。

［注意事项］①豆腐不宜久蒸，否则影响口感。②脾虚腹泻者可以去松子不用。

三、苦瓜排骨汤

［方源］明·李时珍《本草纲目》。

［原料］猪排骨 500 克，鲜苦瓜 120 克，潮州咸菜 90 克，调料适量。

［制作］①苦瓜去瓤，洗净，切块。②猪排骨洗净，斩块。③潮州咸菜洗净。④把全部原料放入锅内，加清水适量，小火煲 2 小时，调味食用。

［服法］佐餐服食。

［功效］清心凉肝，泻火解毒。

［方解］本膳是民间常用的保健汤品。苦瓜又名凉瓜，性寒味苦，既能清心凉肝，泻火解毒，又能解暑消渴，《本草纲目》记载它能"除邪热，解劳乏，清心明目"，说明早在明代人们就已知道苦瓜的食疗价值；潮州咸菜乃大芥（大头菜）用盐腌制而成，性凉，味咸而微酸，功能清热，生津，止渴，并有开胃消食之效。潮州咸菜与苦瓜、猪排骨同用，既可增强苦瓜清心凉肝、除烦止渴之力，又可使汤味甘香微苦，甘苦可口。

［适用范围］①心肝有热之神经衰弱，症见心胸烦热、夜卧不安、失眠易

醒等。②肝热目赤、烦躁易怒之症，如高血压、糖尿病、甲状腺功能亢进、慢性肝炎、急性结膜炎、青光眼、葡萄膜炎等。③暑热烦渴，暑天消化不良。④肠热下利等。

［注意事项］本汤味道甘香，微苦，微酸，甚宜暑季清热解暑、开胃消食之用。但若暑热耗津伤气，症见汗多少气、脉象虚数者则不宜服用。

四、鸡骨草煲田螺

［方源］民间传统药膳。

［原料］鸡骨草 30～60 克，田螺 250～400 克，调料适量。

［制作］①先用清水养田螺 24～48 小时，勤换水去除污泥共入锅，加调料煲汤。②将田螺去尾少许，与鸡骨草同蒸。

［服法］每日 1 剂，连服 3～5 剂。

［功效］清热利尿，舒肝解毒。

［方解］民间常用鸡骨草煲田螺治疗传染性黄疸型肝炎、慢性肝炎、早期肝硬化以及膀胱湿热引起的小便刺痛等病症。鸡骨草又名广东相思子、黄食草、小叶龙鳞草，其性微寒，味甘而淡，有清热利湿、舒肝止痛的作用。

［适用范围］①传染性黄疸型肝炎、慢性肝炎和早期肝硬化的辅助治疗。②泌尿道感染引起的尿频、尿急、尿涩痛等。③湿热较重、大便溏而不爽、舌红苔黄腻者保健服用。

［注意事项］脾胃虚寒者不宜服用。

五、生鱼葛菜汤

［方源］广东传统药膳。

［原料］黑鱼 1 条（100～150 克），塘葛菜 60 克，调料适量。

［制作］①将黑鱼去鳞和内脏，洗净。②塘葛菜洗净。③黑鱼、塘葛菜入锅，加水适量，煲煮 1～2 小时，调味即可。

［服法］佐餐或作点心食用。

［功效］清热利尿，补益脾胃。

［方解］生鱼葛菜汤是广东民间常用的饮食方法，故此膳在广州市的凉茶店均有出售。黑鱼又名生鱼、乌鱼、鳢鱼，是鳢科动物乌鳢。南方人特别是

广东人，喜欢将黑鱼作为病中、病后或手术后补养性的辅助食品。黑鱼性寒味甘，功能补脾益胃，利水消肿；塘葛菜性凉，味甘而淡，功能清热利尿，凉血解毒。生鱼与塘葛菜，一清凉，一滋养，既益脾胃，又养心阴。

［适用范围］①肺炎、咽喉炎之喉痒、咳嗽、口干舌燥等。②肾炎水肿、小便不利之辅助治疗。③常人保健服用。

［注意事项］皮肤过敏、支气管哮喘者慎用。

第九节　活血化瘀菜肴药膳

活血化瘀菜肴药膳由理血的药物与食物烹制而成，有活血补血、化瘀调经的作用。适用于血液运行不畅的病症，如面色暗淡、色斑沉着、身体关节疼痛、痛经、恶露不下等。血粘度增高、高脂血症、高血压患者常服本类药膳有很好的辅助治疗作用。

一、海带醋

［方源］宋・王怀隐等《太平圣惠方》。

［原料］海带 50 克，米醋 200 毫升。

［制作］海带切成细丝或研成粉末，浸泡在米醋中，密闭贮存备用。

［服法］每日服用 10 毫升，或以此醋调制菜肴用。

［功效］软坚消瘤，活血化瘀。

［方解］海带性寒味咸，功能软坚消瘿，利水止血。海带作为药用已有悠久历史。瘿坚如石，系指单纯性甲状腺肿（缺碘所致）、甲状腺肿瘤等病症。《本草纲目》认为海带“治水病，瘿瘤，功同海藻”，是传统的消肿散结之品。海带若得醋制，消肿软坚之力更强，兼以活血散瘀。故海带醋可作为日常防癌保健食品经常食用。

［适用范围］①常人保健服用。②单纯性甲状腺肿、甲状腺肿瘤等病症。③高脂血症、高血压等。

［注意事项］胃酸过多者慎用。

二、桃仁炖墨鱼

［方源］广西省陆川县中医药研究所《陆川本草》。

［原料］墨鱼 250 克，桃仁 20 克，胡椒、盐、油各适量。椒、盐、油调味即可。

［制作］墨鱼切成段与桃仁同炖备用。

［服法］食鱼及汤，或佐餐服食。

［功效］养血调经，润肠通便。

［方解］本膳原用治妇女经闭。墨鱼性平味咸，具有滋养肝肾、补益阴血、去瘀、调经、止带的作用，可治贫血、头晕、耳鸣、遗精、早泄，以及血虚经闭、月经不调、产后乳少等病症；桃仁能活血通经，兼可润肠通便，与墨鱼肉同煮为食，一通一补，实有养血通经、润肠通便的功用。

［适用范围］①月经量少，经期后延，或数月不行，经闭不通，伴有面色萎黄、头晕目眩、少腹时痛、舌质暗淡或舌面有瘀点等症。②产妇血虚便秘，老人阴血不足、大便干结。③产后血虚气滞引起的乳汁不通或乳汁少者。

［注意事项］如用于通乳，在本方中加入猪蹄 1 只，疗效尤佳。

二、红花炖牛肉

［方源］清·佚名《食谱》。

［原料］牛肉 500 克，胡萝卜 250 克，马铃薯 2 个，红花 6 克，番茄汁 50 克，大葱头 1 个，奶油 2 匙，白面 3 匙，胡椒少许，青菜、盐、酱油各适量。

［制作］①将牛肉洗净，切成两半。②胡萝卜洗净，切滚刀块。③马铃薯洗净，剥皮，切大块。④牛肉与红花一起下锅，加水适量，小火煮 1 小时左右，加入胡萝卜、马铃薯同煮，熟时取出牛肉备用。⑤另一锅中放入奶油，熬热，与白面同炒，用小火炒黄时，将番茄汁倒入搅匀。⑥将大块牛肉改切小块，再倒入汤锅内，加胡椒、酱油、盐等调味品，盖锅再煮，煮开时，放入少量的青菜，再略煮片刻即成。

［服法］食肉喝汤，连红花一起食用。此药膳可供 3～5 人一次服食。

［功效］活血解毒，补虚益气。

［方解］牛有黄牛、水牛之分，食用以黄牛肉为佳，水牛肉次之。牛肉中

含有丰富的蛋白质、维生素、胆固醇，故其营养价值较高；红花有活血解毒的作用，是一味常用的活血祛瘀药物；胡萝卜中含有大量的胡萝卜素，人体摄入后，可以转变成维生素 A，所以可用以治疗维生素 A 缺乏引起的角膜干燥症、夜盲症、皮肤粗糙和小儿软骨病等。胡萝卜中所含的粗纤维能够刺激胃肠道蠕动，有助于消化，有润肠通便的作用；葱头含有丰富的多种维生素，能抑制脂肪吸收，降低血浆胆固醇，患有动脉硬化的人常吃葱头很有益处。诸物合而为膳，营养丰富，补益通络。

［适用范围］①身体虚弱、血液运行不畅、动则疲劳者食疗之用。②产后虚弱、恶露不下或经期腹痛者作为保健药膳。③有强筋壮骨的效果，男人、老人、儿童皆可服食。

［注意事项］红花有收缩子宫的作用，所以此药膳孕妇不宜服食。

第十节　利水消肿菜肴药膳

利水消肿菜肴药膳由通利小便的药物与食物烹制而成，有通利小便，使水湿从尿中排出。对水肿等症具有一定的辅助治疗作用。

一、赤豆叶煮羊肺

［方源］唐·李绩《唐本草》。

［原料］羊肺 1 具，赤豆叶 10 克，豆豉汁适量。

［制作］①将羊肺洗净。洗时把清水灌入羊肺管中，轻轻用手拍打羊肺，倒出脏水，再灌再拍，如此多次，直至肺内无血水为止。②赤豆叶洗净。③锅内加水适量，入羊肺煮，待肺煮熟时入赤豆叶，稍煮片刻，倒入豆豉汁即成。

［服法］食肺喝汤，赤豆叶亦能食用。

［功效］清热利水，宣肺通气，解毒。

［方解］羊肺性平味甘，补肺气，调水道。补肺者，以脏补脏之由也；调水道者，肺与膀胱相表里之故也。赤豆叶即赤豆的叶子，赤豆的花、叶、种子皆可入药。赤豆与赤豆叶性平味甘，有清热利水、散血消肿的作用。赤豆

叶煮羊肺的利水作用呈双向调节，不仅治渴，止小便频数等症，而且对小便少、水肿有效。

［适用范围］①水肿、腹部胀满的辅助治疗。②热毒盛，易发疮疖之人。③慢性咳嗽，如肺气肿、慢性支气管炎患者食疗用。④常人平时保健服食。

［注意事项］感冒、急性病期间慎用。

二、鲤鱼赤豆汤

［方源］唐·王焘《外台秘要》。

［原料］鲤鱼1条（200克左右），赤豆60克，生姜4片，调料适量。

［制作］①鲤鱼去鳞，去肠杂，洗净。②赤豆、生姜洗净。③赤豆、生姜与鱼一起放入锅内，加清水适量，旺火煮沸后，小火煲2/3小时，调味后即可。

［服法］食鱼肉、赤豆，喝汤。

［功效］健脾补虚，利水消肿。

［方解］水肿、脚气，当属脾虚不能制水而致，因此治疗以健脾补虚、利水消肿为主。汤中鲤鱼补虚而利水消肿，《本草纲目》云："鲤，其功长于利小便，故能消肿胀、黄疸、脚气、喘嗽、湿热之病。"鲤鱼营养丰富，味道鲜美，含有蛋白质、脂肪、多种氨基酸、维生素等，故为补虚利水之佳品，辅以赤豆通利小便，其性善下行，使水湿下泻而消肿。《独行方》中单用赤豆治脚气、水肿，亦十分有效，与鲤鱼配伍，其利水之力更佳。生姜和胃散寒，兼除鱼腥。三物合而为汤，补虚利水，以治水肿、脚气等病。本汤作用温和，汤味可口，是保健滋补佳品。

［适用范围］①脾虚水肿，症见小便短少、腹满、下肢浮肿等。②妊娠水肿、肾炎水肿、糖尿病水肿、营养不良性水肿等。

［注意事项］①赤豆为豆科植物赤豆的种子，而豆科相思子的种子类似赤豆，但后者半红半黑，而且有小毒，故不能误作赤豆用。②急性肾炎水肿、感冒发热者不宜服用。

三、赤豆羹

［方源］宋·王怀隐等《太平圣惠方》。

［原料］赤豆 100 克，桑白皮 12 克，橘皮 15 克，白术 10 克，鲤鱼 1 条，葱、姜、醋各适量。

［制作］①赤豆淘净。②桑白皮、白术装入纱布袋内，扎口。③鲤鱼去鳞、鳃及肠杂，洗净。④鲤鱼、赤豆、药袋同放入锅内，加水煮至鱼熟。⑤去药袋，取出鱼、赤豆，留汁加入葱、姜、橘皮、醋调味作羹。

［方解］本药膳在鲤鱼赤豆汤基础上加桑白皮、橘皮、白术而成。桑白皮有行水消肿、利尿的作用，常常用于面目、四肢浮肿，小便不利等症；白术健脾燥湿，增强体内水湿的运化。橘皮理气开胃。所以本药膳的利水消肿作用强于鲤鱼赤豆汤，可以作为病情较为严重之水肿患者的辅助疗法。

［适用范围］①慢性肾炎、营养不良性水肿、肝硬化腹水等症的辅助治疗。②形体肥胖、四肢虚浮、小便短少等。

［注意事项］①制作本药膳忌用食盐，因为盐中的钠不利于消除水肿。②其他同鲤鱼赤豆汤。

四、鳢鱼汤

［方源］宋·王怀隐等《太平圣惠方》。

［原料］黑鱼 1 克，赤茯苓 30 克，泽泻 30 克，杏仁 15 克，桑白皮 30 克，紫苏叶 30 克。

［制作］①黑鱼洗净，去鳞、肠。②杏仁用水浸泡，去皮、尖。③赤茯苓、泽泻、桑白皮、紫苏叶洗净，切细。④先以水煮鱼取汁，去鱼入药，煮取去渣。

［服法］每日 3 次，饭前饮汤 1 小碗。其鱼亦宜食之。

［功效］健脾利水，行气宽中，止咳定喘。

［方解］黑鱼又称鳢鱼、乌鱼，其性寒味甘，有健脾利水的作用。赤茯苓利水渗湿，健脾和中，常用于小便短少以及水肿等症。泽泻益心脾，清利湿热，与茯苓常常配合应用。桑白皮泻肺平喘，行水消肿。紫苏叶散寒解表，行气宽中。杏仁止咳定喘，润肠通便。诸物合用，共奏健脾利水、宽中定喘之功。

［适用范围］①身面浮肿，小便涩、短少不畅。②水肿引起的大便难、喘息、胸闷等。③作为慢性呼吸道疾病，如慢性支气管炎、肺气肿、肺源性心

脏病等患者的辅助治疗。

［注意事项］①赤茯苓即茯苓内部淡红色部分。②感冒咳嗽不宜服用。③小便多者不宜服。

五、大豆方

［方源］宋·陈直《养老奉亲书》。

［原料］大豆500克，鲤鱼500克，白术60克。

［制作］①将鲤鱼去鳞及内脏，洗净备用。②白术略炒后装入布袋，加适量水，煮取药汁约2000毫升。③将大豆淘洗净后，与鱼同入锅内，加白术药汁同煮，直至大豆熟烂。

［服法］食鱼饮汤，大豆不时服食之。

［功效］健脾益气，利尿消肿。

［方解］大豆性平味甘，有数个品种：皮黄色者名黄豆，青色者名青豆，黑色者名黑豆，色褐者名褐豆。大豆营养丰富，素有“营养之花”的美称，又因含有很高的蛋白质，其质和量可与动物蛋白媲美，又被誉为“植物肉”、“绿色牛乳”和“田中之肉”。入药者素以黄豆、黑豆为主。黄豆健脾宽中，润燥消水，治疳积泻痢，腹胀羸瘦，妊娠中毒，疮痈肿毒，外伤出血。黑豆活血，利水，祛风，解毒，治水肿胀满，黄疸浮肿，风痹筋挛，产后风痉，痈肿疮毒，并能解药毒。本方用黑豆较为适宜。鲤鱼不仅肉鲜味美，营养丰富，而且有很好的利水消肿、补气通乳作用。白术补气健脾，利水化湿。大豆、白术、鲤鱼药食同用，口感清醇，营养丰富，养身治病。

［适用范围］①作为各类水肿患者的辅助治疗。②形体肥胖、短气无力、胸闷心烦等症。③作为妊娠妇女胎动不安者之食疗品。④常人保健服用。

［注意事项］消化不良、腹胀者不宜服用。

六、青鸭羹

［方源］元·忽思慧《饮膳正要》。

［原料］青头鸭1只，赤豆250克，草果5个，葱1根，姜1块，葱、姜、盐等调料各适量。

［制作］①将鸭宰杀后去毛，在腹部开一小孔，取出肠杂，洗净鸭腹腔及

鸭身。②将赤豆、草果洗净，装入鸭腹内，用线缝合。③将鸭放入锅内，加水适量，加入葱、姜、盐等调料，先用旺火煮沸，改用小火炖烂即可。

［服法］空腹时喝汤食肉。

［功效］健脾利水，和胃宽中。

［方解］鸭肉性微寒，味甘、咸，其营养价值很高，有滋阴补血、益气利水消肿的作用。中医学认为，鸭的全身都可以入药。《食疗本草》上云，鸭有“滋五脏之阴，清虚劳之热，补血行水，养胃生津，止咳息惊”的作用。赤豆性平味甘，含有蛋白质、脂肪、维生素及无机盐等多种营养成分，有清热利水、散瘀消肿的作用。草果性温味辛，有治心腹痛、止呕、补胃、下气的功用。

［适用范围］①脾虚水肿病症。②阴虚火旺或热体之人平常保健服食。

［注意事项］①鸭为水禽，其性寒凉，因此腹部冷痛、腹泻清稀、腰痛、痛经患者应慎用。②鸭肉肥腻，多食滞气、滑肠，不宜暴食。

第三章　药　粥　编

第一节　概　　述

药粥就是用适当的中药和适量的米、麦等粮食同煮而成的半流质食品。药粥具有汤剂的优点，又无损胃气。由于药粥的主要成分糯米与粳米具有很好的健脾养胃作用，而且粥在肠道内通过缓慢，能使药物的有效成分充分吸收，所以古人称粥饭为"世间第一补人之物"。贫人患病，以浓米汤代"参汤"，患者、产妇也以粥养为宜。

一、药粥的特色

药粥疗法与其他食疗方法，如药酒疗法、药膳疗法、药茶疗法、膏滋疗法等比较而言，具有以下优势：

（一）易于消化：由于煮粥可使米粒完全化开，容易被人体消化吸收。常人食粥后劳动，有不耐饥饿的感觉。对齿落、食欲减退的老人，缺乳、消化功能尚未健全的婴幼儿，或有发热、吐泻、食欲不振、胃肠功能低下的人来说，食粥十分适宜。粥既能消化吸收，补充每日所需的能量，又能减轻胃肠负担，有利于疾病痊愈和胃肠功能的恢复。《粥谱》云："吾近读养生书，乃盛称粥之功，调于养老最宜，一省费，二味全，三津润，四利膈，五易消化，试之良然。"《老老恒言》认为，老人食粥"亦能体强健，享大寿"，可见粥对于老人尤为适宜。

（二）补充水分：粥中含有大量水分，可以补充人体水分的不足。当夏天气温在 30℃以上时，人体主要依靠出汗调节体温。在高温条件下人的胃肠蠕动减弱，消化液分泌减少，尿液浓缩，胃纳降低，这时喝粥，既能补充丧失的水分，又有利于消化。所以，粥成为人们十分喜爱的食品。

（三）辅助发汗：《调疾饮食辨》云："粥之愈疾，全在于热。出锅即食，食时自觉阳和满腹，遍身汗意津津，乃有奇效。"食粥出汗，这是由于热粥提供的热量和食物的特殊生热功能共同作用的结果。出汗可祛除寒邪，也可配合解表药治疗风寒感冒。

二、药粥的作用

药粥既能预防疾病，又能治疗疾病，还适用于病后、产后的调理。常吃药粥有以下好处：

（一）有预防疾病的作用。冬天食羊肉粥、生姜粥可提高抗寒能力，预防慢性支气管炎的发作。夏天食绿豆粥、莲子粥可清热解暑，防止中暑。常服薏苡仁粥还能预防肿瘤。总之，常食药粥，既有预防疾病的效果，又能起到增强体质的作用。许多有预防作用的药物不受疗程的限制，无副作用，便于长久服食。

（二）对急性病有辅助治疗作用。对某些急性病，在进行药物治疗的同时，配合服用一些药粥，则疗效更为理想。如食茵陈粥可辅助治疗急性传染性肝炎、食苏叶粥可治疗感冒等。俗话说："米汤稀粥，止泻良药"，"米油滋阴，功胜于熟地"，"百样药粥百样功"。根据历代医家记载，适宜于用药粥的病症有30余种，其中咳喘、便秘、泄泻、痢疾、水肿、淋症、出血、感冒、食积、胃病、腹痛、消渴、产后缺乳、胎动不安、呕吐、发热等病症较为常用。

（三）对慢性病有自我调养作用。许多慢性疾病单纯依靠药物治疗效果并非十分理想，若能配合药粥作为辅助疗法，坚持长期服用，通过身体的阴阳气血的调理，就会取得药半功倍的效果。如高血压患者服萝卜粥、芹菜粥，糖尿病患者服南瓜粥、山药粥等。临床及科学研究结果表明，药粥对于高血压、高脂血症、冠心病、动脉硬化、糖尿病、白细胞减少、肺结核、肝炎、贫血、肿瘤等多种病症有辅助治疗的作用。

（四）对病后、产后有调理作用。病后、产后的人身体虚弱，脾胃功能低下，消化能力减弱。粥不仅营养丰富，而且容易消化吸收，再加入有疗效的中药制成药粥，作为病后、产后的调养是十分有益的。如肺炎患者病后仍有口渴、干咳，宜食百合粥、芦根粥；妇女产后不仅体质虚弱或有血，还要哺乳，宜食猪蹄粥、当归粥等。

（五）有滋补强身的作用。根据各个脏器先后衰老的进程，结合不同年龄和体质，也可选食相应的药粥来延缓不同脏器的衰老，达到养生、益寿、延年的目的。如老年人肾气虚可服胡桃粥、枸杞粥；气血不足的人可服人参粥、黄芪粥、龙眼粥；消化功能低下的人可服大枣粥、山药粥等。

第二节 补益健身药粥

凡以补益健身药物和食物为主制成的药粥，称为补益健身药粥。本类药粥对补充人体的各种不足、改善脏腑功能、增强体质、提高抗病能力有一定的作用，适用于各种虚症的辅助治疗。

一、黄芪粥

［方源］唐·昝殷《食医心鉴》。

［原料］黄芪 30 克，粳米 50 克，陈皮末 1 克。

［制作］①将黄芪水煮取汁，去渣。②用黄芪汁煮粳米做粥，粥熟后加入陈皮末，稍沸即可。

［服法］作早、晚餐食用。

［功效］补益元气，健脾益肾。

［方解］黄芪性温味甘，具有益气健脾之功，是补气药中的代表药物之一。黄芪与米同煮为粥，长期服用，对改善中老年人的心肺功能有一定作用。黄芪还具有保护肝脏、防止肝糖原减少的作用，可作为慢性肝炎患者的辅助膳食。对于浮肿者，黄芪还有利尿、补虚、消肿的作用，加入陈皮末效果更佳。由于黄芪对五脏之虚均有补益作用，年老体弱者若能经常食用，可起到强心、护肝、补肺、益肾的效果。

［适用范围］①身体虚弱，症见肢体劳倦、食欲不振、腹痛泄泻、体虚自汗、消渴、心悸等。②老年性浮肿、慢性肝炎、慢性肾炎等病症之食疗。③适宜中老年人保健服用。

［注意事项］①阴虚有热者忌服。②急性病期间不宜服用。

二、枸杞叶粥

［方源］宋·王怀隐等《太平圣惠方》。

［原料］枸杞叶 250 克，粳米 50 克。

［制作］①枸杞叶洗净，用纱布包好。②药袋与米同煮为粥。③拣去药袋即可。

［服法］每日早餐食用。

［功效］补虚，益精，明目。

［方解］枸杞叶性凉，味苦而甘，具有补虚益精、清热止渴、祛风明目的作用。《食疗本草》中云："枸杞叶坚筋耐老，除风，补益筋骨，能益人，去虚劳。"因其有补肾、益精、明目之功效，故治五劳七伤、老年虚损，也可用于虚劳发热、烦渴等症。枸杞叶粥是益肾补精的饭食，常服之，对于视力减退及夜盲症有一定的治疗效果，并可延缓衰老。

［适用范围］①肾虚精亏，症见视力模糊、虚劳发热、烦渴、房事衰弱等。②肝血不足之夜盲症、视力下降等。③可作为糖尿病患者的辅助治疗。

［注意事项］①方中枸杞叶也可用枸杞子 30 克替代。②脾虚湿滞、大便溏薄者不宜服用。

三、薯蓣粥

［方源］元·忽思慧《饮膳正要》。

［原料］生山药 60 克，白米 60 克，白糖适量。

［制作］将山药去皮为糊后，加入煮成的米粥中搅拌均匀，加糖即可。

［服法］作早餐服食。

［功效］补肾益精，健脾补气，固涩肠胃。

［方解］山药又名薯蓣，性平味甘，为滋补肾、脾之品，有祛病健身、延年益寿之功，在许多抗衰老延年的方剂中都有山药。山药益人，补而不腻，香而不燥，实为病后之人食补之品。《本草纲目》云："薯蓣粥补肾精，固肠胃。"现代科学研究证实，山药含有多种氨基酸和微量元素，有较高的营养价值。常服薯蓣粥，则可达到补肾精、固肠胃、强壮身体、健康长寿的目的。

［适用范围］①肾气不足，症见男子遗精、女子带下、腰酸时痛、面色苍白等。②脾虚泄泻，食欲欠佳。③作为糖尿病、慢性肾炎、慢性胃炎等病症之食疗之品。

［注意事项］感冒期间不宜服用。

四、莲子粥

［方源］元·忽思慧《饮膳正要》。

［原料］莲子 50 克，糯米 50 克，冰糖适量。

［制作］①将莲子去皮及莲心。②将莲子肉与糯米一同入锅煮粥。③粥成时加入冰糖即可。

［服法］早、晚餐温热服食。

［功效］补脾涩肠，养心益肾。

［方解］莲子性平味甘，具有补中固精、养神益脾等作用。古人对莲子比较偏爱，如《食疗本草》中云："莲子主五脏不足，利十二经脉血气。"《饮膳正要》中云："莲子粥清心志不宁，补中强志，聪明耳目。"《养息随笔》亦云："莲子粥，补中强志，兼养神益脾，固精除白痰。"从古书中不难看出，服食莲子粥作为疗疾养生之品，已有相当悠久的历史。

［适用范围］①脾虚久泻久痢。②脾肾两虚之遗精。③妇女崩漏，带下。③心悸，失眠，多梦，多汗。④心火赤尿，小便淋浊涩痛，口舌生疮。

［注意事项］①大便干燥者不宜食用。②湿热壅结，大便泄泻而不爽者忌服。③用于心火盛尿赤者可以不去莲心。

五、仙人粥

［方源］明·高濂《遵生八笺》。

［原料］制何首乌 30～60 克，粳米 60 克，大枣 3～5 枚，红糖适量。

［制作］①将制何首乌煎取浓汁，去渣。②将药汁同粳米、大枣同入沙锅熬粥，待粥将熟时放入红糖，稍煮一二沸即可。

［服法］每日 1～2 次，7 日为一疗程，间隔 5 日再服。也可随意食用，不受疗程限制。

［功效］补益肝肾，益精养血。

［方解］何首乌性微温，味苦、甘、涩，临床有生用、制用之分。制何首乌补肝肾，益精血；生何首乌补益力弱，有解毒、润肠通便之功。何首乌是一味治疗血虚萎黄、精血亏虚、腰酸脚软、须发早白等症的滋补良药，《开宝本草》记载："黑须发，悦颜色，久服长筋骨，益精髓，延年不老"。现代药理研究也发现，何首乌不仅有滋补强壮的功效，而且对预防老年人心血管疾病也有一定作用。此粥配以养脾和胃、益气生津的大枣，共奏补肝益脾、固精益肾、补血乌发之功，并可延年益寿，久服"成仙"，故而被称为"仙人粥"。

［适用范围］①精血亏虚、面色萎黄、腰酸脚软、须发早白、头晕眼花及遗精等症。②作为贫血、动脉粥样硬化、高脂血症、神经衰弱等病症之食疗之品。

［注意事项］①因本品含有蒽醌类，它能促进肠道蠕动而呈通便作用，故大便溏泄者忌服。②在食用仙人粥期间忌食葱、蒜。③煎煮此粥时忌用铁锅。

六、兔肝粥

［方源］明，朱棣等《普济方》。

［原料］大米 160 克，兔肝 2 具，盐适量。

［制作］①将大米淘净，与兔肝一起放入沸水锅中煮，再沸时改用小火熬成粥。②食时调入盐即可。

［服法］做晚餐服用。

［功效］滋阴补肝，养血明目。

［方解］兔肝性寒，味甘、苦、咸，功用补肝明目。《名医别录》谓其"主目暗"。《日用本草》称其"明日退翳"。《普济方》载："治肝肾气虚，风热上攻，目肿暗，用兔肝一具，米三合，和豉汁如常煮粥食。"说明兔肝粥很早以前就被用来治目疾了。现在本粥多用来治疗肝阴不足之眩晕、两目昏花等症。兔肝与其他动物肝脏一样，含有丰富的蛋白质、脂肪、钙、磷、铁等，尤其是维生素 A 的含量较高，可与羊肝相媲美，可用于治疗维生素 A 缺乏引起的夜盲症。

［适用范围］①肝阴虚之眩晕、目暗昏糊、目翳、目痛等症。②作为夜盲症及维生素 A 缺乏患者的食疗之用。

［注意事项］此粥性寒，脾胃虚寒、便溏腹胀者慎用。

七、羊肝粥

［方源］明·李时珍《本草纲目》。

［原料］羊肝 50 克，白米 50 克。

［制作］①羊肝洗净，切碎。②如常法煮白米做粥，将熟时放入羊肝，煮熟调匀即可。

［服法］每日早、晚空腹趁热服食。

［功效］补肝，养血，明目。

［方解］羊肝性凉，味甘、苦，能补肝益血而明目，主治肝虚目暗昏花、青盲、雀目及血虚萎黄、虚劳羸瘦。羊肝含有蛋白质、脂肪、糖类、钙、磷、铁、维生素 B_1、烟酸、维生素 C、维生素 A 等成分，尤其是维生素 A 的含量较高。因此，对营养不良及维生素 A 缺乏性眼病治疗效果较好。羊肝治目疾，古人记载较多，《随息居饮食谱》云："食肝明目，清虚热，诸般目疾，并可食之。"《食疗本草》云：羊肝"治肝风虚热，目赤暗痛"。《多能鄙事》中云："治肝虚弱不能远视，羊肝一具（去膜切细），葱子一勺（炒熟为末），先用水煮葱子熟，更入水，下米煮粥食。"《现代实用中药》记载："羊肝适肝萎黄病，妇人产后贫血，肺结核，小儿衰弱及维生素 A 缺乏之眼病。"古方亦有用羊肝丸治目疾的例子。故此，羊肝粥可作为眼疾患者的治疗及保健食品。

［适用范围］①气血虚弱所致眼目昏花、视物不清、视力下降等。②作为贫血、夜盲症、疳眼、肺结核等病症之辅助治疗。

［注意事项］肝火旺、目赤火眼者不宜服用。

八、猪肾粥

［方源］明·李时珍《本草纲目》。

［原料］猪肾 2 个，粳米 50 克，葱白 5 克，五香粉、生姜、盐各适量。

［制作］①猪肾去膜及腰筋，洗净切碎。②粳米与猪肾合煮为粥，小火久煮，将熟时入葱白及五香粉、生姜、盐即可。

［服法］作早餐空腹食用。

［功效］补肾强腰。

［方解］猪肾性平味咸，功专补肾育阴，治腰脊疼痛及身肿、遗精、盗汗、老人耳聋。对于年老体弱、肾气虚衰者颇有补益之功，常服猪肾粥，有保健延寿之功效。《本草纲目》云："猪肾性寒，不能补命门精气，方药所用，借其引导而已，肾有虚热者宜食之，若肾气虚寒者非所宜矣。"因此服食猪肾粥者，如果属于肾气虚寒，可在此粥中加入羊肾，效果更佳。

［适用范围］①老年人肾气不足引起的腰膝疼痛、步履艰难软弱、头晕耳聋等症。②健康人保健服用。

［注意事项］制作时去尽腥膻气味，以免影响口味。

九、山药芡实煲粥

［方源］明·龚廷贤《寿世保元》。

［原料］山药 50 克，芡实 50 克，粳米 50 克，油、精盐各适量。

［制作］①山药洗净，去皮切块。②芡实捣碎。③山药、芡实同粳米共入锅内煮粥，待粥熟时加油、精盐调味即成。

［服法］每晚温热服食。

［功效］补虚劳，强心益智。

［方解］山药性平味甘，可健脾补肾，益气养阴，补脑增智。芡实补脾肾，健脑益智，《神农本草经》中称它"益精气，强志，令耳目聪明，久服轻身不饥，耐老神仙"。粳米补中益气，充脑，故本方能补虚劳，强心益智，主治气血两虚之失眠健忘、思虑劳伤、耗气伤血，脑失所养而致脑力衰退、不耐久劳、谋事失聪、遇事善忘等。

［适用范围］①气血两虚之健忘、失眠、身体消瘦等。②肾虚之遗精、早泄。③妇女白带清稀量多。④脾虚腹泻。

［注意事项］①阴虚火旺之遗精不宜服用。②大便不爽者不宜服用。

十、黄精粥

［方源］清·章穆《饮食辨录》。

［原料］黄精 30 克，粳米 50 克。

［制作］将黄精洗净切碎，与洗净的粳米共煮粥。

［服法］作早餐食用。

［功效］补气健脾，润肺补虚。

［方解］黄精性平味甘，有宽中益气、补肾填精、滋阴润肺、强筋壮骨、调和五脏、轻身延年的作用。《神农本草经》中记载："黄精轻身延年。"现代研究证明，黄精有延长寿命的作用，可以增强人体免疫能力；有降血脂和显著的降血糖作用；可抑制胃肠平滑肌痉挛；对肝脏具有保护功能，有明显抗肝损伤和升高血清白蛋白的作用；可改善动脉粥样硬化，具有抗衰老和防治老年病的功效。所以黄精粥对人体有很好的保健作用，经常服食颇有裨益。

［适用范围］①脾气虚弱之腰膝酸软、筋骨无力、面色萎黄、食欲不振等症。②肺燥咯血，以及慢性肺部疾病患者保健服用。③作为冠心病、高脂血症、慢性肝炎等病症之辅助治疗。

［注意事项］①消化不良、舌苔厚腻者不宜服用。②急性病期间不宜服用。

第三节　温阳补肾药粥

凡以温阳补肾药物和食物为主制成的药粥，称为温阳补肾药粥。适用于肾阳虚症的辅助治疗，症见腰膝酸痛、四肢不温、气衰神疲、少腹拘急冷痛、小便不利或小便频数、阳痿早泄、肢体羸瘦、消渴，或阳衰无子，或大便不实，甚则完谷不化、下肢浮肿等。

一、狗肉生姜粥

［方源］唐·昝殷《食医心鉴》。

［原料］狗肉 350 克，粳米 30 克，生姜 10 克。

［制作］①将狗肉洗净，去掉血水，切成小块。②狗肉、生姜、粳米一起入锅，加水同煮为粥。

［服法］早、晚餐温热服用。以秋、冬季服食为宜。

［功效］补中益气，温肾助阳。

［方解］狗肉性温，是温补脾肾、祛寒助阳的滋补佳品，因其营养丰富，滋补力强，故有填精益髓之功效。《食疗本草》云："狗肉补血脉，厚肠胃，

实下焦，填精益髓。”《本草逢原》云：“犬肉，食之最宜，但食后必发燥，惟啜米汤以解之。”故狗肉煮粥，能减其燥热之性。狗肉生姜粥还能治疗脾胃虚弱及气虚浮肿。在寒冷的冬季，进食狗肉生姜粥，既可助阳祛寒，又可增强体质，实为冬季进补的一种有益食品。

[适用范围] ①脾肾阳虚，症见胸腹胀满、腰膝软弱、畏寒肢冷、浮肿、小便不利等。②老年人体质虚寒，症见畏寒肢冷、小便频数等。③冬季御寒之用。

[注意事项] ①狗肉品种甚多，食用应以黄毛家犬肥大者为佳，其肉质细嫩，味香美；而入药则以黑毛者为良。②据古代文献记载，服食狗肉期间，不可同时服用杏仁、大蒜、商陆等。③由于狗肉性热，凡有内热、多痰、多火者慎用，外感发热、阴虚火旺者不宜服用。

二、雀儿药粥

[方源] 宋·王怀隐等《太平圣惠方》。

[原料] 麻雀 5 只，菟丝子 30 克，覆盆子 10 克，枸杞子 20 克，粳米 100 克，葱白 2 根，生姜 3 克。

[制作] ①将菟丝子、覆盆子、枸杞子洗净，一同放入砂锅内煎取药汁，去掉药渣。②将麻雀去毛及肠杂，洗净，用酒炒。③麻雀、粳米、药汁加适量水一并煮粥，待粥熟时加入葱白、生姜即可。

[服法] 早、晚餐温热服食。

[功效] 壮阳气，补精血，益肝肾，暖腰膝。

[方解] 麻雀是壮阳益肾之良药，《食疗本草》中云：“其肉十月以后，正月以前食之，续五脏不足，助阳道，益精髓”。菟丝子、枸杞子、覆盆子都是补肾益精的药物，三药同入肝、肾二经，味甘无毒，均能补肝肾，养精血，强腰膝。对肝肾不足所引起的腰膝酸软、腿脚无力、头晕耳鸣、两目昏花以及阳痿、早泄、遗精、遗尿、小便淋沥不爽等症，三药配伍使用效果较佳。雀儿药粥是防老抗衰、强壮身体、延年益寿的良方。

[适用范围] ①肾阳虚弱之阳痿、早泄、遗精、腰膝酸痛或冷痛。②老年人头晕眼花，视物不清，耳鸣耳聋，小便淋沥不爽或遗尿，多尿。③女子阴冷，或白带清稀量多。④作为体质较弱者的常用食疗补品。⑤冬季御寒进补

服食。

［注意事项］①感冒、发热患者不宜服用。②性功能亢进者忌服。

三、苁蓉羊肾粥

［方源］宋·王怀隐等《太平圣惠方》。

［原料］肉苁蓉15克，羊肾2个，粳米30克，葱白10克。

［制作］①先将肉苁蓉煮后取汁，去渣。②羊肾去脂膜，洗净，焯去血污，切成小块。③羊肾、粳米同放入药汁中，加水煮成稀粥即可。

［服法］早、晚餐服用。适宜于秋、冬季服用。

［功效］滋补肝肾，温阳补虚。

［方解］肉苁蓉性温，味甘而咸，具有温阳滋肾、养肝、暖腰膝、壮筋骨、通大便的功效。除治疗男子阳痿、女子不孕外，还能“益髓，悦颜色，延年，治女人血崩，壮阳，大补益，主赤白下”（《药性论》）。羊肾具有补肾气、益精髓的作用，民间专治肾虚腰痛、足膝萎弱、耳聋及阳痿、尿频等。故本粥有补肾益气、强腰壮体的保健作用。

［适用范围］①肝肾不足，症见身体羸瘦、腰膝酸软、面色发黄、鬓发干枯、头晕耳鸣等。②老人阳虚便秘。

［注意事项］阴虚火旺者不宜服用。

四、山药羊肉粥

［方源］元·忽思慧《饮膳正要》。

［原料］羊肉25克，鲜山药100克，糯米100克。

［制作］①将羊肉洗净，放入沸水中焯去血水，切成小块备用。②山药洗净，切块。③羊肉、山药一同入锅，加水800毫升，用小火煮烂，加入糯米煮成粥即可。

［服法］每日早、晚温热服食。

［功效］健脾温肾。

［方解］肾为先天之本，元气之根；脾为后天之本，司运化。脾肾阳虚，则每在黎明之时腹痛，肠鸣即泻，形寒肢冷，腰困乏力，或大便时溏时泄，完谷不化。羊肉性热味甘，补肾填髓，益阴壮阳。山药性平味甘，有健脾补

肺、固肾益精的作用，《本草纲目》中称其“补肾精，固胃肠”，最善健脾益胃，固肠止久泻。糯米补中益气。因此山药与羊肉为粥，可健脾温肾，培本固元，是理想的滋补佳肴。对脾肾阳虚之泄泻甚为适宜。

［适用范围］①脾肾阳虚之泄泻，症见五更泄泻，或大便时溏时泄，完谷不化，稍进油腻之物，则大便次数增多。②体质虚弱之食少腹胀、面色萎黄、形寒肢冷、倦怠乏力等。③作为冬季进补保健服食。

［注意事项］实症、热症泄泻者忌服。

五、鹿角胶粥

［方源］明·李时珍《本草纲目》。

［原料］鹿角胶 15～20 克，粳米 100 克，生姜 3 片。

［制作］①先按常法煮粳米做粥。②煮沸后，加入鹿角胶、生姜同煮为稀粥即可。

［服法］每日分 2 次温热服食，以 3～5 日为一疗程。

［功效］补肾阳，益精血。

［方解］鹿角胶性温，味甘而微咸，无毒，为血肉有情之品，有补血益精的功能。主要用于治疗肾虚体弱、腰酸腰痛、阳痿滑精、妇女宫寒痛经、不孕、带下等症。《本草汇言》中云：“鹿角胶，壮元阳，补血气，生精髓，暖筋骨之药也。虚者补之，损者培之，绝者续之，怯者强之，寒者温之，此系血肉之情，较草木无情，更增一筹之力矣。”鹿角胶同粳米煮粥食用，是较为理想的补益强壮食品。

［适用范围］①肾气不足，症见形体消瘦、精力不充、容易疲劳等。②肾虚之阳痿、早泄、遗精、腰膝酸软等。②妇女子宫虚寒之不孕、崩漏、带下、腰痛等。③老年人体弱、小便频数或小便失禁、夜尿频多等。④作为冬令进补之用。

［注意事项］①阴虚火旺、口舌干燥、尿黄、便秘者不宜服用。②感冒、发热者忌服。③急性病期间或慢性病急性发作期禁用。④阴虚火旺者不宜服用。⑤冬季服食，夏季不宜选用。

六、薤白粥

［方源］清·章穆《饮食辨录》。

［原料］薤白 10 克，粳米 50 克。

［制作］将粳米淘洗后与薤白同煮作粥。

［服法］作为早、晚餐，温热服食。

［功效］温中通阳，下气散结。

［方解］薤白性温，味苦而辛，是古代所传仙家和道人的常食之品，可轻身延年。《本草纲目》云："温补，助阳道，心病宜之"。薤白具有活血化瘀、宽胸理气的功能，是治疗冠心病及胸痛的常用药物，对老年人常见的血液粘滞、血液粘稠度增高、血小板聚集、血栓形成等症较为适宜。薤白除治疗心血管疾病外，与粳米煮粥还可治疗痢疾。如《食医心鉴》记载："治赤白痢下，薤白一握，切后同米煮粥，日食之。"因此，对于老年人阳虚和便血诸症，服食薤白粥有温补助阳、理气散血的作用。

［适用范围］①胸痹疼痛，口唇紫黑，手足不温。②胃脘痞闷、呕吐痰涎、泻痢等。③作为冠心病、高脂血症、慢性肠炎等病症的食疗之品。④中老年人保健服用。

［注意事项］①气虚者慎用。②忌与牛肉同食。

第四节 养阴润燥药粥

凡以养阴润燥药物和食物为主制成的药粥，称为养阴润燥药粥。适用于脏腑津液不足之各种病症的辅助治疗，症见干咳少痰、呕逆不食、口中燥渴、消渴、大便燥结等。

一、糯米阿胶粥

［方源］唐·昝殷《食医心鉴》。

［原料］阿胶 30 克，糯米 60 克。

［制作］①将阿胶砸成碎末，用温水烊化。②糯米煮粥，临熟，将阿胶汁入粥锅搅匀即可。

［服法］早、晚餐服用。

［功效］养血止血，滋阴润燥，安胎。

［方解］阿胶性平味甘，不仅能养肝滋胃，又能润肺止咳，治咯血，故又为肺结核之要药。《本草纲目》谓其“和血滋阴，除风润燥，化痰清肺，疗虚劳咳嗽喘急，肺痿唾脓血，女人血痛，血枯，经水不调，胎前产后诸疾”。糯米补中益气，对脾胃虚弱者最宜，与阿胶煮粥，补养作用更强，为治疗吐血、便血及妇女崩漏失血等病的常用食疗方。

［适用范围］①阴血不足引起的眩晕、心悸、失眠、月经不调、面色萎黄等症。②各种出血症，如尿血、便血、漏血、咯血之辅助治疗。③妊娠血虚所致的胎动不安。

［注意事项］阿胶药性粘腻，所以脾胃虚弱、泄泻或呕吐、消化不良者不宜服用。

二、地骨皮粥

［方源］唐·昝殷《食医心鉴》。

［原料］地骨皮30克，桑白皮15克，麦门冬15克，粳米50克。

［制作］①将地骨皮、桑白皮、麦门冬洗净，一起放入砂锅中同煮，去渣取汁。②药汁中加入粳米煮成粥即可。

［服法］早、晚餐服用。

［功效］清肺止咳，生津止渴。

［方解］地骨皮清热凉血，滋阴补肾，主治阴虚发热。《食疗本草》记载其“去骨热消渴”。《本草纲目》中记载，桑白皮具有“泻肺，降气，散血”之功，常用于痰多、身热口渴等疾患。据药理研究，本品的作用有三：一是利尿，二是降压，三是镇静。麦门冬强阴益精，消谷调中。三味药同粳米煮粥，善治口渴饮水多、身体消瘦的消渴病。

［适用范围］①阴虚所致的身热、口渴多饮、身体消瘦等。②肺阴虚之咳嗽、少痰、咯血，如肺结核、慢性支气管炎、支气管扩张等病症。③作为系统性红斑狼疮、甲状腺功能亢进症等患者的辅助治疗。④作为糖尿病患者的常用饮食，对增强体质、缓解症状有明显的效果。

［注意事项］脾胃虚寒者忌服。

三、地黄粥

［方源］唐·昝殷《食医心鉴》。

［原料］生地黄 10～15 克，粳米 30 克，红糖适量。

［制作）①将地黄加水煎煮，去渣取汁。②如常法煮米做粥，将地黄汁放入。③食用时加红糖即可。

［服法］每日早、晚餐服用。

［功效］滋阴润肺，养血清热。

［方解］生地黄性寒，味甘而苦，能凉血止血，养阴生津，有补五脏内伤不足、通血脉、益气力、利耳目、填骨髓、长肌肉、疗五劳七伤、延年益寿之功效。对心肺虚损、肾阴不足引起的心悸不安、魂魄不定及阴虚内热、皮肤干燥等症，有很好的治疗和补益作用。《神农本草经》云："地黄久服轻身不老。"地黄粥滋阴养血，对中老年人阴亏体弱、须发早白、腰膝酸软者，常服可起到增强体质之功效。

［适用范围］①肺肾阴虚，症见干咳少痰、骨蒸劳热、咯血、血崩、心悸不安、皮肤干燥、视物不清，须发早白、阴伤便秘等。②作为糖尿病、肺结核、神经衰弱等病症的食疗之品。

［注意事项］脾虚泄泻、食少痰多者慎用。

四、生地枣仁粥

［方源］元·忽思慧《饮膳正要》。

［原料］生地黄 30 克，酸枣仁 30 克，粳米 60 克。

［制作］①将生地黄、酸枣仁洗净，煎煮后取汁备用。②用药汁煮粳米成粥即可。

［服法］每晚服用。食用时可加白糖少许佐味。

［功效］清热生津，凉血安神。

［方解］中医认为，阳邪最易伤津，热病多因阳邪所致。所以热病到后期，阴液必然耗伤。若邪气已去，大病初愈，患者往往表现为低热、消瘦、乏力、烦躁、夜寐不安等症候，因此滋阴养液是治疗的关键。生地黄具有清热凉血、养阴生津的功效；酸枣仁具有养心安神、养肝敛汗等作用；两药入

米为粥，对于阴津受伤，虚热内扰的低热、虚烦失眠、心悸健忘、口燥咽干、舌红少苔者最为适用。用此粥进行食疗，既可使阴液恢复，又可除烦安神，故是热病恢复期的食疗佳品。

［适用范围］①热病后期阴液耗伤，症见低热不退、骨蒸劳热、四肢无力、形体消瘦等。②阴虚所致的失眠、多梦等。③阴虚体质者保健服用。

［注意事项］①此粥寒凉不宜久服，否则会损伤脾胃。②大便溏稀者不宜食用。

五、枸杞子粥

［方源］明·李时珍《本草纲目》。

［原料］枸杞子30克，粳米50克，红糖、蜂蜜各适量。

［制作］①将枸杞子煮熟，去渣取汁。②用枸杞汁煮粳米做粥，食时加红糖及蜜即可。

［服法］早、晚餐服用，四季均可。

［功效］补益肝肾，养血明目。

［方解］枸杞子性平味甘，具有滋肝润肾、养阴明目的功效。枸杞子为补肾补阴之品，是一味延缓衰老药物，久服可乌发明目，轻身延年。《药性论》谓其“补精气诸不足，易颜色，变白，明目安神，令人长寿”；《食疗本草》称其“耐老去虚劳，补精气”，均说明枸杞子是补肝益肾、抗老防衰的良药。枸杞子善补肝肾虚损，长肌肉，益颜色，可用于治疗老年人腰膝萎弱及精血不能上济于头目的头晕目眩、视物不清。《本草纲目》云：“枸杞子粥，补精血，益肾气。”对血虚肾亏的老年人最为相宜。

［适用范围］①肝肾不足，症见腰膝酸软、头晕目眩、久视昏暗、阳痿遗精等。②作为糖尿病、高脂血症、肝功能不良等病症的辅助治疗。③常人养颜保健服用。

［注意事项］脾胃虚弱，经常泄泻者不宜服用。

六、沙参粥

［方源］明·戴元礼《证治要诀》。

［原料］北沙参15克，粳米50克。

［制作］①北沙参洗净，入锅，加水 300 毫升，煎至 100～150 毫升，去渣取汁。②药汁中加入粳米及清水 400 毫升，煮成稀粥即可。

［服法］每日早晚温热服食，病愈即止。

［功效］清热养阴，止咳化痰。

［方解］北沙参性寒味甘，具有养阴清肺、祛痰止咳、益胃生津的作用。《本草纲目》中谓其“清肺火，治久咳肺痿”。《林仲先医案》中云：“治一切阴虚火炎，似虚似实，逆气不降，清气不升，烦渴咳嗽，胀满不食”。粳米健脾益胃，培土生金，与沙参煮粥，专补肺胃之阴，善清肺胃虚热。

［适用范围］①外感燥热咳嗽，表现为干咳少痰、咽干口燥等。②阴虚火旺之久咳不愈、干咳痰少或痰中带血、咽干声哑、舌红少苔者，如肺结核、肺部肿瘤等。③胃阴不足之口渴、大便干结、舌红等。④急性热病恢复期的保健服用。

［注意事项］脾胃虚寒者忌服。

七、天门冬粥

［方源］清·章穆《饮食辨录》。

［原料］天门冬 30 克，糯米 50 克。

［制作］①将天门冬捣烂煮浓汁，去渣取汁。②用天门冬汁煮米做粥。

［服法］早餐服用。

［方解］天门冬性寒，味甘、苦，为滋补肺肾之品，有清肺降火、滋肾润燥的功效。现代医学研究证明，天门冬具有镇咳祛痰、提高心肺功能的作用，能明显抑制细胞突变和肿瘤细胞增殖，对保护老年人身体健康、减少肿瘤的发生有一定作用。常服天门冬粥有助于增强体质，抗老防衰。

［适用范围］①老年人虚损羸瘦、耳鸣耳聋、小便不利、虚热咳嗽、大便干结、口干多汗等症。②作为慢性支气管炎、糖尿病、肺结核、肿瘤等病症的食疗之品。

八、燕窝粥

［方源］清·黄云鹄《粥谱》。

［原料］燕窝 6 克，糯米 60 克，冰糖适量。

［制作］①将燕窝用温水浸泡发，捞起，浸入凉水盆中，用小镊子将燕毛择净。②糯米浸泡过夜，淘洗净，下锅加水上火烧煮，待米粒煮开时加入燕窝、冰糖，小火熬煮至熟即可。

［服法］作早餐或点心服食。

［功效］养阴润燥，益气补中。

［方解］燕窝为燕类用唾液或唾液与绒羽等混合凝结所筑成的巢窝，产于南海诸岛。根据筑巢的时间和质量，大致可分为白燕窝、毛燕窝、血燕窝（燕根）3类，以白燕窝的质量为最佳，燕窝性平味甘，含蛋白质、多种氨基酸、糖类、纤维素、钙、磷、钾、铁、硫等成分，功能补肺养阴，益气健脾。燕窝粥是一种营养价值极高的稀世滋补食品，《医学述》称其"养肺化痰止嗽，补而不滞，煮粥淡食有效"。自明代起，燕窝就成为宫廷御用珍馐。《红楼梦》中亦对林黛玉吃的燕窝粥作了描写："上等燕窝一两，冰糖五钱，用银吊子熬出粥来，最滋补阴气的"。

［适用范围］①肺阴虚之咳嗽，咯血，盗汗，咽喉干燥。②胃阴不足之吐血，久痢，久疟，噎嗝反胃。③作为慢性消耗性疾病，如肿瘤、肺结核、甲状腺功能亢进、血液病等患者的辅助治疗。

［注意事项］脾胃虚寒、痰湿停滞及有表邪者不宜服用。

第五节　养心安神药粥

凡以养心安神药物和食物为主制成的药粥，称为养心安神药粥。本类药粥具有安神作用，可用以治疗神志不安的疾患。

神志不安的病因很多，或外受惊恐，或肝郁化火，内扰心神，表现为惊恐、喜怒、烦躁不安等，一般多属实症，非本类药粥所宜；若因忧思太过，心肝之血不足，心神失养或心阴不足，虚火内扰，表现为惊悸、健忘、虚烦不寐等，一般属虚症，应用养心安神的治疗方法。本类药粥正可作为辅助治疗之用，以补为主，达到血能养心、阴承火降的目的。

一、猪心粥

［方源］唐·昝殷《食医心鉴》。

［原料］猪心 1 个，粳米 100 克，精盐、猪油、味精各适量。

［制作］①猪心洗净，切成豆粒大小的丁。②粳米洗净。③将猪油下锅，加入猪心炒散，放入精盐、粳米，清水烧开后煮成粥，调入味精，稍煮即可。

［服法］每日早晚，温热服食。

［功效］养心，补血，安神。

［方解］猪心性平，味甘而咸，有养心安神的作用。可定惊补心，治疗惊悸、怔忡、自汗、不眠、精神恍惚等症，并有补血及补心之功效，特别适用于心虚自汗。《证治要诀》有治心虚多汗不眠者的记载："猪心一个，带血破开，用人参、当归各二两，装入猪心中煮熟，去二味药，只吃猪心，有效。"故一般心气虚弱、心虚不眠、心虚自汗者宜多食猪心粥。

［适用范围］①心血虚所致的心悸，失眠，精神恍惚，自汗，记忆力减退。②作为贫血、神经衰弱者之辅助治疗。

［注意事项］高脂血症患者不宜服用。

二、酸枣仁粥

［方源］宋·王怀隐等《太平圣惠方》。

［原料］酸枣仁 10 克，熟地黄 10 克，粳米 30～60 克。

［制作］①将酸枣仁微炒，捣碎。②将酸枣仁与熟地黄一起煎煮，取药汁，再加水煎取药汁，共 3 次。③3 次药汁合并，加入粳米煮粥。

［服法］每日 3 次，空腹服用。

［功效］养阴益肝，补心安神。

［方解］酸枣仁功能补肝，养心，安神，敛汗，为治心肝两虚、阴血不足、心神失养、心悸失眠的良药，其中兼见阴虚火动、阴液外泄、自汗盗汗者尤为合适。故《药品化义》云："凡志苦伤血，用智损神，致心虚不足，精神失守，惊悸怔忡，恍惚多忘，虚汗烦渴，所当必用。"现代医学研究认为，酸枣仁含多量的脂肪油、蛋白质及维生素，具有明显的镇静、安眠作用。熟地黄为滋阴补血要药，方中用之，可增强酸枣仁补肝、养心之力。

［适用范围］心肝两虚，心烦不眠。

［注意事项］①失眠严重者可以加入柏子仁，安神效果更佳。②脾虚腹泻者慎用。

三、磁石粥

［方源］元·邹铉《寿亲养老新书》。

［原料］磁石30克，粳米30克。

［制作］将磁石碾碎，在砂锅内煮1小时，取汁去渣，加入粳米煮粥即可。

［服法］晚餐温热服食，或睡前1小时服用。

［功效］补肾纳气，镇惊安神。

［方解］磁石为氧化物类矿物磁铁矿的矿石。其性平，味辛而咸，具有摄纳潜阳、交通心肾、宁心安神之功，善治肾虚喘逆、肝火上炎以及失眠惊悸等症。《名医别录》称其“养肾脏，强骨气，益精除烦”。《本草衍义》亦云：“肾虚耳聋目昏者，皆用之”。用粳米与磁石煮粥，意在补肾养胃，聪耳明目。如《寿亲养老新书》记载：“治老人耳聋，磁石一斤，捣末，水淘去赤汁，绵裹之，猪肾一具，由露地每日取水做粥食，经年气力强盛，颜如童子。”肾虚耳聋多见于老年人，由于肾气不足、精气虚弱所致，故需常服磁石粥，若与其他补肾之品配合，则效果更佳。

［适用范围］①肾虚耳聋耳鸣、头晕目眩、心悸失眠等。②脾气急躁，心烦失眠。③作为高血压、神经衰弱等症的食疗之品。

［注意事项］①应选用砂锅煎药煮粥。②脾胃虚寒者不宜服用。

四、龙眼肉粥

［方源］清·黄云鹄《粥谱》。

［原料］干龙眼肉25克，粳米60克，空心莲子30克，芡实15克，白糖适量。

［制作］①将芡实煮熟去壳，捣碎成细米粒状。②粳米淘洗干净，放入锅内，加清水、莲子、干龙眼肉、芡实粒，一同上火熬煮成粥，调入白糖即可。

［服法］作早餐或点心食用。

［功效］补益心脾，养血安神。

［方解］龙眼性温味甘，果肉鲜嫩，色泽晶莹，果汁甜美，营养丰富，在我国古代一直被视为滋补之上品，也是目前在国内外市场上极受欢迎的珍贵果品。《泉州本草》谓其“壮阳益气，补脾胃，治妇人产后浮肿，气虚水肿，脾虚泄泻”。配伍莲子、芡实，与粳米同煮为粥，不仅能加强补益之力，而且能扩大应用范围。

［适用范围］①思虑过度、劳伤心脾、心神不安所致的身体羸弱、惊悸怔忡、健忘、贫血、虚烦不眠、自汗、面容憔悴等。②脾虚泄泻。③妇女临产、产后虚弱、浮肿、月经不调、崩漏等。

［注意事项］本药粥性偏温而滋腻，所以有痰火及湿滞停饮者不宜服用。

第六节 健脾益胃药粥

凡以健脾益胃药物和食物为主制成的药粥，称为健脾益胃药粥。本类药粥主要适用于脾胃疾病的辅助治疗，如：①脾胃虚弱：症见食少便溏、或泻或吐、四肢乏力、形体消瘦、食而不化、胸脘闷胀，或食后夜寐不安等。②脾胃虚寒：症见腹泻不渴、呕吐腹痛、不欲饮食、手足不温等。③脾胃湿热蕴伏：症见腹泻呕吐、胸脘痞闷、舌苔黄腻、小便短赤等。

一、吴茱萸粥

［方源］唐·昝殷《食医心鉴》。

［原料］吴茱萸末 1 克，葱白 10 厘米，粳米 50 克。

［制作］①将葱白切成末。②煮米做粥如常法，临熟入吴茱萸末及葱白末调匀。

［服法］早餐食用，或不拘时服食。

［功效］温中散寒。

［方解］吴茱萸大热，味辛而苦，有温中止痛的作用，善治呕逆吞酸，肝寒头痛，又可健脾治腹痛泄泻。《饮膳正要》记载：“治心腹冷气冲胁肋，吴茱萸半两，水洗，去涎，焙干，炒为末，以米三合，一同作粥空腹食之。”凡

脾胃虚弱、喜温畏寒者，可服食吴茱萸粥，因其有温胃散寒，降逆止呕的作用。

［适用范围］①脾胃虚寒，症见脘腹作痛、呕吐吞酸、腹泻久痢等。②肝寒之胁痛、疝气作痛、脚气肿痛等。

［注意事项］①胃热、肝热者不宜服用。②吴茱萸性太热，易化燥，故病愈后不可多食。

二、荜茇粥

［方源］唐·昝殷《食医心鉴》。

［原料］荜茇1克，胡椒1克，桂心1克，粳米50克。

［制作］①将荜茇、胡椒、桂心研为细末。②粳米淘洗干净，如常法煮粥，将熟时入荜茇、胡椒、桂心末等，调匀即可。

［服法］晨起空腹食用。

［功效］温胃散寒，下气止痛。

［方解］荜茇性热味辛，有温中散寒、除胃冷、温下气、止呕、治水泻等作用。胡椒辛热，暖胃理气，除冷气，消寒痰，《本草纲目》称其“暖肠胃，除寒湿反胃”。因药性较热，故可散寒下气而治五脏寒冷、心腹疼痛、呕吐泄泻等。桂心性温，味苦而辛，善治腹内冷痛。由于三味药物均为辛热之品，与粳米同煮为粥，对于脾胃虚弱、寒冷伤及胃腑、饮食不佳者，可作为治疗膳食。

［适用范围］①脾胃虚寒，症见胃脘疼痛、胀满，呕吐稀涎，肠鸣泄泻。②作为胃、十二指肠溃疡，慢性结肠炎等疾病之辅助治疗。

［注意事项］①可以加入盐少许调味。②胃热口臭、大便干结者不宜服用。

三、猪脾粥

［方源］宋·苏颂等《本草图经》。

［原料］猪脾1个，粳米100克，党参15克，橘红6克，生姜、葱白、食盐各适量。

［制作］①生姜刮去皮，洗净，捣碎。②猪脾洗净，切薄片。③将党参、

粳米洗净，加水适量，煮沸后入生姜末、猪脾片，继续煮至米熟汤稠，下葱白、橘红，至粥成去橘红，加食盐调味即可。

［服法］每日分2次空腹服食。

［功效］补气，健脾，开胃。

［方解］猪脾又名联贴（《本草纲目》），性平味甘，能健脾胃，助消化，为治脾胃虚弱、食欲不振、消化不良之常用食品。党参性平味甘，既能补中益气，又可生津养血，对中气不足、食少便溏、肢体倦怠及肺气亏虚的气短声低、语言无力等症，乃是滋补佳品。现代实验证明，服用党参有兴奋作用，可使机体减轻疲乏之感；能增强单核——吞噬细胞的吞噬功能，以提高抗病能力，对于脾胃衰弱、消化吸收功能障碍所致的气虚症有较明显的治疗作用。橘红气香性温，能理气运脾，调中和胃。生姜温中开胃，能增进食欲，促进消化吸收。葱白能温通阳气，配伍生姜，对中阳不足的寒凝气滞、脘腹胀满尤为有效。粳米可益气补中。全方协同，补气健脾，兼可温中行气，宣通壅滞，增进食欲。

［适用范围］①年老体弱、幼儿、脾胃气弱之消化不良、食欲不振、脘腹胀满等。②体质虚弱之气短声低、四肢无力者。③平素容易感冒及患病者作为保健服用。

［注意事项］①对于体质极弱者，宜将党参换人参。②橘红、生姜、葱白皆属辛温之品，火热或阴虚者不宜服用。

四、大枣粥

［方源］宋·赵佶等《圣济总录》。

［原料］大枣15枚，粳米30克。

［制作］①将大枣洗净，去核。②大枣与粳米一同入锅煮为粥。

［服法］早、晚餐食用。

［功效］补和胃，益气生津。

［方解］大枣性温味甘，有益气生津、补益气血之功能，善治气血津液不足；还能补脾和胃，治胃虚食少，脾虚便溏。大枣因加工不同而有红枣、黑枣之分，入药一般用红枣，并以肉厚、汁满、核小、味甜者为佳。现代医学研究证明，大枣有保肝、增加肌力、催眠降压等作用，可改善肌体脏器尤其

是肝脏的功能，提高免疫力，从而有利于延长寿命。大枣煮粥，历来为群众所喜爱，在民间广为流传。亦有报道，每日进食3次大枣，每次10枚，至500～1000克，可治血小板减少性紫癜。对于中老年及体质虚弱者，经常服用大枣粥可起到增强食欲、补益身体、增加营养的作用。由于大枣粥有保护肝脏的功能，故对慢性肝炎患者也是一种良好的辅助膳食。

［适用范围］①脾胃虚弱之食少便溏。②气血不足之心悸怔忡，失眠多梦。③神经衰弱、贫血、血小板减少、慢性肝炎、过敏性紫癜的辅助治疗。

［注意事项］有痰湿、积滞虫病者不宜食用。

五、猪肚白术粥

［方源］宋·赵佶等《圣济总录》。

［原料］猪肚1个，白术60克，槟榔1枚，生姜15克，粳米50克，调味品适量。

［制作］①将猪肚洗净，切成小块。②猪肚与白术、槟榔、生姜同入锅加水煎煮，取汁去渣。③用汁熬粳米为粥，调味即可。

［服法］猪肚蘸酱油佐食米粥，早、晚各温服一次，3～5日为一疗程。间隔3日再进行下一疗程，病愈即可停服。

［功效］补中益气，健脾和胃。

［方解］猪肚性微温，味甘，能补虚损，健脾胃。《本草经疏》云："猪肚，为补脾胃之要品。主治虚弱，泄泻，下痢，消渴，小便频数，小儿疳积。"白术性温味甘，具有补脾益气、燥湿利水、固表止汗的作用。现代药理研究表明，本品能促进脾胃对水的排泄，亦可促进电解质，特别是钠的排出。因此中医临床常用于治疗脾胃气虚、食少便溏、消化不良、脘腹虚胀、大便不爽等症。槟榔又名大腹子，性温，味辛、苦，可消积行气，杀虫利水，是治疗食积气滞、腹胀便秘的良药。粳米、生姜温中和胃。以上五味合而为粥，既能补中益气，增强人体消化功能，又避免了滋补壅滞的弊端，是中气不足、脾胃虚弱患者的理想食疗粥谱。

［适用范围］①脾胃虚弱，症见食欲不振、脘腹虚胀、呕吐酸水、便溏泄泻、四肢烦热、肢软无力等。②小儿消化不良、食积不消、大便臭秽者。③胃溃疡、慢性胃炎、胃肠功能紊乱之辅助治疗。

［注意事项］①槟榔属破气耗气之品，所以用量不宜太大。②猪肚以黄中带白、有光泽、坚实而柔软、粘液多而无异味者为佳。③阴虚烦渴、气滞胀闷者忌服。

六、豆蔻粥

［方源］宋·赵佶等《圣济总录》。

［原料］肉豆蔻 3 克，粳米 30 克，生姜适量。

［制作］①将豆蔻、生姜研末待用。②将粳米洗净熬粥，开锅 10 分钟左右加入肉豆蔻、生姜末同煮成粥即可。

［服法］每日 1～2 次，早、晚餐服食。

［功效］健脾温胃，涩肠止泻，行气宽中。

［方解］肉豆蔻性温味辛，具有芳香之性，收敛之功。中医临床常用治脾胃虚寒引起的久泻不止、脱肛、脘腹胀痛、食欲不振、恶心呕吐等症，尤以治疗虚寒久泻而兼有寒湿气滞、腹胀呕吐者为佳。肉豆蔻为理脾开胃、消宿食、止泄泻之要药，生姜善于温中开胃，粳米益气补中，三物为粥，具有温而兼补、散中有敛、止泻而不碍气的特点。

［适用范围］①脾胃虚寒，久泻不止，脱肛。②胃寒气滞所致的脘腹胀痛、食欲不振、恶心呕吐等症。③慢性结肠炎、慢性痢疾等病症之辅助治疗。

［注意事项］①大剂量肉豆蔻对胃肠道有抑制作用，服用过量可致中毒，所以用量不可过大。②本方温涩性较强，凡急性胃肠炎及痢疾初起者忌用。

七、肉豆蔻莲子粥

［方源］宋·杨士瀛《仁斋直指方》。

［原料］肉豆蔻 5 克，莲子 60 克，大米、食盐各适量。

［制作］将肉豆蔻、莲子、大米洗净，放入锅内，加适量水煮粥，粥熟后加食盐调味即可。

［服法］早、晚餐服用。

［功效］温胃，健脾，行气，止呕。

［方解］肉豆蔻功能温中健胃，行气止痛。莲子性平味甘，功能养心益肾，健脾涩肠，固精气，强筋骨，补虚损。《本草纲目》记载它能治小便频

数、白浊遗精、小便赤浊、久痢噤口、脾泄肠滑、产后咳逆、眼赤作痛、小儿热渴、反胃吐食等症。

［适用范围］脾胃虚寒引起的胃痛、食纳不振、呕吐等。

八、草果羊肉粥

［方源］宋·赵佶等《圣济总录》

［原料］草果5个，肉桂10克，羊肉500克，豌豆500克，粳米50克，盐、香菜各适量。

［制作］①将羊肉洗净，放入沸水中焯一下，去掉血水。②豌豆去皮，捣碎。③将羊肉、草果、肉桂、豌豆末放入锅内，加水适量，用旺火煮沸后，改用小火熬成汤，捞出羊肉，去渣留汤。④将洗净的粳米下入汤内，加入少量盐，继续用小火熬成粥。

［服法］佐餐服食：食用时，在粥面上放香菜，将羊肉切块，盛入碗中，与粥一起食用。

［功效］补脾温中，顺气止痛。

［方解］草果性温味辛，功能燥湿温和，常用于治疗寒湿阻滞脾胃引起的脘腹胀痛、吐泻等症。肉桂性热，味辛、甘，可补火助阳，散寒止痛，温经通脉，为治疗沉寒痼冷的要药。豌豆性平味甘，功能和中下气，利小便，解疮毒，既可治糖尿病，又可治产后乳汁不下，以上三类易与补虚益气、温中暖下的羊肉煮成粥，具有补脾、温中、顺气的功效。

［适用范围］①身体虚弱、消瘦、体倦乏力、形寒背冷等。②脾胃虚寒之脘腹胀痛、呕吐、腹泻等。③产后乳汁稀少。④冬季作为御寒之品服用。

［注意事项］本粥辛热有余，不宜久服，中病即止。

九、茯苓粉粥

［方源］明·李时珍《本草纲目》。

［原料］茯苓粉30克，粳米30克，大枣7枚（去核），糖适量。

［制作］先煮粳米、大枣为粥，将熟时放入茯苓粉、糖，用筷搅匀即可。

［服法］早餐食用。

［功效］健脾和胃，利水消肿。

[方解] 茯苓性平，味甘而淡，其药性和缓，既能养心健脾，又能利水渗湿，且补而不峻，利而不猛，既能扶正，又可袪邪。脾虚湿盛者，用茯苓多有疗效，加粳米、大枣煮粥，和胃益气安中，是补益身体的好食品。食用茯苓粉粥对预防疾病、促进健康有很大的益处。

[适用范围] ①脾气不足引起的大便溏泄、小便不利、水肿、纳差、心悸失眠等。②老年性浮肿或肥胖症。③健康人保健服用。

[注意事项] 肾虚和小便量多者不宜服食。

十、干姜粥

[方源] 清・尤乘《寿世新编》。

[原料] 干姜1～3克，高良姜3克，粳米60克。

[制作] ①先煎干姜、高良姜，取汁，去渣。②药汁中加入粳米，同煮为粥。

[服法] 每口早、晚各1剂。

[功效] 温中和胃，祛寒止痛。

[方解] 腹痛吐泻有寒热虚实之分、气湿虫食之别。本方所治者系中焦阴寒内盛所致，方中干姜既是调味佐餐之品，又是温中袪寒之药，其性热味辛，善入脾胃；高良姜亦善于温散脾胃寒邪，止痛、止呕作用更为显著。二药配伍，即为《太平惠民和剂局方》中的二姜汤。该方温中之力虽强，但燥热之性较剧，且辛辣味颇重，若煮粥食用，则能扬其长处，避其短处，还能促进消化液分泌，增加食欲。

[适用范围] ①脾胃虚寒，脘腹冷痛，呕吐呃逆，泛吐清水。②脾胃虚寒之肠鸣腹泻。③体质偏寒、畏寒怕冷、四肢不温者保健服用。

[注意事项] ①对于久患胃虚寒之人，本方宜先从小剂量开始，逐渐增加，并坚持守方，方可收到良好效果。②热性疾病不宜服用。

十一、粟米粥

[方源] 清・章穆《饮食辨录》。

[原料] 粟米200克，大枣10枚，橘饼20克，白糖100克。

[制作] ①将大枣去核洗净。②橘饼切成小块。③将粟米簸去糠皮杂物，淘洗2次，加入适量水烧开后改为小火煮熬，待米烂熟时将大枣与橘饼加入

粥中，拌入适量白糖，再稍煮片刻即成。

[服法] 早、晚餐服食。

[功效] 健脾养胃，益气清热，通利小便。

[方解] 粟米也称小米、黍谷等，性凉，味甘、咸，可以健脾胃，补虚损，清虚热。清代名医王孟英说："粟米，功与籼、秫二米略同，而性较凉，患者食之为宜。"据《本草纲目》记载，粟米"煮粥食益丹田，补虚损，开肠胃"。又因粟米性凉，能清热止渴，故粟米粥是脾胃虚弱及肾虚消渴者的理想饮食。大枣可温中健脾，与粟米、橘饼、白糖同用，既可使味道鲜美，又补而不腻，是难得的滋补佳品。

[适用范围] ①脾胃虚弱，食少反胃，大便不畅。②小儿脾虚泄泻，消化不良。③作为糖尿病患者之辅助治疗。④健康人保健服用。

[注意事项] 陈粟米性寒味苦，故糖尿病属胃热消渴者选用陈粟米效果较好。

十二、薯蓣半夏粥

[方源] 近代·张锡纯《医学衷中参西录》。

[原料] 生山药 30 克，清半夏 30 克，白糖适量。

[制作] ①将山药研成细末备用。②将半夏用微量的水淘洗数次，用饭锅煎取清汤约 700 毫升，去渣取汁。③药汁中调入山药细末，再煮三沸，其粥即成，入白糖调味。

[服法] 呕吐时服用，不拘时间。

[功效] 健脾和胃，降逆止呕。

[方解] 山药又名薯蓣。呕吐多因脾胃不和，胃气上冲所致，服用薯蓣半夏粥可达到降逆止呕的作用。因为呕吐之人饮水易吐，食粥则能借粥稠粘留滞之力而止呕。半夏为降逆止呕之主药，山药又有健脾益气之功效，二者做粥服食，粥能滞留胃腑，以使药力充分发挥作用，故对恶闻药味的呕吐者尤为适宜。

[适用范围] ①脾胃虚弱引起的气逆上冲，呕吐频作，尤其是闻药气则呕吐更甚，诸药不能咽下者。②胃气不和之呃逆嗳气。③消化功能低下者保健服用。

[注意事项] 如胃虚偏寒者，可用粥送服干姜细末 2 克/天，其降逆止呕作用更强。

第七节 消食理气药粥

凡以消食理气药物和食物为主组成的药粥，称为消食理气药粥。本类药粥适用于食积之症的辅助治疗。食积之症表现为胸脘痞闷、嗳腐吞酸、恶食呕逆、腹痛泄泻等，常用消食理气的方法治疗。

一、槟榔粥

［方源］宋·赵佶等《圣济总录》。

［原料］槟榔 10～15 克，粳米 30～60 克。

［制作］①先将槟榔切片煎汁，去渣。②药汁中加入粳米，煮成稀粥。

［服法］每日 1～2 次，空腹服用。

［功效］消食导滞，行气除胀。

［方解］槟榔功能消饮食，导积滞，行气除胀，用之得当，能促进胃粘膜分泌，从而达到消食健胃的目的。又因其能增强胃肠的蠕动，一方面有利于胃肠积气的排除，以消除胀满；另一方面导致轻泻，以排泄肠道有害之物，有利于胃肠功能恢复。槟榔作用较峻，虽无毒性，但毕竟属于“破气伤正”之药，易于损耗人体正气。方中与粳米配伍，煮粥食用，既可消积导滞，又可调养胃气，二者相辅相成，消导而不破伤，故有较好疗效。

［适用范围］①食积气滞，脘腹胀痛，大便不爽。②槟榔尚有利水除湿之效，故本方对湿浊下注之脚气肿痛、心腹满闷者亦可使用。③槟榔重用，又为广谱驱肠虫药。若槟榔用至 15～20 克，可用于肠道寄生虫病。

［注意事项］①本方只宜暂用，不宜久服，一般 2～3 日为一疗程。②脾胃气虚、腹泻者不宜服用。

二、曲米粥

［方源］明·刘伯温《多能鄙事》。

［原料］神曲 15 克，粳米 60 克。

［制作］①将神曲捣碎，煎取药汁后去渣。②用药汁加洗净的粳米熬粥

即可。

［服法］早、晚餐服食。

［功效］开胃，理气，消食。

［方解］曲米粥是选用中药神曲入粳米为粥。神曲是白面和其他药物混合后经发酵而成的加工品，中医又称六神曲。其性温，味甘而辛，具有消食和胃、理气消积之效，临床常用于食积不化、脘腹胀满、不思饮食及肠鸣泄泻等症。药理研究认为，神曲借其发酵作用能促进脾胃消化功能，故曲米粥可作为食积患者食疗之用。

［适用范围］①老年人消化功能低下，饮食不消。②小儿消化不良。③一切饮食积滞之症。

［注意事项］①神曲的制作方法为：将大量麦粉、麸皮与杏仁泥、赤豆粉以及鲜青蒿、鲜苍耳、鲜辣蓼自然汁混合拌匀，使不干不湿，做成小块，放入筐内，覆以麻叶或楮叶保温发酵 1 周，长出菌丝（生黄衣）后，取出晒干即成。②脾胃虚弱、大便溏泄者可以加入白术等健脾药。

三、大麦粥

［方源］清·章穆《饮食辨录》。

［原料］大麦 60 克。

［制作］先将大麦碾去外壳，破米，洗净，如常法以水煮粥。

［服法］作早餐，经常食用。

［功效］健脾和胃，理气消食，止渴除烦。

［方解］大麦和胃宽肠，利水，以此做粥有补虚弱、益五脏、化谷消食的作用，并可促进血液循环，养颜益寿，乌发不白。《食鉴本草》云："久食多，方健行，头发不白，又治蛊胀，大麦消积健胃宽中"。大麦粥补脾消食，理气消积，能助胃气而资健运，对脾胃气虚而致饮食不化、脘腹胀满、少食、不欲饮者，皆可以大麦粥作为辅助治疗的膳食佳品。

［适用范围］①消化不良，胸膈胀闷，腹部胀满，呕吐泻痢。②体质虚弱，大便秘结。③作为心血管患者的保健食品。④经常服食，能养颜排毒，减肥健美。

四、莱菔子粥

［方源］清·尤乘《寿世青编》。

［原料］莱菔子 15 克，粳米 50 克。

［制作］①将莱菔子、粳米淘洗干净。②煮粳米做粥如常法，粥将熟时放入莱菔子至粥熟。

［服法］可作早、晚餐，温热服食。

［功效］化痰平喘，消食理气。

［方解］莱菔子又称萝卜子，有调和脾胃、下气定喘、消食化痰的作用，善治咳嗽痰喘、食积气滞、胸闷腹胀、下痢后重等症。其消食祛痰的作用的力量比萝卜强，《丹溪心法》云："莱菔子治痰，有推墙倒壁之功。"《食医心鉴》亦云："治积年上气咳嗽，多痰喘促，唾脓血"。用莱菔子与粳米煮粥，《老老恒言》谓之："莱菔子粥治气喘，兼化食除胀，利大小肠，止气痛。"因此，凡属痰食积滞的咳喘，过饱厌食者，均可服食此粥。

［适用范围］①咳嗽多痰、胸闷气喘等，如肺炎、慢性支气管炎、支气管哮喘、肺气肿等病症。②饮食积滞、消化不良、不思饮食、嗳气嘈杂、食滞腹痛、大便不爽等。

［注意事项］因莱菔子破气之力较强，故体弱气虚者不可多服、久服此粥。即使要用，其量宜。

五、橘皮粥

［方源］清·章穆《饮食辨录》。

［原料］橘皮 10 克（或蜜饯橘饼 1 个），粳米 50 克。

［制作］①橘皮研为细末（或将橘饼切碎）。②粳米洗净，煮米做粥，将熟时放入橘皮末（或橘饼末）同煮为粥。

［服法］早、晚餐食用。

［功效］健脾消食，理气开胃。

［方解］橘皮性温，味辛而苦，有理气开胃、健脾益气、导滞消痰的作用。《本草纲目》中说："橘皮，苦能泄燥，辛能散，温能和。其治百病，总是取其理气燥湿之功。"《医林纂要》云："橘皮，上则泻肺邪；中则燥脾湿，

和中气；下则舒肝木，润肾命。主于顷气，消痰，去郁。”因此、橘皮常用于治疗肝郁气滞或脾不健运所致的食滞胀痛、嘈杂吞酸、呕吐以及咳嗽痰多等症。

［适用范围］①食滞胀满、脘腹气痛、不思饮食、呕吐等。②咳嗽痰多。③作为消化不良的辅助治疗。

［注意事项］干咳无痰者不宜服食。

六、砂仁粥

［方源］清·曹廷栋《老老恒言》。

［原料］砂仁 10 克，粳米 30 克。

［制作］①将砂仁研为细末。②粳米为按常法煮粥，粥将熟时放入砂仁末，再煮一沸即可。

［服法］早、晚餐温热服食。

［功效］行气和中，开胃消食，安胎。

［方解］砂仁性温味辛，有行气和中、开胃健脾消食的功用。《本草纲目》中云：“砂仁补肺醒脾，养胃益肾，理元气，通滞气，散寒，气胀痞，噎嗝呕吐。”《老老恒言》中亦云：“砂仁粥治呕吐，腹中虚痛，兼治上气咳逆，胀痞，醒脾胃，通滞气，散寒饮，温肝肾，炒去翳研末点入粥。”临床多用于消化不良引起的食欲不振、脘腹胀满以及脾虚寒湿引起的泻痢，是一味理气开胃的药物：其性温而又不燥烈，故在妊娠时期出现胸腹满闷、胎动不安时，可起到开胃安胎的作用。用砂仁同粳米煮粥，可作为消化功能虚弱者的一种辅助食疗之品。

［适用范围］①湿阻中焦及脾胃气滞之胸脘胀满、胃纳欠佳、食滞不化、气逆呕吐等。②脾胃虚寒之腹痛泄泻。③妊娠胎动不安，恶心呕吐。

［注意事项］阴虚有热者不宜服用。

七、鸡内金粥

［方源］清·尤乘《寿世新编》。

［原料］鸡内金 5 克，粳米 100 克。

［制作］①将鸡内金用小火炒至黄褐色，研细粉备用。②粳米加水 500 毫

升，煮至米开花。③兑入药粉，再煮2～3沸即可。

［服法］每日早、晚空腹温热服食。

［功效］健脾益胃，消食化积。

［方解］鸡内金性平味甘，功专健脾益胃，消食化积，主治食积不化、脘胀腹满、小儿疳积、遗尿遗精等症。《医学衷中参西录》中称："鸡内金不但能消脾胃之积，无论脏腑何处有积，鸡内金均能消之。"药理研究证明，鸡内金含胃激素、消化酶等，可使胃液及胃酸分泌量增加，胃的蠕动增强，胃内容物的排空加快，故能消食化积。粳米能补中益气，与鸡内金同煮为粥，对脾胃素虚、饮食不节、食滞胃脘之胃痛有显著疗效，对小儿伤食胃痛尤宜。

［适用范围］①脾胃伤食之胃痛、脘腹胀满、嗳腐吞酸，或吐未消化食物。②腹胀痛，矢气后痛减，大便不爽。③作为消化性溃疡患者的辅助食品。

［注意事项］炒鸡内金时最好用铁砂拌炒，这样既可避免鸡内金炒焦，又可使其发胖。

第八节 润肠通便药粥

凡以润肠通便药物和食物为主制成的药粥，称为润肠通便药粥。此类药粥能润燥滑肠，促使大便排出，适用于肠燥便秘病症的辅助治疗。若肠燥因于热邪伤津，或素体火盛所致，常用润肠药物如或火麻仁、杏仁、郁李仁等配合清热药物组成药粥；若因于肾阳不足，或病后肾虚所引起的，常用润肠药物配合温补肾阳的药物组成药粥。这样才能更加切中病情，提高疗效。

一、郁李仁粥

［方源］唐·昝殷《食医心鉴》。

［原料］郁李仁15克，葱白5根，粳米30～60克。

［制作］①先将郁李仁捣烂如泥，水研并绞取药汁；或捣烂后煎取药汁，去渣。②药汁中加入粳米煮粥即可。

［服法］早、晚餐食用。

［功效］润肠通便，利水退肿。

［方解］郁李仁具有甘润滑利之性，善导大小肠之秘结，功能润肠通便，利水退肿。《神农本草经》认为其能治疗“大腹水肿，面目、四肢浮肿，利小便水道”。因其富含油脂，有润肠通便之力，但其仅能逐邪治标，不具滋养补益之力。若用量稍大，可出现较明显的泻下或利尿作用，使体内蓄积的水湿经由二便排出，故对水肿胀满、脚气肿痛具有治疗效果。本品单用对胃肠道有一定的刺激性，有时可引起腹痛；若与粳米煮粥，既可减轻刺激，缓和药力，又可扶助胃气，使之泻而不伤，攻而不过。

［适用范围］①肠燥便秘，如习惯性便秘、老年人便秘等。②作为引起水肿胀满诸病的辅助治疗。

［注意事项］①郁李仁的用量可以根据病情轻重稍作调整。②本方作用较强，一般不宜连续服用。③孕妇应忌用。

二、紫苏麻仁粥

［方源］元·朱震亨《丹溪心法》。

［原料］紫苏子 12 克，火麻仁 12 克，粳米 100 克，盐、味精各少许。

［制作］①将紫苏子、火麻仁洗净研细，再以水煎取汁。②将药汁与粳米一同入锅，加适量水烧开，小火慢煮，至米熟粥成，调入盐、味精即可。

［服法］不拘时温服。

［功效］润肠通便。

［方解］紫苏子又名苏子，性温味辛，无毒，含有脂肪油和维生素 B_1 等成分，有滑肠下气、滋养补虚的功用。火麻仁又名麻子仁，性平味甘，体润多脂，含丰富的维生素，能刺激肠粘膜分泌粘液，使肠蠕动加快，故可以润肠通便。两药入米为粥，既能通便，又善补气养胃，正适宜于体弱津枯、肠燥便秘者，故临床常用。

［适用范围］老人、孕妇、产妇、病后或体弱者大便不通，燥结难解。

［注意事项］脾虚腹泻者忌服。

三、松子仁粥

［方源］明·李时珍《本草纲目》。

［原料］松子仁 30 克，粳米 60 克，葱白 5 根，白糖适量。

［制作］①粳米如常法煮粥。②粥将熟时，放入松子仁、葱白煮至粥成，加糖即可。

［服法］早、晚空腹食用。

［功效］补益润肠，滋阴养液。

［方解］松子仁有滋润五脏的作用，如《开宝本草》记载其“润五脏，不饥”，《日华子本草》记载可“润皮肤，肥五脏”。故对老年体弱者有耐饥、温胃、通肠、滋补、强健的作用。松子仁甘温，功专润燥，不仅有温润肠胃的作用，还可用于肺燥咳嗽。《外台秘要》载有“风髓汤”治疗便秘：松子仁 30 克，胡桃仁 80 克，研膏用熟蜜拌之，每服 6 克，沸汤送服，疗效颇佳。可见松子仁粥是一剂平和的营养补品，多脂滋润，可长久服用。

［适用范围］①老年人便秘、产后便秘以及血虚、阴虚引起的大便干燥。②肺燥咳嗽痰少。③病后体虚、皮肤干燥等。

［注意事项］①大便溏泄者不宜服用。②咳嗽痰多者禁服。

第九节　润肺化痰药粥

凡以润肺化痰药物和食物为主制成的药粥，称为润肺化痰药粥。本类药粥适用于燥痰病症的辅助治疗，如表现为痰稠而粘、咳之不爽，咽喉干燥，甚则呛咳、声音嘶哑等。常选用贝母、瓜蒌、黑木耳、百合等润肺化痰的药物进行治疗或制成药粥辅助治疗。

一、枇杷叶生姜粥

［方源］宋·赵佶等《圣济总录》。

［原料］炙枇杷叶 15 克，生姜 15 克，大米 60 克，油、食盐各适量。

［制作］①将生姜切片，炙枇杷叶洗净。②生姜片、枇杷叶与大米入锅内，加水适量煮粥，待熟时加入油、食盐调味即可。

［服法］不拘时温服。

［功效］健脾开胃，祛痰止咳，宣肺降气。

［方解］枇杷叶性微寒，味苦，内含挥发油、苦杏仁甙等成分，有化痰止咳、降气和胃止呕的作用。《滇南本草》云它能“止嗽，消痰定喘，能断痰丝，化顽痰，散吼喘，止气促”。生姜性温，味辛，内含挥发油等成分，有发表散寒、益脾胃、止呕开痰的功能。生姜、枇杷叶与米煮粥，不仅补益脾胃，而且降气化痰。

［适用范围］①慢性支气管炎之咳嗽痰稠，胸闷气急等。②胃气上逆之呕吐，食欲不振等。

［注意事项］干咳无痰者慎服。

二、杏仁粥

［方源］宋·王怀隐等《太平圣惠方》。

［原料］杏仁21枚，粳米30～60克，大枣7枚，桑白皮60克，生姜2片，牛乳30毫升。

［制作］①杏仁去皮尖，研成泥状，调入牛乳，绞取汁液。②大枣去核。③大枣、桑白皮、生姜共用水煎取汁。④以药汁入粳米煮粥，临熟时入杏仁汁，再稍煮即成。

［服法］每日分数次服食。

［功效］清热止咳，降气平喘。

［方解］杏仁善能宣降肺气以止咳平喘，为治咳嗽之要药，因配伍不同，广泛用于各种咳嗽症。杏仁有苦、甜两种，苦杏仁长于宣泄，多用于外感实症；甜杏仁长于滋润，多用于肺虚劳嗽。本方所用杏仁，可因人因症选择。桑白皮有泻肺热、降气平喘的作用，与杏仁同用，相辅相成，对肺热咳嗽、气喘之疗效尤甚。

［适用范围］①咳嗽、喘息、痰多者食疗应用。②杏仁兼可润肠，故本方对燥咳伴有便秘者更为适合，如秋燥咳嗽等。

［注意事项］①苦杏仁有小毒，食用不可过量。②脾虚腹泻者不宜服用。

三、真君粥

［方源］宋·林洪《山家清供》。

［原料］杏子10枚，粳米30～60克，冰糖适量。

［制作］①选用成熟新鲜杏子，洗净后煮烂去核。②粳米如常法煮粥，待粥将成时，加入杏子肉、冰糖，再煮1～2沸即可。

［服法］每日分2次空腹服食。

［功效］止咳平喘，润肺生津。

［方解］本方所主之咳嗽，为燥热灼伤肺胃津液而致，治宜清润肺胃，止咳平喘。方中杏子为杏或山杏的果实。功能润肺止咳，生津止渴，但以止咳为主，故咳逆不已而略兼燥热者，宜用本品。古人认为："杏实生食，多伤筋骨"，以之与粳米煮粥，则易见功而不易致害。

［适用范围］①燥热伤肺，咳嗽喘急。②胃燥之口干烦渴，食纳不佳。

［注意事项］同杏仁粥。

四、苏子粥

［方源］明·李时珍《本草纲目》。

［原料］紫苏子10克，粳米100克。

［制作］①将紫苏子捣为泥，入砂锅内，加水200毫升，煎取100毫升，过滤去渣取汁。②将粳米洗净入锅，加水500毫升，煮为稀粥，对入紫苏子汁，再煮开1～2沸即可。

［服法］每日早、晚温热服食。

［功效］降气定喘，化痰止咳。

［方解］紫苏子性温味辛，有止咳平喘、润肠通便的作用。《日华子本草》谓其"止嗽，润心肺，消痰气"。《本经逢原》称其"性能下气，故胸膈不利者宜之，为除喘定喘，消痰顺气之良剂"。粳米可健脾补中，脾土健旺，则痰液消除，痰去则喘平。历代医家的实践都证实，苏子粥确属止喘的良粥，对老年人及儿童的脾虚痰浊喘嗽尤为适宜。

［适用范围］①痰浊阻肺之实喘，症见喘而胸闷，甚则胸盈仰息，咳痰多粘腻色白，咳吐不利，兼有呕恶纳呆、口粘不渴、苔厚腻色白、脉滑等症。②慢性支气管炎、支气管哮喘等病症之辅助治疗。

［注意事项］①紫苏子性主疏泄，故气虚久嗽或阴虚喘咳者不宜服用。②脾虚便溏者忌服。

五、猪肺粥

［方源］明·戴原礼《证治要诀》。

［原料］猪肺 500 克，粳米 100 克，薏苡仁 50 克，葱、姜、盐各适量。

［制作］①将猪肺洗净，放入水中，加葱、姜、盐，数沸后捞出，切丁。②猪肺丁同粳米、薏苡仁一起入锅煮粥，小火煨炖，至米熟烂即可。

［服法］早、晚服食。经常食用效果更佳。

［功效］补脾肺，止咳喘。

［方解］猪肺性平味甘，补肺，止虚嗽。《本草纲目》中云："疗肺虚咳嗽，嗽血"。《随息居饮食谱》中云："治肺痿咳血，上消诸症"。《证治要诀》记载："治肺虚咳嗽，猪肺一具，切片，芝麻油炒熟，同粥食。亦可用薏苡仁研细末，煮猪肺以蘸食之，治嗽血肺损。"因此，治疗久病咳喘不愈、肺痿咯血等病，服食猪肺粥，可作辅助治疗。

［适用范围］①慢性咳喘，痰多或咯血，如肺结核、慢性支气管炎、肺源性心脏病、支气管扩张等。②健康人保健服用。

［注意事项］感冒咳嗽不宜服用。

六、枇杷叶粥

［方源］清·曹廷栋《老老恒言》。

［原料］鲜枇杷叶 30 克（或干品 10 克），粳米 30～60 克，冰糖少许。

［制作］①将枇杷叶刷去背面绒毛，切细，煎煮取汁，去渣。②以药汁入粳米煮粥，粥成后加入冰糖。

［服法］每日分 2 次温服。

［功效］清肺降逆，化痰止咳。

［方解］枇杷叶泻热苦降，既能清肺气而止咳，又可降胃气而止呕嗽、呕吐、呃逆都可应用，因此它是一味止咳止呕的常用药物。

［适用范围］①肺热或痰热咳嗽，如急性支气管炎、肺炎、肺脓肿等。②胃热呕逆，大便干结。

［注意事项］①最好将枇杷叶布包入煎，避免其绒毛刺激咽喉作痒。②脾虚腹泻者不宜服用。

七、百合粥

［方源］清·黄云鹄《粥谱》。

［原料］干百合 30 克，粳米 60 克，白糖适量。

［制作］将干百合、粳米分别淘洗干净，放入锅内，加清水上火烧开，熬煮成粥后加入白糖即成。

［服法］作早餐或点心服食。

［功效］补肺止嗽，镇静止咳，养阴清热。

［方解］百合性平味甘，内含蛋白质、脂肪、淀粉、无机盐等成分，《本草纲目》与《太平圣惠方》均载其有滋养之功。用其制粥，营养丰富。

［适用范围］①肺部疾病，如肺结核之咳嗽咯血，慢性支气管炎、肺气肿之久咳不愈等。②神经衰弱、失眠、面容憔悴者，以及妇女更年期综合症、神经官能症等。

［注意事项］体质虚寒者不宜服用。

八、白果粥

［方源］清·黄云鹄《粥谱》。

［原料］白果仁 15 克，粳米 60 克，白糖、桂花卤各适量。

［制作］①白果仁放入锅内，加热碱水反复刷去软皮，洗净；重新入锅用小火煮熟，捞出，滤净水分。②粳米淘洗干净，下锅加水上火烧开，加入白果仁、白糖煮成粥，浇上桂花卤即可。

［服法］作早餐或点心服食。

［功效］止咳平喘，固肾补肺。

［方解］白果食药兼备，性平，味甘、苦、涩，有小毒，内含蛋白质、糖类、脂肪、钙、磷、铁、胡萝卜素、维生素 B_2 以及多种氨基酸、微量元素等营养成分。白果不仅有止咳降气、化湿除痰的作用，还能治疗遗精遗尿、小便频数、白带过多等疾病，生吃可以解酒毒。《粥谱》云："白果粥温肺益气，定喘嗽，缩小便，止白浊肠风。"

［适用范围］①肺病咳嗽及气管炎咳嗽等症。②作为遗精遗尿、小便频数、白带过多等病症的食疗之品。

［注意事项］白果含白果酸，过食可以引起中毒，所以也不宜多食及生食。一旦中毒可用白果壳或甘草水煎内服解毒。

九、橄榄粥

［方源］清·黄云鹄《粥谱》。

［原料］橄榄肉10个，白萝卜1个，粳米60克，白糖适量。

［制作］①将橄榄肉、白萝卜分别洗净，剁成碎米粒大小。②粳米淘洗干净，下锅加清水上火烧开，入橄榄粒、萝卜粒、白糖，共熬成粥。

［服法］作早餐或点心服食。

［功效］清热解毒，生津止渴，清肺利咽。

［方解］橄榄又名青果，性平，味甘而涩酸，为清解之品，以清香粒小为佳。《本草经疏》云："橄榄，肺胃家果也。能生津液，酒后嚼之不渴，故主消酒；甘能解毒，故疗鯸鲐毒，鯸鲐即河豚也。"橄榄核还能疗鱼积，化骨鲠，烧核研末可治便血、尿血及小便淋沥不尽；又因含钙丰富，且易为机体吸收，故又为妊娠呕吐的良药。

［适用范围］①咽喉肿痛，喉痒咳嗽。②作为白喉、流行性感冒、百日咳等疾病的辅助治疗。③解酒毒、河豚中毒等。④妊娠呕吐。

［注意事项］脾胃虚寒、大便溏泄者慎用。

第十节　利水渗湿药粥

凡以利水渗湿药物和食物组成的药粥，称为利水渗湿药粥。本类药粥适用于水湿壅盛病症的辅助治疗。水湿壅盛表现为小便短少甚至不通、淋涩浊滞、水肿、大便泄泻等。

一、赤豆茅根粥

［方源］梁·陶弘景《补缺肘后百一方》。

［原料］鲜茅根100克，粳米250克，赤豆50克。

［制作］①将鲜茅根洗净，入砂锅内，加清水1000毫升，煎至700毫升，

去渣取汁。②药汁中加入赤豆、粳米，煮成粥即可。

［服法］每日2次，温热服食。

［功效］清热解毒，凉血止血，利尿消肿。

［方解］茅根性寒味甘，能清热凉血，对于血热引起的诸多出血症，如吐血、衄血、下血、便血等，均有一定的治疗。与清热解毒、利水消肿的赤豆同用，对水肿、小便不利疗效更佳；与补益脾胃的粳米煮成粥食，不仅利于肠胃，而且可以凉血止血，利水除湿，使血热、热毒、水湿等从小便排出。因此对急、慢性肾炎，泌尿系感染，肝病腹水，下肢水肿而小便不利者，是理想的辅助食品。

［适用范围］①急、慢性肾炎之水肿。②黄疸以及肝硬化腹水。③泌尿系感染引起的小便不利、淋沥涩痛、尿中带血或夹有沙石等。④尿路结石之尿道刺痛窘迫、小腹拘急，或腰腹绞痛难忍、腰膝酸软、神疲乏力等。⑤作为过敏性紫癜、系统性红斑狼疮等患者的食疗之用。⑥热性体质之小便黄赤、短少。

［注意事项］①脾胃虚寒、大便溏薄者忌用。②老年人肾虚引起的小便频数者不宜服用。

二、青小豆粥

［方源］唐·昝殷《食医心鉴》。

［原料］青小豆50克，小麦50克，通草5克。

［制作］①将上述物品洗净。②以水煮通草取汁，去渣。③用通草汁煮青小豆、小麦作粥，亦可加入白糖少许。

［服法］早、晚餐食用。

［功效］清热利湿，通利小便。

［方解］青小豆即大豆之色青者，俗称青毛豆，嫩时剥皮而为菜肴，味极鲜美。青小豆性平味甘，常作食品之用，具有补肝养胃、利水解毒之功，与小麦、通草同煮为粥，主要是取通草清热利湿、通淋利尿的作用。故凡体质较虚、胃纳不佳之水肿、尿少以及淋病患者均可服食此粥。

［适用范围］①体内热重，小便短赤，口舌生疮。②作为泌尿系统炎症之辅助治疗。③作为水肿患者之辅助治疗。

［注意事项］大便干结者不宜服用。

三、榆皮粥

［方源］唐·孙思邈《千金要方》。

［原料］新鲜榆皮10克，粳米30克，冰糖适量。

［制作］先将榆皮煎煮，去渣留汁，再加入洗净的粳米、冰糖，熬粥即可。

［服法］早、晚餐服用。

［功效］利水，通淋，消肿。

［方解］榆皮性平味甘，具有利水、通淋、消肿等功效。《本经》云："主大小便不通，利水道，除邪气"。《本草纲目》云："榆皮、榆叶性皆滑利下降，故大小便不通、五淋肿满、咳嗽不眠诸症宜之。"因此，临床使用本品治疗小便不通、淋浊、水肿、痈疽发背、丹毒、疥癣等疾病。榆皮利水而消肿的功用早在《备急方》中就有记载，谓其"治身体暴肿，同米煮食，小便不利，立愈"。

［适用范围］小便不利，淋浊，水肿。

［注意事项］脾胃虚寒者不宜服用。

四、车前草粥

［方源］宋·赵佶等《圣济总录》。

［原料］鲜车前草50克，葱白1根，粳米50克。

［制作］方法一：①将车前草、葱白煮取药汁。②用药汁熬粳米为粥。

方法二：①将车前草、葱白用刀切碎。②车前草、葱白末与粳米一同入锅煮粥。

［服法］每日早、晚食用。

［功效］利水，清热，明目，祛痰。

［方解］民间至今有取车前草做菜服食的习惯。车前草性寒味甘，具有清热、利水、祛痰、明目的作用，常用于湿热水肿，湿热淋症，亦常用其治疗湿盛引起的泄泻、热痢等，即所谓"利小便以实大便"。此外，车前草还常用于清肝火，泻肺热，治疗肝热目赤肿痛、高血压、肺热咳痰等。车前草粥取

车前草为君，又加善通阳气的葱白以通利二便，调和粥味，使其功效更强，味道也变得较为适口，因而是上下多种疾病的食疗辅方。

［适用范围］①膀胱炎、尿道炎症引起的小便不利、淋沥涩痛或尿中带血等症。②急性肠炎、痢疾等引起的热痢、泄泻等。③肝火旺所致的鼻衄、目赤肿痛或眼目昏花。④作为急性肝炎、急性肾炎患者的食疗之用。⑤肺热咳嗽、扁桃体肿大以及皮肤疮疡等症。

［注意事项］因车前草属甘滑通利之品，而且性寒，易伤胃气，故孕妇、遗精、滑精、遗尿者自当慎用，以防助病伤正，反而有害健康。

五、车前子粥

［方源］元·邹铉《寿亲养老新书》。

［原料］车前子15克，粳米30克。

［制作］将车前子布包，入锅加水煎汁后，取汁与粳米同煮为粥即可。

［服法］早、晚餐服食。

［功效］利水通淋，止泻，清肝明目。

［方解］车前子性寒味甘，是一味利尿药，对于小便不畅引起的各种症状均有较好的疗效。《神农本草经》记载："主气癃，止痛，利水，通小便，除湿痹，久服轻身耐老"。车前子除治小便不利病症以外，还能清肝明目，除眼疾疼痛，如《名医别录》有"明目疗赤痛"的记载。用车前子煮粥也同样具有利水、清热、明目的效果。《寿亲养老新书》中云："老人淋痛，身体热甚，车前子五合，绵裹煮汁入青粱米四合，煮粥食，常服明目。"

［适用范围］①小便不利，溺赤淋沥，尿少涩痛，大便泄泻。②肝火偏旺，目赤肿痛。③作为高血压、浮肿、尿道炎、膀胱炎等病症之辅助治疗。

［注意事项］肾阳不足所致慢性腹泻、遗精者慎服。

六、滑石粥

［方源］元·邹铉《寿亲养老新书》。

［原料］滑石30克，瞿麦10克，粳米30～60克。

［制作］①先将滑石用布包扎。②药包与瞿麦同入水中煎煮，取汁，去渣。③药汁中加入粳米煮稀粥。

［服法］空腹服用。

［功效］清利湿热，利水通淋。

［方解］滑石除能清热解暑之外，还长于利水通淋，滑利下窍，故《本草纲目》云："滑石利窍，不独小便也，上能利毛腠之窍，下能利精尿之窍。"近代名医张锡纯也说："因热小便不利者，滑石最为要药。"用治热淋、沙淋、血淋，均有良效。瞿麦无臭味淡，药性苦寒，功能利水，清热，通淋，《本草备要》谓其"降心火，利小肠，逐膀胱邪热，为治淋要药"。方中二味煮粥，不仅利水通淋力强，且无苦寒伤胃之虞。

［适用范围］湿热下注所致的淋症，如膀胱炎、尿道炎、肾盂肾炎等，症见小便不利，尿频尿急，淋沥灼痛。

［注意事项］①本药粥兼有活血化瘀作用，孕妇忌用。②虚寒症者不宜服用。

七、鲤鱼汁粥

［方源］明·李时珍《本草纲目》。

［原料］鲤鱼 1 尾（500 克左右），糯米 30 克，葱白、豆豉各适量。

［制作］①将鲤鱼洗净，去肠杂及鳃，入锅用水煮熟后，滤取鲤鱼汤汁。②在鱼汤中加糯米及葱白、豆豉，同煮成粥即可。

［服法］早、晚餐温热服食。

［功效］利水消肿。

［方解］鲤鱼肉厚嫩味美，为河鱼中之佳品，其性平味甘，有滋阴利水之功效。古书记载，鲤鱼粥治疗水肿、黄疸、反胃，功专下水气，利小便；治疗妊娠水肿；又可治咳嗽。《本草纲目》中记载，鲤鱼"煮食，下水气，利小便，烧未能发汗，定气喘、咳嗽，下乳汁，消肿"。对于体质虚弱出现水肿者，服食鲤鱼粥或鲤鱼汤，除能辅助治疗外，还能滋补身体。

［适用范围］①妊娠水肿，小便不利，体乏无力。②慢性肾炎，小便不利，水肿。③常人的补益服食。

［注意事项］鲤鱼属于发物，痈毒疮疡以及皮肤过敏者不宜服用。

八、薏米粥

［方源］明·李时珍《本草纲目》。

［原料］薏苡仁 100 克，白糖适量。

［制作］①选择粒大、饱满、色白、完整的上等薏苡仁，洗净，置于锅内，放适量水烧开，再用小火煮熬。②待薏苡仁烂熟后，加入白糖即可。

［服法］早餐服食。

［功效］持水渗湿，清肺除热，健脾止泻。

［方解］薏苡仁又称薏米，性凉，味甘、淡，具有渗湿利尿的作用，故可治疗小便不利，亦可清热。《本草纲目》云："薏苡仁阳明药也，能健脾益胃，虚则补其母；故肺痿肺痈用之，能胜水除湿，故泄利水肿用之。"近年有学者研究发现，薏苡仁有抑制癌细胞生长及损害作用，可见其功效多，作用大，长期服用能健脾益胃，除湿祛病。

［适用范围］①脾虚泄泻，食欲不振。②风湿痹痛，筋脉拘挛，屈伸不利。③各种水肿，如胃中积水、胸腔积液、肺水肿、下肢浮肿等。④慢性胃肠病、消化性溃疡等病症。⑤健康人保健服。

第十一节 解表发散药粥

凡以发散表邪、解除表症为主要作用的药物和食物制成的药粥，称为解表发散药粥。本类药粥既可用于风寒感冒，亦可用于风热感冒，应根据适用范围选择适合自己的药粥，灵活运用。应用本类药粥时还要注意不可过量或使用过久，中病即止，因为汗出太多会损伤津液、阳气，影响康复。

一、防风粥

［方源］唐·孙思邈《千金要方》。

［原料］防风 10 克，葱白 2 根，粳米 30～60 克。

［制作］①以防风、葱白水煎取汁，去渣。②用粳米煮粥，待粥将熟时加入药汁，煮成稀粥即可。

［服法］趁热一次服完。

［功效］祛风解表，散寒止痛。

［方解］本方所主之症，为外感风寒夹湿所致。方中防风性微温，味辛而甘，既能祛风解表，又可胜湿止痛，为治疗风寒湿邪犯人，“一身尽痛”的要药。防风味甘而质润，微温而不燥，作用缓和，素有“风药中润剂”之称，方中辅以葱白，助其发散解表之力。前人经验认为，防风得葱白能行周身，故两药协同可以提高疗效。本方温散而不峻烈，特别适合老人、小儿及体弱者服用。

［适用范围］①风寒感冒，恶寒发热，头身疼痛。②风寒湿痹，骨节酸痛。③风邪犯脑，头风头痛。

［注意事项］①粳米的用量可以根据患者的食量调整。②风热感冒所致发热咽痛者不宜服。

二、葛根粥

［方源］唐·昝殷《食医心鉴》。

［原料］粳米 60 克，葛根 30 克。

［制作］①将粳米淘洗干净。②以水煮葛根取汁，用汁煮粳米做粥。

［服法］方法一：透疹之用，趁热 2 次服完，食后盖被得微汗。

方法二：作为老年病保健之用，作早、晚餐服食。

［功效］解肌退热，透疹止泻。

［方解］葛根又名甘葛、粉葛，其性平味甘，有解肌发表、除烦止渴、透疹止泻的作用，可以治疗外感发热之头痛、恶寒、口渴、头痛、项强、肢麻、口渴及湿热泄泻、痢疾等症。用葛根与粳米煮粥，既解里热，又有透疹之功效，不仅适用于热邪下痢，还可作为麻疹初期治疗。《太平圣惠方》云：“葛根粥治胸中烦热或干渴心躁，葛根四两，粟米半斤，以水浸粟米经宿，半日滤出，与葛同拌令匀，煮锅食之。”现代医学研究证明，葛根淀粉含量达 20％左右，具有扩张血管、改善循环、抗心律失常、降低血糖等多种作用。老年人服用，既可治疗高血压、冠心病、脑供血不足、糖尿病等疾患，又可作为营养保健食品，常食之对于抗病防衰、延年益寿亦有裨益。

［适用范围］①外感发热、口渴、无汗，兼见大便溏泄等。②麻疹初期。

③高血压、冠心病、糖尿病、慢性肠炎等患者保健服用。

［注意事项］阴虚火旺、大便干结者不宜用。

三、葛根粉粥

［方源］宋·王怀隐等《太平圣惠方》。

［原料］葛根粉30克，粳米50克，山楂10克。

［制作］①将粳米洗净。②葛根粉与粳米、山楂同入砂锅内，加水500毫升，小火煮为稀粥。

［服法］不拘时温热服食。

［功效］解肌退热，生津止渴。

［方解］葛根善能解肌退热，生津止渴。现代研究证明，葛根含有黄酮类，有较强的解热、缓解肌肉痉挛和扩张冠状动脉，增加冠脉血流量的作用。山楂性微温，味甘而酸，可消食化积，活血散瘀，不仅可治消化不良、胃酸缺乏之症，而且能降低血脂含量，治疗高血压和冠心病。葛根、山楂与益气健脾的粳米煮粥，能借粳米鼓舞胃气，以助葛根、山楂之效。故本粥除适用于热病烦渴、麻疹不透外，也可作为冠心病、心绞痛、高血压患者的辅助治疗。

［适用范围］①外感风热造成头颈部僵痛、口渴、发热以及湿热泻痢。②斑疹不透。③冠心病、心绞痛、高血压、高脂血症等患者保健服用。

［注意事项］①若在山楂上市季节，最好用鲜品，其剂量可用至30～50克。②因山楂味酸，经常反酸的人慎用。③脾胃虚寒者慎服。

四、发汗豉粥

［方源］宋·王怀隐等《太平圣惠方》。

［原料］淡豆豉10克，荆芥6克，麻黄3克，葛根10克，栀子3克，石膏30克，生姜3片，葱白3根，粳米60克。

［制作］①将上物同入砂锅内，水煎取汁，去渣。②再以药汁入粳米煮粥，粥熟即可。

［服法］趁热一次服完。

［功效］发汗解表，兼清里热。

［方解］方中荆芥为祛风解表的常用药，其性不烈不燥，较为平和，经适当配伍，风寒表症和风热表症均宜选用。本品能促进汗腺分泌，长于发汗解表、退热，此外，尚可清头目、利咽喉，对表症而兼头昏目赤、咽痛不利者尤为适宜。麻黄为一作用较强的辛温解热药，不仅长于发汗散寒，而且善于平喘止咳，最宜于感受风寒，表闭无汗而兼气喘咳嗽者。方中麻黄与清热泻火的石膏同用，其温散之力受到制约，对肺热喘咳亦有良好疗效。豆豉系黑豆与发表药物同制，经发酵而成。既可透邪解表，且作用缓和，发汗而不伤阴；又可协助栀子宣泄胸中郁热，以除心烦不宁之症。葛根具有良好透邪退热及缓解项背强痛的作用，借其解热、生津之功，又可治疗里热伤津之口渴。生姜、葱白亦为发散风寒的常用佳品，与以上解表药具有协同作用，用以增强全方辛温解表之力。方中各药配伍，成为较为有力的发汗解表、清解里热的表里双解方剂。发汗之品容易耗伤人体气阴，故本方加入粳米煮粥，一方面缓和药力，使之发汗而不过，清而不凝；另一方面又可以养脾胃，助祛邪扶正之利，不失为一首解表食疗良方。

［适用范围］①外感风寒所致的恶寒发热、头身疼痛等症。②内有郁热之心烦口渴、夜寐不安等。③急性支气管炎之咳嗽，痰黄、气急等症。

［注意事项］①煎药取汁时，煎沸 5～10 分钟即可，煎煮过久，会使药效破坏。必要时可先煮麻黄、葛根，后入荆芥等芳香之品。②服后汗出热退即应停药，不必继续食用。③方中栀子苦味较浓，如改用竹叶等甘寒之品，则粥味较佳。④慢性咳嗽、痰多色白者不宜服用。

五、荆芥粥

［方源］元·忽思慧《饮膳正要》。

［原料］荆芥穗 30 克，薄荷 30 克，豆豉 30 克，白米 50 克。

［制作］①以水煮荆芥、薄荷、豆豉，去渣，用纱布过滤取汁。②用药汁煮白米做粥即可。

［服法］早、晚饭前温热服食。

［功效］散风，理血，通络。

［方解］荆芥辛温，具有解表散寒的作用；薄荷辛凉，能清热，发汗，散风；豆豉苦寒，具有退热除烦的作用。三味药物都是治疗外感风邪的常用中

药，故具有发散、祛风、通脉的作用，对因外受风邪以致经络受阻而出现的口眼歪斜、眩晕头痛、肢体麻木或串痛等症有治疗作用。

［适用范围］①风寒感冒之头痛、无汗、恶寒等。②外感风邪引起的口眼歪斜，甚至言语謇涩、肢体疼痛等。

［注意事项］①荆芥粥服后以微出汗为宜，病愈即停用。②高血压、动脉硬化引起的脑卒中失语者不可食用。

六、葱豉粥

［方源］明·李时珍《本草纲目》。

［原料］葱白 3 克，豆豉 10 克，粳米 30 克。

［制作］粳米如常法煮粥，将熟时入葱白、豆豉，煮沸即可。

［服法］趁热喝粥，汗出为佳。

［功效］发汗解肌。

［方解］葱白辛温，解表散寒通阳；豆豉解表退热，和胃除烦。两药合用，即是中医临床治疗感冒的著名方剂。现代药理研究也认为，大葱含有的植物杀菌素具有抗菌的作用。

［适用范围］伤风感冒，发热头痛，恶寒，鼻塞流涕。

［注意事项］出汗后应注意避风。

七、生姜粥

［方源］清·章穆《饮食辨录》。

［原料］锅煮粥，粥将熟时放入葱、醋即可。

［服法］作早餐或点心，温热暇食。

［功效］解表散寒，温中止呕。

［方解］生姜是居家常备的调味品，能解表散寒，温中止呕，内服外用均有很好的防病治病作用。葱能通阳利窍，与生姜配合可治疗风寒感冒。现代医学研究证明，生姜主要含姜辣素，可以促进胃液分泌，增强胃肠蠕动，抑制肠内异常发酵，促进气体排出，起到驱邪作用，还可抗菌消炎，杀灭痢疾杆菌，促进循环，兴奋呼吸、血管运动中枢和心脏，温暖躯体和发汗等。所以，服用生姜粥可温肺暖胃，祛风散寒，对于年老体弱而又感受风寒的上呼

吸道感染以及慢性胃炎、慢性支气管炎较为适合；在寒冷季节服用生姜粥，尤可起到助阳散寒的作用。

［适用范围］①外感风寒，头痛恶寒，无汗。②脾胃虚寒，呕逆或呕吐清水、腹痛泄泻等，如慢性胃炎、消化性溃疡等患者。③慢性支气管炎、肺气肿、肺源性心脏病之咳嗽、痰多色白、胃寒。

［注意事项］①风热感冒之干咳、咽痛者不宜服用。②胃热口渴多饮者忌用。

第十二节　清热泻火药粥

凡由性味寒凉、清解里热和治疗里热症的药物和食物制成的药粥，称为清热泻火药粥。本类药粥应根据不同作用特点，并结合具体病情，发挥所长，灵活运用。如热病邪入气分而见高热、口渴、汗出、烦躁，甚或神昏谵语时，可选用天花粉粥等清热生津；如温热病邪热入体，而见热盛心烦、神昏发斑及各种出血症时，可选用柏叶粥等凉血止血，也可参照养阴清热药粥。

一、天花粉粥

［方源］唐·孙思邈《千金要方》。

［原料］天花粉 10 克，糯米 60 克。

［制作］将天花粉煎煮取汁，用药汁按常法熬糯米煮粥。

［服法］早、晚餐温热食用。

［功效］清热，生津，止渴。

［方解］天花粉性寒，味苦微甘，具有清热生津、消肿排脓之功。故本粥可用于治疗热病热邪伤津所致的口干舌燥、烦渴多饮等症，但治疗此类疾病，粥宜稀薄，生津之力更强。因本品既能清热又能生津，故还可作为肺热咳嗽，甚或燥咳、咯血时的饮食辅助治疗。

［适用范围］①热病津伤，口渴多饮。②肺热干咳、咯血等。③辅助治疗糖尿病。

［注意事项］大便泄泻者不宜服用。

二、竹叶粥

［方源］唐·昝殷《食医心鉴》。

［原料］竹叶10克，白米50克。

［制作］先将竹叶煎汤代水，再如常法煮白米做粥。

［服法］早、晚餐食用。

［功效］清热利水。

［方解］竹叶又名淡竹叶，性寒，味甘而淡，具有清热除烦、生津利尿的作用，善治心经实热，如烦热口渴、痰热喘咳、小便短赤诸症。《食疗本草》中说："主呃逆，消渴，痰饮，喉痹，除烦热"。《日华子本草》云："消痰，治热狂烦闷，中风失音不语，壮热，头痛头风"。竹叶粥适用于心火炽盛的患者，尤以小儿口疮、小便短赤疗效显著。《太平圣惠方》云："治小儿心脏风热，精神恍惚，淡竹叶一握，粳米一合，茵陈半两，以上水二大盏，煮二味取汁一盏，去渣，投米做粥食之。"平素易于上火，常见口干渴及小便短赤者，可用竹叶粥作为辅助膳食；如症状较重，亦可加入木通、生地黄等药物，以助其清热养阴利水的功用。

［适用范围］①热病烦渴，症见口舌生疮、小便短赤等。②作为夏季清热解暑之保健服用。③小儿内热，大便干、小便黄等。

［注意事项］竹叶性滑利，孕妇不宜服用。

三、马齿苋粥

［方源］唐·昝殷《食医心鉴》。

［原料］鲜马齿苋60克（或干品30克），粳米30克。

［制作］①如常法煮米做粥。②粥将熟时加入马齿苋，煮几沸即可。

［服法］早、晚餐食用。

［功效］清热解毒，除湿止痢。

［方解］马齿苋性寒味酸，有很好的清热解毒、止痢消炎作用，多用于治疗湿热毒痢，亦可煎汤外洗疮疡肿毒。现代药理证实，马齿苋有较好的抗菌作用，能杀灭多种痢疾杆菌，并可改善脂质代谢紊乱。所以急、慢性细菌性痢疾，肠炎患者可用马齿苋粥做辅助食疗。

［适用范围］①痢疾之下痢脓血、里急后重等。②急性肠炎。③湿热下注之小便涩痛，淋沥不尽。④妇女带下黄色。⑤疮疡、丹毒等患者的辅助治疗。

［注意事项］脾虚泄泻者忌服。

四、芦根粥

［方源］唐・孙思邈《千金要方》。

［原料］芦根 50 克（鲜品 100～150 克），粳米 50 克，白糖适量。

［制作］①将芦根洗净，切碎入砂锅内，加清水 300 毫升，浸透后旺火煎至 100 毫升，过滤去渣，取汁备用。②粳米加清水 500 毫升，按常法煮粥。③米粥中兑入芦根汁，加入白糖，再煮 1～2 沸即可。

［服法］每日 2～3 次，温热服食。

［功效］清热，生津，止渴。

［方解］芦根性寒味甘，功能清热生津，止呕除烦；粳米能养胃生津，故对热病及热病恢复期、肺胃阴虚者有显著疗效：另据报道，芦根有溶石作用，因此，本粥对治疗胆结石及其引起的梗阻型黄疸也有效。

［适用范围］①热病伤津，症见烦热口渴、食欲欠佳等。②肺热之口燥咽干，咳嗽，痰少而粘。③作为胆石病和胆结石引起的梗阻性黄疸患者的辅助治疗。

［注意事项］邪盛痰壅者忌用。

五、菊苗粥

［方源］明・高濂《遵生八笺》。

［原料］丁菊苗 30 克，粳米 30 克，冰糖适量。

［制作］①将粳米淘洗干净。②选鲜嫩甘菊苗，洗净切细，与粳米、冰糖同煮成粥。

［服法］早、晚餐服食。

［功效］清肝明目。

［方解］菊苗性凉，味甘微苦，有清肝明目的作用，可用于头风眩晕、高血压和眼目红肿等。菊苗粥古人早有食用。《遵生八笺》中云："菊苗粥清目宁心，甘菊新长嫩头，摘来洗净，细切，入盐同米煮粥，食之。"《本草求原》

记载，菊苗“清肝退热，益肝气，明目去翳，治头风眩晕欲倒，作羹，煮粥亦可”，对患有高血压的中老年人，症见头晕脑涨、面红目赤、烦躁失眠等，用菊苗粥清肝解热，颇有裨益。

［适用范围］①肝火旺之人，如易患眼疾、脾气急躁、口苦口干等。②结膜炎、高血压等病症之保健服用。③夏季作为清暑热之用。

［注意事项］脾胃素虚、腹泻者忌食。

六、柏叶粥

［方源］明·高濂《遵生八笺》。

［原料］侧柏叶 500 克，粳米 50 克。

［制作］①侧柏叶洗净，捣烂榨汁。②粳米洗净，加水煮粥，待粥熟放入侧柏叶汁，稍煮即可。

［功效］凉血止血。

［方解］侧柏叶性寒，味苦而涩，有凉血止血的作用，常用于各种内、外出血症。《名医别录》谓其“主吐血，衄血，痢血，崩中赤白”。侧柏叶的主要成分是挥发油，油中主含小茴香酮等。药理研究证明，侧柏叶能缩短出血、凝血时间，故有止血之效。粳米补中益气。因此《老老恒言》云：“此粥治呕血便血，下痢烦满。”

［适用范围］①胃热呕血，症见脘腹胀闷，甚则作痛，呕血色红或紫暗，常夹有食物残渣，伴口臭、便秘或黑便等。②作为细菌性痢疾、急性肠炎患者的食疗之品。③痔疮出血。

［注意事项］气虚或肝火犯胃之呕血不宜服食。

七、葵菜粥

［方源］明·李时珍《本草纲目》。

［原料］葵菜 500 克，粳米 50 克，葱白适量，酱汁少许。

［制作］先煮葵菜滤取汁，用汁煮米做粥，放入葱白，临熟兑入酱汁调匀即可。

［服法］早餐空腹服用，连服 5～7 日。

［功效］清热和胃，利尿止痛。

［方解］葵菜性寒味甘，熟食或煎汤，对胃肠热盛、腹部胀满者皆宜。《千金要方》云："葵叶甘寒滑，宜脾，久食利脾气。"葵菜又有利尿通淋之功，对小便涩少、尿道疼痛及淋症、泌尿系结石亦有疗效。葵菜还为甘润滑利之品，对老年性便秘亦有一定的防治功效。金代名医张子和常用葵菜治疗便秘，每用而显效。

［适用范围］①湿热下注引起的小便涩少、尿道疼痛、腹部胀满等症。②内热体质、小便短赤、口舌易发疮疡者。③大便干结或老年性便秘。

［注意事项］①葵菜粥性寒而滑利，久服易伤及脾胃，所以病除后应停食。②脾胃虚寒者慎用。

八、菊花粥

［方源］清·曹廷栋《老老恒言》。

［原料］菊花 15 克，粳米 30 克。

［制作］①将菊花研成细末备用。②将粳米煮粥，待粥将成时，调入菊花末，再煮 1～2 沸即可。

［服法］早、晚餐温热服食。

［功效］散风清热，平肝明目。

［方解］菊花性微寒，味甘、苦，功专疏风清热，明目解毒。《神农本草经》记载："久服利血气，轻身耐老延年"。《本草纲目拾遗》云："治诸风头眩，明目祛风，搜肝气，益血润容"。现代医学研究证明，菊花有抗菌、抗病毒及解热作用，能扩张冠状动脉，增加冠脉流量，从而改善心肌缺血状态。常服菊花粥，可收到祛病延年的效果。

［适用范围］①肝火头痛眩晕，目赤肿痛，眼目昏花，如高血压、动脉硬化、冠心病、急性结膜炎、甲状腺功能亢进等。②平素肝火旺者可作为保健服用。③夏季作为解暑清热之品服用。

九、蚌或珍珠母粥

［方源］清·章穆《饮食辨录》。

［原料］蚌或珍珠母 120 克，粳米 50 克。

［制作］①用水 200 毫升煮蚌或珍珠母，取汁去渣。②用蚌或珍珠母之汁

煮粳米做粥即可。

［服法］作为早餐食用。

［功效］清热解毒，止渴除烦。

［方解］蚌肉性寒，味甘、咸，功能补肝肾，益精血。珍珠母性味及功效同蚌肉相似，但含有大量的碳酸钙、氨基酸等成分。药理研究证实，珍珠母能降低血清过氧化脂质，对预防冠心病有一定作用，对肿瘤亦有抑制作用。粳米含蛋白质、淀粉、脂肪及少量B族维生素，功能补中益气，健脾和胃，除烦止渴，与蚌或珍珠母共煮成粥，能清热、除烦、止渴。

［适用范围］①外感温热，或温热病毒引起的发热口渴、面目红赤、舌红苔黄等症。②孕妇及骨质疏松症患者。③作为老年人的常用保健饮食。

［注意事项］①食用时亦可加入少许食盐调味。②体质虚寒之脘腹冷痛者不宜服。

第十三节 固涩药粥

凡以固涩药物和食物为主制成的药粥，称为固涩药粥，可以辅助治疗气血精津滑脱散失的病症。气血精津滑脱散失之类的疾病以正虚为本，在用本类药粥辅助治疗的同时，应配合选用补益药粥，才能标本兼顾。另外，本类药粥仅适用于纯虚无邪的病症；若属有邪的实旺，如热病汗出、痰饮咳嗽、火动遗精、伤食泻痢或血热崩漏等，则不可滥用，以免“闭门留寇”。

一、乌梅粥

［方源］宋·赵佶等《圣济总录》。

［原料］乌梅15克，粳米60克，冰糖适量。

［制作］①将乌梅入锅加水煎煮，取汁去渣。②在药汁中再加入粳米、冰糖，煮成稀粥即可。

［服法］早、晚餐食用。

［功效］敛肺涩肠，生津止渴。

［方解］乌梅酸涩，有敛肺开胃、生津止渴、调中下气之功效，专治久泻

久痢，久咳不止，口渴顷热，又可治疗蛔虫引起的腹痛。煮粥应选用个大、柔润、肉厚、核小、外皮乌黑、不破裂露核、味极酸者为佳。乌梅粥治泻痢，在《圣济总录》中云："治便痢脓血，乌梅一两去核，烧过为末，每服二钱，米饮服下。"乌梅与米煮粥作为保健食品常服，是一种简便易行的保健方法。据现代研究证明，乌梅对大肠杆菌、痢疾杆菌有抑制作用，又可抗真菌，治疗疥癣，还能促进胆汁排泄，对胆石病有一定的疗效。乌梅粥开胃消食，适合于慢性肠炎、久泻不愈者。

[适用范围] ①久咳不止，干咳少痰。②久泻久痢，食欲不振，如慢性肠炎、溃疡性结肠炎等。③胃热之口渴，烦躁。

[注意事项] ①急性泻痢及感冒咳嗽者禁食。②由于乌梅酸味较重，多食损齿，故牙齿有损伤者应慎用。③胃酸过多者不宜服用。

二、鸡头粥

[方源] 元・忽思慧《饮膳正要》。

[原料] 芡实 50 克，粳米 50 克。

[制作] 先煮芡实，熟后研如泥，再与粳米同煮做粥。

[服法] 作早餐食用。

[功效] 补肾，健脾，止泻，涩精，明目。

[方解] 芡实又名鸡头米，性平，味甘而涩，有补肾涩精、补脾止泻的作用，对于肾气不固的滑精遗泄、小便失禁，以及脾虚泄泻有特殊的功效。《饮膳正要》云："鸡头粥，治精气不足，强志明耳目，鸡头实三合煮熟，研如泥，与粳米一合，煮粥食之。"芡实平补脾肾，药力和缓，与米煮粥应多用，常服方能见效。故此，中老年人脾虚便溏、肾虚腰膝酸软无力者，常服芡实粥有一定的益处。

[适用范围] ①脾虚腹泻，久泻不愈。②男子肾虚，症见梦遗滑精，腰膝酸软无力。③老年人小便失禁，或夜尿频多。④女子脾虚，症见白带清稀、面色萎黄等。

[注意事项] 大便干燥者不宜服用。

三、小麦米粥

［方源］元・忽思慧《饮膳正要》。

［原料］小麦60克。

［制作］川麦略碾成米，如常法煮粥即可。

［服法］早餐食用。

［功效］养心气，止虚汗，除烦止渴。

［方解］小麦常善补心气，有“心之谷”之称，北方人常作为主食，有嚼劲，常人久食可补五脏，厚肠胃，又可生津止渴，除热，利小便。以小麦煮粥，其口感粘而食品。脾胃虚弱之泻痢、小便不利者保健服食。

［注意事项］对阴虚盗汗者效果不佳。

四、石榴粥

［方源］明・朱棣等《普济方》。

［原料］鲜石榴1个，西谷米50克，蜂蜜少许。

［制作］①将鲜石榴掰碎，加水煎煮，取汁去渣。②西谷米用凉水泡透。③在石榴汁中加入蜂蜜、西谷米，煮成稠粥即可。

［服法］早、晚餐温热服食。

［功效］涩肠止血。

［方解］石榴味甘、酸、涩，无毒，有涩肠止血的作用。《普济方》中有“神授散”治疗久痢不愈的记载，即用陈石榴焙干为细末，取10～20克，以米汤调下，服之有效。另据《圣济总录》记载，用“黑神散”治肠滑久痢：“用酸石榴一枚，壁破，炭火簇烧令烟尽，急取出不令作灰，用瓷碗盖一宿，出火毒，捣为散，每服用酸石榴一瓣，水一盏煎汤调下二钱匙。”西谷米性温味甘，可温中健脾，与石榴合而为粥，能治寒性泄泻和虚寒久痢。

［适用范围］①痢疾久治不愈。②大便下血，慢性泄泻。③细菌性痢疾及阿米巴痢疾。

［注意事项］①石榴的治痢作用主要是石榴皮产生的，因此在煮粥服用的时候，应注意不要去皮。②因本品酸涩过甚，只用于慢性痢疾患者，急性菌痢不可盲目使用，否则会出现不良反应。③本粥多食会损齿及生痰涎，所以

牙齿不好以及痰多者不宜服用。

五、金樱子粥

［方源］清·章穆《饮食辨录》。

［原料］金樱子30克，粳米50克。

［制作］先煮金樱子，取汁去渣，用汁煮米做粥即可。

［服法］作早餐食用。

［功效］益肾固精，缩尿止泻。

［方解］金樱子性平，味酸而涩，有益肾固涩的作用，可治疗肾虚失固引起的梦遗滑精，对于老年人小便频数、遗尿、脾虚泄泻也有较好的效果。《备用本草》称其“久服令人耐寒轻身”；《滇南本草》云：“治日久下痢，血崩带下，滑精遗泄”。现代研究证明，金樱子可降低血清胆固醇，降低动脉粥样硬化程度，从而延缓心脑血管病的发生和发展。因此，金樱子粥不仅有益肾固精、缩尿止泻的作用，又是理想的老年保健食品。

［适用范围］①肾虚精关不固的滑精，早泄。②肾虚遗尿，小便频数及脱肛等症。③妇女子宫脱垂，带下清稀量多。④老年人保健服用。

［注意事项］①体质属热者不宜服用。②急性病期间不宜服用。

第四章　药 茶 编

第一节　概　　述

一提起茶，人们自然而然地会想到茶叶。茶叶有很多保健作用，既可以作为解渴饮料服用，又可以作为治病的药物。然而，药茶的范围要广泛得多，并非指单一的茶叶。单用茶叶治病毕竟势单力薄，主治范围有限，只有通过配伍他药，才能扩大范围，充分发挥药茶的功效。药茶应该包括茶叶的药用、药茶配合、以药为茶等内容，所以，将有药效的食物或中药直接加工成茶剂冲泡饮用的均称为药茶。

药茶的应用不仅在历代医书、茶书中有许多记载，在民间流传也十分广泛，几乎家家都会使用。如家中有人患了感冒，切几片生姜，捏一撮茶叶，加一匙红糖，或煎或泡，饮之即愈。传说三国时刘备带兵经过桃源，军中突然瘟疫流行，到处求医无效。一位老翁被刘备军纪严明感动，将祖传秘方“三生汤”献给了刘备。军士们吃了“三生汤”，果然病都好了。这“三生汤”就是用生茶、生米、生姜合为一剂，用水浸泡后，放在陶制的擂钵里用木棒反复擂制而成的，故又有“擂茶”之称。

一、药茶的特点

药茶的制作十分简单，只要将所用的各种物品加工成薄片或粉末，用洁净的纱布包裹，放入杯内或暖瓶中，冲入沸水，加盖闷10～20分钟，即可饮用。也可加水煎汁，连煎数次，一并灌入暖瓶中，代茶频服。一般可以随时冲服，或每日2次。如茶中含有龙眼肉、大枣、枸杞子等甘甜之品，可以一起嚼食。由于药茶对于防病祛病、养生保健、延年益寿作用显著，而且没有煎药、熬药之累，服用又方便，人们乐意接受，所以特别适合一般家庭选择应用。

近年来，人们面对自然界越来越严重的污染，在“人类回归大自然”的潮流下，以茶叶和中草药等天然植物相配伍制成的药茶，如防龋茶、健美茶、保健养生茶、抗癌茶、减肥茶等新兴药茶不断问世，更显示了它特有的魅力。

二、药茶的类型

药茶的类型有茶叶单行、茶药配伍、以药代茶、以食代茶，食药配伍等。

（一）茶叶单行

茶叶作为药用之品，是起源两千多年之前，当时《神农本草经》就有“神农尝百草，一日遇七十二毒，得茶而解之”的记载。茶叶单味做药在民间流传广泛，如老年体弱、病后纳差、精神欠佳等，常用腊茶（陈年老茶）一撮冲泡饮服，连服数日，能收到很好的疗效。

（二）茶药配伍

茶叶与其他多种药物配伍应用，便可以扩大茶的应用范围，适合治疗各种疾病。如有名的午时茶就是通过茶叶与柴胡、连翘、麦芽等中药的配伍，成为治疗外感风寒、内有食滞，以及水土不服，腹痛腹泻的灵验效方。又如万应茶，内含甘草、木香、茯苓、泽泻、白术、羌活、紫苏子等多味中药，加上75%的岩茶制成。因这种茶具有生津止渴、调胃健脾、润肺解毒、利尿去湿和增进食欲等多方面的疗效，所以被称之为“万应茶”。

（三）以药代茶

中医药书籍中记载着许多药茶剂型，但是方中并不用茶叶，而是以药代茶。这使药茶的范围大大拓宽，对于不适宜使用茶叶的病症增加了药茶选择余地。如汉代《伤寒论》中记载的大黄黄连泻心汤，方中未用茶叶，而用大黄、黄连、黄芩，用沸水冲泡，然后去渣温服，治疗胃热火盛之病症。这种方法与煎剂的制作有明显的区别。又如目前盛行的减肥三花茶就是用茉莉花、玫瑰花、玳玳花，配以川芎、荷叶等制成。此药能消积化滞，健脾开胃，具有明显的降脂效果，长期服用无不良反应。

（四）以食代茶

以食代茶是将有疗效作用的食物捣碎，或切成薄片，或榨汁等，制成药茶服用。如萝卜姜汁茶就是将白萝卜、生姜捣碎取汁，搅匀，再冲入温开水适量代茶饮，用于外感风寒引起的咳嗽、声音嘶哑、痰稀白量多等病症。这种药茶口感较好，人们特别容易接受。

（五）食药配伍

食药配伍是将食物与药物配伍制作药茶。这种方法往往取食物之味，药物之性，取长补短，相得益彰，应用较为广泛。如适用于肺燥干咳、咽喉干燥等患者服用的杏梨茶，方中既有杏仁之药，又有鸭梨、冰糖之食物，共奏润肺止咳的作用。

三、药茶的作用

以药茶防病治病，最早出自民间。目前药茶的应用除作为平时的保健服用外，还涉及临床许多疾病的治疗。其主要作用有两大方面：

（一）医疗作用

在医疗方面，药茶既可治疗某些急性病症，如感冒发热、胃气不舒、咽喉疼痛、腹痛腹泻等，也可以作为慢性疾病的辅助治疗。

1. 感冒：许多药茶有很好的发散祛寒作用，如午时茶、姜茶，趁热服下，能促使发汗，感冒也随汗出而愈。

2. 食积：茶叶与山楂、麦芽、陈皮等具有消食化积作用的药物制成药茶，有助于治疗宿食停积、脘腹胀痛、嗳气吞酸等病症。

3. 久泻：经常服用乌梅茶、醋茶，对治疗久泻大有益处。

4. 风热咽痛：青果、玉蝴蝶、胖大海有很好的清热利咽作用，用它们制作药茶，就能解除病痛。

5. 胃痛：经常胃脘部隐痛的人，可以用佛手柑、陈皮、玫瑰、砂仁等理气止痛的药物，代茶频服，可以减轻胃痛。

6. 暑热：炎热的夏季，饮一杯清凉解暑的药茶，会顿生凉意，使人神清气爽。

7. 慢性疾病：像高血压、糖尿病、冠心病、肺结核等慢性疾病，经常服用一些具有疗效作用的药茶，对治疗有很好的辅助效果。如慢性支气管炎患者经常服用银耳胡桃茶（将银耳、胡桃煮熟，冲入泡好的茶叶中）就能缓解咳嗽等症候。

（二）保健作用

药茶有减肥、健美、益寿等作用。如用山楂、陈皮、红茶制作的山楂降脂茶，对于过食油腻、血脂偏高、形体肥胖的人有很好的消食、降脂、理气的疗效；用龙眼肉、西洋参、白糖制成的玉灵膏茶，有补血、安神、益气等作用，工作精力不够、中年早衰、老年体弱的人如经常服用，就能改善体质，提高生活质量。

四、不能制作药茶的药物

药茶虽然取材广泛，但不是所有的药物都可入茶。至少以下几类药物不宜作为药茶原料使用：

（一）含有乌头碱类的中药

此类中药有川乌、草乌等。这类药物必须经过久煎，才能减弱或破坏乌头碱的毒性，若用于冲泡药茶，很容易出现毒性反应。如果必须配用，需另煎60分钟后，取汁掺入药茶。

（二）蛇虫类中药

此类中药有地龙、水蛭、乌梢蛇等。这类药物不仅腥秽，影响药茶的口味，而且煎煮时间太短，有效成分不易析出，会降低疗效。

（三）贝壳、矿石类中药

此类中药有牡蛎、石决明、龙骨等。这类中药必须久煎，其有效成分才能溶出，即使作为煎剂服用，也必须先煎。

（四）辛辣刺喉不堪入咽的中药

此类中药有蜀椒、瓜蒂等。

第二节　补益健身药茶

凡具有补益身体、增强体质、延年益寿作用的药茶称为补益健身药茶。本类药茶主要用于两方面：一方面用于久病身体虚弱之人，能增强体质，消除虚弱症候，辅助慢性疾病的治疗，使之早日恢复健康；另一方面可以保健强身，进补延年，作为预防疾病的途径之一。

每一剂补益药茶都有它特定的功效以及适应范围，应根据自己的身体状况正确选择。

一、巴戟牛膝茶

［方源］唐·孙思邈《千金要方》。

［原料］巴戟天 20 克，怀牛膝 15 克。

［制作］上药研为粗末，置于热水瓶中，冲入适量沸水浸泡，盖闷约 20 分钟。

［服法］每日 1 剂，代茶频频饮用。每日中、晚餐可配合饮用黄酒各 1 杯。

［功效］温补肾阳，强腰健膝。

［方解］《千金要方》原用本方治疗“虚羸阳道不举，五劳七伤百病”。阳道不举，就是阳痿不能房事；五劳七伤，就是概指身体虚弱。其实本方主治重点是肾阳虚损之证。方中巴戟天性温味甘，具有雄性激素样作用，《常用中草药手册》说它能“补肾壮阳，强筋骨，祛风湿。治肾虚腰脚无力，痿痹瘫痪，风湿骨痛，神经衰弱，阳痿遗精，早泄，失眠”。怀牛膝性温，味甘、苦、酸，《医学衷中参西录》云：“牛膝，原为补益之品，而善引气血下注，是以用药欲其下行者，恒以之为引经。故善治肾虚腰疼腿疼，或膝疼不能屈伸，或腰疼不能任地。”与巴戟天相伍，是治疗肾阳不足所引起的腰膝疾患的良药。

［适用范围］①肾阳亏虚，症见腰酸冷痛、膝软无力、阳痿早泄等。②病后腰酸，背脊冷痛，腰以下有冷感，手足不温。

［注意事项］阴虚火旺，大便干结者不宜服用。

二、健腰青娥茶

［方源］宋·太医局《太平惠民和剂局方》。

［原料］胡桃仁 20 枚，补骨脂 240 克，杜仲 500 克，大蒜适量。

［制作］①补骨脂用酒浸后炒干。②杜仲用姜汁炒黄。③补骨脂、杜仲、胡桃仁研成粗末备用。④每日用药末 30～50 克，加入大蒜 2 瓣，置于热水瓶中，以沸水冲泡大半瓶，盖闷浸泡 20 分钟即可。

［服法］代茶频频饮用，一日内饮尽。

［功效］补肾益气，健腰强身。

［方解］青娥是青年女子的代称。《太平惠民和剂局方》以其作为方名，是言此方补肾温阳功用卓著，久而服之有思念青年女子之效一力。胡桃仁性温味甘，能补肾固精，且能温肺定喘，对肾不纳气之虚喘有良效。由于它含有丰富的植物脂肪，有很好的润肠作用，其中亚麻酸、亚油酸进人体内代谢，可以抑制血胆固醇升高，可作为中老年人药食两用之上品，故用作主药。补骨脂、杜仲均为补肾强腰的要药，与胡桃仁相伍，其效相得益彰，特别是杜仲能防治高血压，尤为养生益寿之所宜。再佐以暖胃之大蒜，则此茶温补而不滞。

［适用范围］①肾虚腰脊酸痛、转侧不利、精神疲乏、腰膝酸冷、四肢软弱、阳痿早泄、小便余沥不尽等症。②作为高血压、高血脂症、动脉粥样硬化之辅助治疗。

［主意事项］①外感风寒引起的腰脊酸楚不宜饮用。②体内有热者慎用。

三、人参胡桃茶

［方源］南宋·严用和《济生方》。

［原料］人参 3～6 克，胡桃仁 6～12 枚，生姜 3 片。

［制作］①人参切成薄片。②胡桃仁（连皮）捣碎。③人参、胡桃仁与生姜共置保温杯中，用沸水冲泡，盖闷 15 分即可。

［服法］代茶频饮，同时将参片细嚼咽下，胡桃仁亦可食之。

［功效］温补肺肾，纳气定喘。

［方解］胡桃为滋养强壮果品，性温味甘，《本草纲目》云其能“补气养血，润燥化痰，益命门，利三焦，温肺润肠。治虚寒喘咳，腰脚重痛，心腹疝痛，血痢肠风”。《本草纲目》中还记载，某人患痰病，以胡桃仁 3 枚、生姜 3 片卧时嚼服。并饮汤两口，又嚼桃、姜如前数，静卧至次日，痰消嗽止；一幼儿病痰喘，用人参胡桃汤灌之，喘即定。皆说明本茶使用对症，其效有如桴鼓。

［适用范围］①肺肾两虚，症见胸满喘逆，不能安卧，甚则气不相续，额上时见微汗，舌淡红，脉细而弱。②慢性支气管炎、肺气肿、肺源性心脏病等病症。③作为肾虚体弱者保健进补之品，饮服。

［注意事项］①感冒咳嗽忌饮。②热痰喘症忌用。

四、人参大枣茶

［方源］南宋·严用和《济生方》。

［原料］人参3～5克，大枣10枚。

［制作］①将人参切成薄片。②大枣去核。③人参、大枣共置保温杯中，以沸水冲泡，盖闷15分钟即可。

［服法］每日1剂，代茶频饮，至味淡时，将参、枣食下。

［功效］补虚益气，养血和胃。

［方解］原方用于“止血后此药补之……诸病除根”。方中人参的品种选择，脾虚火旺者宜用白参，因“生用气凉，微苦补阴”；阳虚气弱者宜用红参，因“熟用气温，味甘补阳”。大枣能补脾和胃，益气生津，调营养血。药理实验表明，本品有保护肝脏、增强肌力和增加体重的功效。本茶方用于失血后体质虚弱，神疲乏力，能帮助早日康复。

［适用范围）①大失血后，体质虚弱者。②作为慢性肝炎、贫血等慢性疾病的辅助治疗。③月经量多、痔疮出血引起的面色萎黄、体倦乏力等。④工作繁忙、体力消耗过度者保健服用。

［注意事项］①脾胃湿热、舌苔黄腻者不宜服用。②消化不良者慎用。

五、杞子五味茶

［方源］明·张时彻《摄生众妙方》。

［原料］枸杞子20克，五味子9克。

［制作］上药洗净，置保温瓶中，以沸水适量冲泡，盖闷15分钟即可。

［服法］每日1剂，代茶频饮。

［功效］补益肝肾，养阴生精，敛汗止汗。

［方解］热病或大病后多有肝肾不足，症见自汗或盗汗、睡眠不安、精神不振、肢倦乏力等。五味子性温味酸，对中枢神经系统具有兴奋作用，能改善智力，提高工作效率，还能增强机体对非特异性刺激的防御能力。枸杞子有补益肝肾、养阴生精的作用，能增强非特异性免疫作用。枸杞子与五味子为伍，枸杞子补养肝血肾精，五味子敛津收汗涩精，使肝肾之阴得到充益，

阴阳平衡则诸症自愈。故常饮本茶能增强体质，助长精神，实乃保健、补益之佳品。

［适用范围］①病后体虚，症见自汗或盗汗、梦遗或小便不能自禁、睡眠不安、记忆力减退等。②作为慢性肝病、肺结核、糖尿病等的辅助治疗。③自主神经紊乱所致的汗多、面部烘热、睡眠不佳等。④健康人保健服用。

［注意事项］感受风邪、咳嗽痰多者忌用。

六、人参固本茶

［方源］清·张璐《张氏医通》。

［原料］人参 6 克，天门冬 12 克，麦门冬 12 克，生地黄 12 克，熟地黄 12 克。

［制作］①将后四味药捣碎，纳入热水瓶中，用沸水适量冲泡，盖闷 20 分钟。②人参切片，另以保暖杯冲泡，与前药汁对服。

［服法］每日 1 剂，代茶频服。人参渣亦频频嚼咽。

［功效］益气养阴，扶正固本。

［方解］人参大补元气，兼益体阴，其主要成分为人参皂甙，是公认的强壮滋补物质，能增强或调节体内免疫功能。天门冬、麦门冬补肺生津，可用于治咳嗽、咳痰不爽。生地黄偏于补阴，熟地黄重于温补，二者主于补肾益肺，故对肺肾两虚之咳喘用之最适宜。现代实验研究证明，本茶能增强体质，提高机体免疫力和肾上腺皮质功能，用于中老年体弱和慢性支气管炎虚性咳喘有良效。

［适用范围］①老年人气阴两亏，症见津血不足、体瘦乏力、皮肤干燥、面色不华等。②慢性支气管炎、肺气肿等引起的久咳不愈，动则气喘吁吁，精神不振，时有咽燥。

［注意事项］咳喘有火气者不宜服用。

七、枸骨叶茶

［方源］清·吴仪洛《本草从新》。

［原料］枸骨嫩叶 15～30 克。

［制作］枸骨嫩叶洗净后切碎，置保温杯中，以沸水适量冲泡，闷置 15

分钟左右即成。

［服法］代茶频饮。

［功效］补肝肾，养气血，祛风湿。

［方解］枸骨叶又名十大功劳叶，性平味苦，无毒、《本草逢源》云它“治劳伤失血痿软，能调养气血”。《本草从新》亦云它“生津止渴，用叶代茶甚妙，祛风”。《湖南药物志》记载，治肺结核，以枸骨嫩叶 50 克，烘干，开水泡，当茶饮；治腰及关节痛，用枸骨叶浸酒饮。《中国药用植物志》云：“枝叶和以赤糖、大枣或乌枣同煎煮，补肝肾、健腰膝”。以上皆说明本品在古今药物学中已作为茶类用于治疗疾病，并具有特殊功效。

［适用范围］①肺痨久咳或劳伤失血，腰膝痿弱。②痹痛，亦可用于风湿性关节炎。③跌打损伤后肢体乏力。

［注意事项］本品有避孕作用，未育欲孕妇女忌服。

八、薯蓣茶

［方源］近代·张锡纯《医学衷中参西录》。

［原料］鲜怀山药 120 克。

［制作］①将鲜药洗净，去皮，切成小段或薄片。②锅内加清水适量，煮至山药烂糊即可，可加入适量冰糖。

［服法］不拘时饮汤吃山药。

［功效］健脾，补肺，固肾，补心。

［方解］药又名薯蓣，其性平味甘，含胆碱、粘液质、淀粉、糖蛋白和多种氨基酸等，为药食两用植物。《神农本草经》云它“主伤中，补虚、除寒热邪气，补中益气力，长肌肉，久服耳目聪明”。《本草纲目》亦云它能“益肾气，健脾胃，止泻痢，化痰涎，润皮毛”。对于久病体虚者是良好的滋养强壮保健食品。

［适用范围］①脾肺气阴亏损所致之症，如咳嗽气喘、小便不利、大便滑泄等。②虚劳低热。③心脾气虚所致的自汗、心悸怔忡等症。④年老体弱者的保健饮品。

［注意事项］感冒以及急性病期间不宜服用。

第三节 健脾益胃药茶

凡具有健脾补气、和胃理气、开胃消食作用的药茶称为健脾益胃药茶。本类药茶主要适宜脾胃虚弱，消化不良者服用，如老年人消化功能减弱、小儿脾胃功能尚未健全、消化系统疾病以及其他病症引起的消化功能下降等都可以选择服用。本类药茶有病治病，无病防病。

一、藿香茶

［方源］宋·王怀隐等《太平圣惠方》。

［原料］藿香、香附、甘草各等量。

［制作］①将上三味制成粗末。②每次取 6 克，用沸水冲泡，盖闷 10 分钟即可。

［服法］每日 2～3 剂，代茶饮用。

［功效］化湿消滞，理气醒胃。

［方解］脾胃运化功能失调，湿浊内阻脾胃，影响脾胃消化功能，可以出现脘腹痞闷、食欲不振、嗳气呕吐、身体倦怠等症候，还能影响全身气机，导致气胀不舒，胁痛、腹痛等。藿香性微温味辛，主要成分为挥发油，不仅能促进胃液分泌，增强消化能力，还缓解胃肠道痉挛，用治消化失调的一类疾病，而且还有扩张微血管、促进发汗的功能，用治感冒一症。配伍疏肝理气的香附，能醒脾化湿，理气除闷；配伍甘草，既增强补益脾胃的作用，又能调和诸药，改善木茶口味。

［适用范围］①消化不良，纳呆食减，口中粘腻无味。②肝胃不和，胁胀脘痛，大便不爽，嗳气频作。③暑季感冒之辅助治疗。

［注意事项］①本茶中若加入佩兰 10 克，其效将更好。②阴虚津少，舌苔光剥者不宜服用。

二、柿蒂茶

［方源］南宋·严用和《济生方》。

［原料］柿蒂 6 克，丁香 6 克，生姜 5 片。

［制作］将上述药物洗净，打碎，加水煎汤取汁，去渣即可。

［服法］每日 1～2 剂，代茶频频温饮。

［功效］温中散寒，降逆止呕。

［方解］本方由柿蒂汤改名而来。柿蒂又称柿钱、柿丁、柿萼、柿子把等，性平味苦，善降逆气，不寒不热，为一味止呃专药，经适当配伍，广泛用于各种症型之呃逆。丁香、生姜温中散寒，降逆和胃，为治疗胃寒呕吐、呃逆的要药。脾胃之气喜温煦而恶寒凝，中寒则气机升降失灵，胃气上冲则为呕为呃。方中三物同用，能使寒凝消解，升降复常，则呃逆可止。

［适用范围］①胃寒气逆之呕吐，呃逆。②脾胃虚寒之胃脘痞闷，呃逆，呕吐，得热则减，遇寒增剧，舌淡苔白脉迟。③过食生冷，寒伤脾胃，症见呃呃有声，声短而频。

［注意事项］①本方温性较强，且丁香尚有助火兴阳之力，故胃热炽盛、胃阴不足之呕吐、呃逆不宜服用。②火亢阳强的病症，如高血压、糖尿病患者不宜服用。③体质偏热者不宜服用。

三、柿钱茶

［方源］元・张元素《洁古家珍》。

［原料］柿钱、丁香、人参各等量。

［制作］①将三味药研细末，备用。②每次取 30 克，用纱布包后放保温杯中，用沸水冲泡，盖闷 30 分钟即可。

［服法］日饮数次。呃逆止后，需再饮用 1～2 日。

［功效］温中补脾，和胃降逆。

［方解］丁香性温味辛，有温中降逆、温肾助阳的作用，其含丁香油酚、乙酰丁香油酚等成分，为芳香健胃剂，可缓解胃胀气，增加消化能力。人参有补脾益肺、大补元气之功，男女一切虚症均可用之。人参主要含三萜烯类皂甙，并含多种糖类、氨基酸、维生素，可增强肾上腺皮质功能，增强机体抵抗力，并能降血糖、调节胆固醇代谢、促进消化吸收等，配合柿钱降气止呃，对脾胃虚弱之呃逆效果尤佳。

［适用范围］脾胃虚弱之呃逆，见呃声低弱无力，气不得续，面色苍白，

食少倦怠，四肢不温，舌淡苔白，脉沉细弱。

［注意事项］①口渴、舌苔黄腻者忌用。②因丁香中含有一定量的挥发油，久服对胃有刺激性，故消化性溃疡患者应在饭后饮用。

四、黄梅茶

［方源］明·钟惺《饮馔服食谱》。

［原料］黄梅肉500克，干姜末5克，干紫苏子60克，炒食盐9克，甘草末、檀香末、糖各适量。

［制作］①将黄梅肉蒸熟，加入炒食盐、干姜末、干紫苏子、甘草末、檀香末搅拌均匀。②上物放入瓷碗中晒干，然后盛入瓶内备用。③每次取1匙，加糖冲泡即可。

［服法］每日1～2次，代茶饮用。

［功效］健脾理气，和胃消食。

［方解］黄梅是乌梅成熟的果实，形状、气味与杏相似，性温，味极酸，含有柠檬酸、苹果酸、琥珀酸、糖类等成分，有抗菌、抗过敏的作用。夏日里用黄梅汤代茶饮，可以解暑。本茶中干姜散寒；紫苏子散寒理气；甘草补中益气；《本草备要》说檀香“调脾胃，利胸膈，为理气要药”。全方性温，味酸而甘，善散脾胃寒气，消食和胃。

［适用范围］①脾胃受寒，脘腹部冷痛，食欲不振。②食积不消，胃脘部胀闷不舒，嗳气频作。③作为夏季消暑解热饮品服用。

［注意事项］经常反胃酸者不宜饮服。

五、暗香茶

［方源］明·钟惺《饮馔服食谱》。

［原料］梅花30克，炒盐30克，蜂蜜适量。

［制作］①在梅花将开时，摘取半开花朵，连花蒂一起放入瓶内，洒上炒盐。②拿厚纸将瓶口密封，放置阴凉干燥处，到第二年春天或夏天方可启瓶。③在碗内放少许蜂蜜，然后取2～3朵花放入，用开水冲泡即可。

［服法］不拘时、不拘量代茶饮服。

［功效］疏肝解郁，和胃理气。

［方解］此茶名取自宋代诗人林逋的“疏影横斜水清浅，暗香浮动月黄昏”一诗，用暗香比喻梅花。梅花分为白梅花、绿梅花、红梅花等，药用以白梅花、绿梅花为主，红梅花较少使用。白梅花质轻性平，气香味淡而涩；绿梅花性平，味酸而涩，有疏肝散郁、开胃生津的作用，对于心情抑郁引起的胸闷不舒、胃纳不佳有较好的疗效。常饮此茶，能使人心情舒畅，气血流通，健康长寿。

［适用范围］①心情抑郁，胸闷不舒，胃纳不佳。②常人保健服用。

［注意事项］梅花药性偏酸，故平素反胃酸者不宜饮服。

六、须问茶

［方源］清·朱彝尊《食先鸿秘》。

［原料］大枣500克，生姜15克，甘草30克，丁香1.5克，木香1.5克，陈皮3克，白盐60克。皮、丁香、木香一同捣成末，放入瓶中保存。

［服法］取适量用沸水冲泡，或加水煎汤，代茶不拘时饮服。

［功效］补脾和胃，养血疏肝。

［方解］大枣含有蛋白质、糖类、有机酸、粘液质、维生素A、维生素B_2、维生素C以及钙、磷、铁等矿物质，有补血健脾的作用。生姜暖胃，祛风寒。甘草补中益气。甘草、大枣不仅能解药毒，而且能调和诸药，补益脾胃。丁香气味强烈芳香，有温脾胃、散寒气、降呕逆的作用，尤其适宜胃腹冷痛者。木香有行气止痛的作用，是治疗脾胃气滞、脘腹胀满之要药。陈皮和胃理气消滞。

［适用范围］①脾胃虚寒，脘腹隐痛，大便溏薄。②老人、小儿消化不良，食欲不佳。③脘腹部受凉引起的疼痛、呕逆、腹泻等。

［注意事项］胃热之口气臭秽、口苦、口干者不宜饮服。

七、四陈茶

［方源］清·程国彭《医学心悟》。

［原料］橘红、陈香橼、陈枳壳、陈茶叶各等量。

［制作］①上药研细末备用。②每次用15～20克，置保温杯中，以沸水适量冲泡，盖闷20分钟即可。

［服法］每日 2 剂，频频饮用。

［功效］化痰和胃，理气消滞。

［方解］橘红为柚的果皮，性温，味辛、苦，有散寒理气、燥湿化痰、消食宽中的作用。辛能横行散结，苦能直行下降，治痰须理气，气利痰自愈。痰湿之邪，壅滞胃气，可使脾胃功能失调而致欲吐不得吐，欲泻不得泻者，可以橘红为主药。枳壳能破气，行痰，消积，动物实验证明，其对小鼠和兔的肠蠕动均有抑制作用，故用之行气止泻。香橼能理气舒郁、消痰利膈，以助橘红、枳壳行气消痰。茶叶中含有大量的鞣酸和少量的咖啡因，可对肠粘膜起收敛及保护作用，并减轻肠管炎症，使肠功能恢复正常。

［适用范围］①急性胃肠炎，欲吐不得吐，欲泻不得泻，胸闷心烦，舌苔薄黄腻，脉濡数。②消化不良，经常脘腹胀满，嗳气频作，苔白腻。

［注意事项］①脾胃虚弱、气虚者慎用。②本茶有很强的破气作用，故孕妇慎用。

八、山楂茶

［方源］清·方肇《方脉正宗》。

［原料］山楂适量。

［制作］①将山楂洗净，切细，晒干。②每次取 20 克，沸水冲泡即可。

［服法］每日 3～4 次，代茶频饮。

［功效］消食化积，活血散瘀。

［方解］《方脉正宗》用此茶治疗积滞引起的腹痛。随着现代研究的不断进展，本茶的应用日益广泛。山楂具有消食化积、活血散瘀功能，尤能消油腻肉积，用于食积停滞、油腻肉积、腹痛腹泻等症，并能治疗产后瘀血腹痛、恶露不尽以及一切瘀滞出血的症候。实验研究证明，山楂能增加冠状动脉的血流量，扩张血管，降低血压，对高血压有良效，并能降低血清胆固醇，增加胃液消化酶，帮助消化。

［适用范围］①作为高血压、高血脂症、脂肪肝患者的保健饮料。②萎缩性胃炎、胆囊切除综合征等消化不良者。③小儿、老人脾胃功能低下，尤其是吃油腻肉食之后消化不良者。

［注意事项］胃酸过多者慎用。

九、扶中茶

［方源］近代·张锡纯《医学衷中参西录》。

［原料］炒白术 30 克，龙眼肉 30 克。

［制作］守上药共同煎煮，煮至药烂为度，取汁即可。

［服法］每日 1 剂，代茶不拘时温饮，并同时食用山药、龙眼肉。

［功效］补益心脾，益气止泻。

［方解］本方原名扶中汤，治久泻而致气血俱虚，身体羸弱；方中白术性温，味甘、苦，能补脾益胃，燥湿和中。对脾胃气弱所致不思饮食、倦怠少气、虚胀泄泻等症都有良效。山药性平味甘，能健脾补肺，固肾益精，治脾虚泄泻、久痢等症。龙眼肉性温味甘，能补气血，益心脾，安心神。三味合用，对久泻而气血俱虚、心脾肾俱虚之症，颇有良效。

［适用范围］①久泻久痢而致脾虚气弱，气血俱虚，症见身体羸瘦、不思饮食、少气无力、心悸等。②其他原因导致的脾胃虚弱也可饮服。③工作精力不够、容易疲劳、夜寐欠佳者保健饮用。

［注意事项］①邪实气滞腹胀脘闷、嗳气反酸、大便不爽者忌用。②原方有小便不利加炒椒 9 克，供参考。

第四节 生津止渴药茶

凡具有补阴生津、益气增液、解热止渴作用的药茶称为生津止渴药茶。本类药茶主要用于两个方面：一方面用于气阴两伤，身体虚弱引起的口渴口燥；另一方面用于夏季气候炎热，汗出过多导致的津液不足之症。有些药茶对糖尿病、肺结核等阴虚燥热疚病之口渴也有辅助治疗作用。

一、竹茹芦根茶

［方源］唐·孙思邈《千金要方》。

［原料］竹茹 30 克，芦根 30 克，生姜 2 片。

［制作）①将竹茹、芦根洗净，切碎。②将竹茹、芦根置保温瓶中，加生

竹二青等，其性凉味甘，功能清胃热，止呕逆。其性凉而不伤胃，甘而不腻，凡胃热呕吐，不论属虚属实，均可使用，故《本经逢原》云其“专清胃府之热，为虚烦、烦渴，胃虚呕逆之要药”。乌梅生津止渴，李时珍认为：“人之舌下有四窍……故食梅则津生者，类相感应也。”此可谓乌梅的止渴之由，以及对著名典故“望梅止渴”的绝妙诠解。甘草补益脾胃。三药合用清胃热，止燥渴。

［适用范围］①胃热呕逆，多食易饥。②暑热烦渴。

五、乌梅茶

［方源］明·周履靖《续易牙遗意》。

［原料］乌梅500克，甘草末60克，干姜末15克，白砂糖120克。

［制作］①把乌梅放入温水中浸泡，待软后去核，放入瓷碗内；再将瓷碗放入蒸笼蒸30分钟左右，取出蒸透的乌梅，将其捣烂。②将乌梅泥、姜末、甘草末、白砂糖一起放入大瓷碗中，搅拌均匀，再放入蒸笼中蒸透即成。

［服法］取适量加盐冲服，不拘时代茶饮服。

［功效］养胃益气，生津止渴。

［方解］乌梅性温，味极酸，含有柠檬酸、苹果酸、琥珀酸、糖类等成分，有抗菌、抗过敏、解暑热的作用。干姜祛寒，有温运脾胃的作用；白砂糖味甜，不仅起到调味作用，而且有助于健脾和胃。此茶中乌梅配以白砂糖则“酸甘化阴”，生津止渴；干姜伍以白砂糖，则“辛甘化阳”，生化脾胃阳气而祛寒气。

［适用范围］①作为夏日解暑饮料饮服。②脾胃津液不足之口渴口干，如外感热病恢复期，肿瘤化疗、放疗之后等。③作为脾胃虚寒之久泻、久痢之辅助治疗。胃酸过多者不宜饮服。

六、五汁饮茶

［方源］清·吴鞠通《温病条辨》。

［原料］鲜芦根汁、荸荠汁、麦门冬汁、梨汁、藕汁（或蔗汁）各适量。

［制作］将以上五汁搅拌和匀即可，不甚喜凉者，亦可隔水炖温。

［服法］代茶饮服。

［功效］清热生津，润燥止渴。

［方解］芦根又名苇根，性寒味甘，长于清泻肺胃气分热邪，生津止呕，具有清热而不伤胃、生津而不恋邪的特点，是温热病热伤津液，烦热口渴的常用药物。麦门冬性寒味甘质润，功能清养肺胃之阴以生津润燥，清心养阴以除烦宁心，为治燥热伤阴、心烦口渴、干咳痰粘的常用药；梨有润肺化痰、养胃生津、清心除烦的作用；荸荠又名马蹄，功能清润肺胃，止渴化痰，生食点食皆良。藕生用清热生津，凉血化瘀；熟食健脾开胃，治热伤津液，以鲜品为宜。五药均为甘寒濡润之品，合而用之，善能清热养阴，生津救液，且滋味甘美、清凉，为热病患者乐意服用。全方清淡可口，养阴而不滞腻，甘寒而不损胃，对热伤肺胃，燥渴不止及温病后期，身热不退者，皆有良效。

［适用范围］①温热病热伤津液，症见口中燥渴、咳唾白沫、粘滞不爽等。②肺热咳嗽，干咳少痰。③胃热口渴，胃脘部灼热胀痛。④阴虚有热者保健饮服。

［注意事项］①本方略有滑肠作用，故脾虚便溏者慎用。②芦根药力平和，方中用量每剂可用至 30～60 克。

第五节　润肺止咳药茶

凡具有补肺润燥、止咳化痰作用的药茶称为润肺止咳药茶。本类药茶主要用于慢性肺部疾病，如慢性支气管炎、肺结核、肺源性心脏病、支气管扩张等引起的咳嗽痰多，或干咳无痰，或咳痰不畅、气急等症。这类药茶大抵都由滋润的药物、食物组成，所以脾虚腹泻、急性病咳嗽者不宜饮服。

一、枸杞饮

［方源］唐·孙思邈《千金要方》。

［原料］地骨皮 15 克，小麦 6 克，麦门冬 6 克。

［制作］①上述三药同时入锅，加水煎煮约 40 分钟，取汁。②药渣中再加水煎煮 30 分钟，取汁。③合并 2 次药汁即可。

［服法］每日 1 剂，不拘时代茶饮服。

［功效］养阴润肺，清热益胃

［方解］本茶中并无枸杞一药，因地骨皮为茄科植物宁夏枸杞及枸杞的根，故名枸杞饮。地骨皮性寒，味甘、淡，有较好的清热凉血、退虚热的作用，常用于阴虚发热的病症。现代药理研究证明，地骨皮除有明显降压、降血糖作用外，还有良好的解热作用。麦门冬养阴润肺，益胃生津，动物实验表明，除具有升血糖、抗菌作用外，还能提高动物在缺氧条件下的耐缺氧能力。小麦补气安神。诸药配伍养阴退热，润肺益胃。

［适用范围］①肺阴不足之干咳少痰，或痰中带血，骨蒸低热。②胃阴不足之大便干结，口渴，舌红少苔。③作为肺结核、慢性肺炎、萎缩性胃炎、糖尿病、神经衰弱等病症的辅助治疗。④癌症放疗、化疗期间保健服用。

［注意事项］痰湿壅甚、大便溏泄者不宜服用。

二、麦门冬茶

［方源］宋·赵佶等《圣济总录》。

［原料］麦门冬（去心）30 克，地骨皮 30 克，小麦 30 克。

［制作］①麦门冬、地骨皮研成粗末，用纱布包。②小麦煎取汁，去小麦，再将药末放入小麦汁内煎沸，盖闷 15 钟后即可。

［服法］每日 1 剂，代茶频饮，或分 2～3 次饮用。

［功效］养阴润肺，清热生津。

［方解］本方原名麦门冬汤。方用麦门冬养阴润肺，益胃生津；地骨皮清热凉血；小麦养心益肾，除热止渴。现代药理研究，地骨皮除有明显降压、降血糖作用外，还有良好的解热作用，其解热作用略逊于氨基吡啉。动物实验表明，麦门冬除具有升血糖、抗菌作用外，还能提高动物在缺氧条件下的耐缺氧能力。因此，本方对阴虚低热引起的食欲不振、口干渴、烦躁等有积极的治疗意义。

［适用范围］①肺阴不足之干咳少痰，或痰中带血。②胃阴不足之大便干结，口渴，舌红少苔。③作为肺结核、慢性肺炎、萎缩性胃炎、糖尿病等病症的辅助治疗。④癌症放疗、化疗期间保健服用。

［注意事项］①脾虚腹泻者不宜服用。②感冒以及急性病期间不宜服用。

三、百部生姜汁

［方源］晋·葛洪《补缺肘后方》。

［原料］百部汁、生姜汁各等量。

［制作］将百部汁、生姜汁搅拌和匀，加少量的水煎数沸即可。

［服法］每日 3 次，每次 3～5 毫升，开水冲服，亦可酌加蜜糖调味。

［功效］散寒宣肺，降逆止咳。

［方解］本方所主之咳嗽症，为风寒犯肺、肺失宣降所致。治宜疏散风寒，宣肺止咳。方中百部性平，味甘润苦降，具有良好的止咳作用，对于咳嗽，不论寒热新久，皆可选用，用治肺结核咳嗽、百日咳等尤为重要。生姜发散风寒以解表，温肺胃以止咳化痰。二药同用，以风寒咳嗽为宜，但生姜发散力弱，故咳逆不止而风寒不甚者最为恰当。

［适用范围］①风寒咳嗽，症见头痛、鼻塞、流涕、恶寒、发热等。②百日咳初期之辅助治疗。

［注意事项］①痰湿盛者，百部不宜过用。②治疗阴虚燥咳，酌增滋阴药，如沙参、百合等。③无鲜百部时，亦可用干品煎取浓汁。

四、三分茶

［方源］金·张子和《儒门事亲》。

［原料］荞麦面 120 克，茶叶 6 克，蜂蜜 60 克。

［制作］①茶叶碾碎成细末。②将茶叶末与荞麦面、蜂蜜调拌均匀。③每次取 20 克，沸水冲泡即可。

［服法］每日 1～2 次，代茶饮之。

［功效］润肺止咳，降气宽肠。

［方解］肺与大肠相表里，肠实则肺气壅滞不得肃降。方中荞麦性寒味甘，能降气宽肠，消积，正如《本草纲目》所云“降气宽肠，磨积滞”。肠通则肺得肃降，咳嗽自宁；荞麦中的赖氨酸、精氨酸、油酸、亚油酸、维生素 B_2、烟酸的含量都超过了米面，具有降血脂的作用，是治疗心血管疾病的美食良药，伍以茶叶、蜂蜜润肺止咳，其效尤佳。

［适用范围］①各种咳喘症，如肺结核、肺炎、急慢性支气管炎等。②慢

性咽喉炎、咽喉肿痛等。③肠燥大便干结或大便不通。④作为防治心血管疾病的保健饮品。

［注意事项］脾虚腹泻者蜂蜜的用量可以减少。

五、参味苏梗茶

［方源］元·忽思慧《饮膳正要》。

［原料］五味子 4 克，人参 4 克，紫苏梗 3 克，白砂糖适量。

［制作］①将人参切成薄片。②紫苏梗洗净，切碎。③人参片、苏梗末、五味子、白砂糖共置保温杯中，用沸水适量冲泡，盖闷 15 分钟。

［服法］每日 1 剂，代茶频饮。不时将参片细嚼咽下。

［功效］益气敛肺，止咳平喘。

［方解］五味子敛肺滋肾，以治肺虚喘咳；人参补益肺脾以扶本培正。紫苏梗辛甘微温，入脾、胃、肺二经，有理气、解郁、止痛的功效，《本草崇原》云它“主宽中行气，消饮食，化痰涎”。本茶用此药，一主疏利胸十气滞，使肺脾之气运行流畅，则胸闷脘痞可除；二是防止五味子、人参敛补太过，有碍痰湿的排泄。全方设计较为全面，故一般痰湿不重、又无脾肺实热者饮用此茶，能补肺平喘，增强体质。

［适用范围］老年慢性咳喘，动则气急，胸闷脘痞，痰多色白质粘稠，舌苔薄白。

［注意事项］肥胖体质、湿痰素盛者忌用。

六、竹沥茶

［方源］明·李时珍《本草纲目》。

［原料］竹沥 10～20 毫升。

［制作］取鲜竹竿，截成 30～50 厘米长，两端去节，劈开，架起，中部用火烤之。两端即有黄色或黄棕色的液汁流出，以器盛之即可。取竹沥用适量温开水冲泡即可。

［服法］每日 2 剂，代茶频饮。

［功效］清热化痰，除烦宁心，镇惊。

［方解］本品为禾本科植物淡竹的茎用火烤灼而流出的液汁，性寒，味甘

而苦。《本经逢原》云："竹沥善透经络，能治筋脉拘挛。痰在皮里膜外，筋络四肢，非竹沥不能化之。"《本草纲目》云："竹沥性寒而滑，大抵因风火燥热而有痰者宜之，若寒湿胃虚肠滑之人服之，则反伤肠胃。"可见竹沥有较好的清化热痰的作用。目前常用于支气管扩张症、支气管炎、肺炎等疾病引起的咳嗽、咳痰黄稠等症。

［适用范围］①咳嗽喘促，咳痰黄稠，难以咳出，胸闷。②脑卒中，神志不清，喉中痰鸣，舌苔黄腻。③小儿惊风。

［注意事项］①本品性寒滑，大便溏泄者不宜服用。②寒性咳嗽，咳痰清稀，色白量多者不宜服用。

七、姜杏茶

［方源］明·周履靖《续易牙遗意》。

［原料］杏仁 500 克，甘草 180 克，姜 180 克，盐 180 克。

［制作］①杏仁洗净、泡发后去皮尖，捣碎。②甘草研成末，放锅中略炒一下。③姜去皮，与盐一起捣碎。④将上物放入一处，搅拌均匀即成。

［服法］饮服时取适量，用开水冲泡，代茶服用。

［功效］润肺止咳，散寒化痰。

［方解］杏仁有苦杏仁与甜杏仁之分，用作药茶一般取甜杏仁，其性温，有宣肺止咳化痰、润肠通便的作用。杏仁的胚根位于尖端，味苦有毒，制作时去除皮尖，可去苦味和毒质。生姜发表散寒，降逆和胃，祛痰下气。甘草润肺解毒。

［适用范围］①感受风寒引起的咳嗽。②慢性支气管炎，咳痰量多色白。③胃寒肠热（不喜冷食，但大便干结）之人作为平时保健服饮。

［注意事项］胃热肠寒（有口臭、口干，但大便溏薄）者不宜服饮。

八、丝瓜花蜜茶

［方源］明·兰茂《滇南本草》。

［原料］鲜丝瓜花 20 克（干品 10 克），蜂蜜 10 克。

［制作］将丝瓜花洗净，放入盏杯中，用沸水适量冲泡，盖闷 15 分钟，调入蜂蜜即可。

[服法] 每日1～2剂，趁热顿饮，或分2次饮用。

[功效] 清肺化痰，降气止咳。

[方解] 本品为葫芦科植物丝瓜或粤丝瓜的花，于夏季开花时采集备用。其性寒，味甘而微苦，《滇南本草》记载其能“清肺热，消痰下气，止咳，止咽喉疼，消烦渴，泻相火”。生捣汁外用，可治红肿热毒疮、痔疮和外伤出血。丝瓜藤（叶）含皂甙，有止咳祛痰作用。药理实验表明，丝瓜藤（叶）煎剂对呼吸道常见细菌有一定的抑制作用，对肺炎球菌作用稍强。

[适用范围] 肺热喘咳，痰黄，粘滞不爽，气急，口干等症。

[注意事项] ①如在秋冬无丝瓜花时，用干藤粉泡饮，有同样功效。②肺寒咳嗽，痰多清稀者慎用。③脾虚，大便溏泄者不宜服用。

九、冬瓜蜜茶

[方源] 明·兰茂《滇南本草》。

[原料] 冬瓜皮15克，蜂蜜10～20克。

[制作] 取经霜的冬瓜皮洗净切细，置保温杯中，用沸水适量冲泡闷盖15分钟后去渣加入蜂蜜即可。

[服法] 分次代茶饮。

[功效] 利水消痰，止咳润燥。

[方解] 冬瓜皮为葫芦科植物冬瓜的外层果皮，性凉味甘，有利水消肿、消痰的作用，常用治水肿、咳嗽和痈肿等症。《滇南本草》记载其能“止渴，消痰，利小便，治中风”。传统蜜饯食品小的冬瓜糖就是以冬瓜瓤浸糖晒干而成，有润肺化痰止咳功用。本方以冬瓜皮与蜂蜜同泡茶饮，方法简便，具有同样效果。

[适用范围] ①秋燥干咳无痰，咽喉燥痛。②各种原因引起的水肿、少尿等症。

[注意事项] ①脾虚便溏者忌用。②寒性咳嗽，痰多色白者忌服。

十、橘红茶

[方源] 清·张璐《本经逢原》。

[原料] 橘红1片。

[制作] 将橘红放入杯中，沸水冲泡，再入沸水锅中隔水蒸20分钟即可。

[服法] 每日1～2剂，代茶频饮。

[功效] 润肺消痰利气。

[方解] 橘红是将新鲜橘皮用刀扦下外层果皮，晾干或晒干而成，以片大、色红、油润者为佳。其性温，味辛而苦，有散寒理气、燥湿化痰、消食宽中的作用。《医林纂要》云："橘红专入于肺，兼以发表，去皮内之白，更轻虚上浮，亦去肺郁耳。"《本草纲目》说它"下气消痰"。但橘红药性温燥，若能配伍清热润肺的茶叶，不仅可以制约温燥之性，而且又能增强化痰的作用。

[适用范围] ①风寒咳嗽，喉痒多痰，痰粘似胶，难以咳出或咳吐白痰之症。②患肺部疾病之人的保健饮服。③食积不消、伤酒之脘腹胀满。

[注意事项] ①肺热咳嗽，痰黄稠者不宜饮服。②咽喉红肿痛热者忌服。

十一、款冬花茶

[方源] 清·叶天士《种福堂公选良方》。

[原料] 款冬花9克，冰糖15克。

[制作] 将款冬花放入热水瓶叶，以沸水冲泡大半瓶，盖闷10分钟，弃去沉渣，取汁加入冰糖即可。

[服法] 代茶饮用，一日内分数次饮完。

[功效] 宣肺下气，止咳化痰。

[方解] 款冬花别名冬花，在冬季花尚未山土时挖出花蕾，阴干，除去泥土、花梗，生用或蜜炙。本品性温味辛，功能润肺下气，止咳化痰，为治咳要药。也可治疗恶寒咳嗽，咳痰清稀、色白量多等症。《本草逢源》谓之"润肺消痰，止嗽定喘……肺痿肺痈，咸宜用之"。药理研究表明，款冬花有镇咳祛痰、解除支气管痉挛、兴奋呼吸等作用，所以对急、慢性支气管炎引起的咳嗽痰喘有较好疗效。

[适用范围] ①咳嗽、痰多、气喘等症。②急、慢性支气管炎，感冒咳嗽之辅助治疗。

[注意事项] 阴虚咳嗽，干咳无痰者慎用。

十二、滋胃和中茶

［方源］当代・陈可冀《慈禧光绪医方选议》。

［原料］朱砂拌竹茹 3 克，鲜青果 10 个，厚朴花 10 克，羚羊角粉 1.5 克。

［制作］上药共制粗末，加水煎，取汁即可。

［服法］每日 12 剂，不拘时代茶频饮。

［功效］滋肺清热，化痰助运。

［方解］据说此方为西太后临终时“气虚痰生，精神委顿，舌短口干，胃不纳食”所进之代茶饮方。方中竹茹清化痰热，特别适合咳痰稠厚之症；青果清热解毒，利咽生津，《本草经疏》称其为“肺胃家果也，能生津液”，对肺胃热壅所致的咽喉疼痛、痰涎壅盛有较好的治疗效果；厚朴花功能燥湿散满以健运脾胃、宽中行气而消除胀满，是解除食滞、气滞的一味良药；羚羊角粉有良好的清热解毒、平肝息风作用，羊角的尖端处药效最好。诸药配伍清肺化痰，健胃消滞，平肝息风。

［适用范围］①年老气虚，肺热咽干，症见咳嗽，痰多黄稠，难以咳出。②胃热气滞，症见口渴口苦、脘腹胀满、纳食不香等。

［注意事项］①一般在高热或肝阳上亢，病情比较急剧时慎用。②羚羊角粉目前多用山羊角粉替代，剂量增大 10 倍；亦可用石决明 30 克，龙胆草 6 克代替羚羊角粉。③体质虚寒、脾虚腹泻者不宜服用。

第六节　清热解毒药茶

凡具有清热泻火作用的药茶称为清热解毒药茶。清热解毒药茶药性、食性偏于寒凉，主要适宜于胃热、肠热、肺热、肝火旺等人服用，对于目赤咽痛、痈肿疮疖、痢疾、痔疮等病症有较好的疗效。但是，这类药茶苦寒，容易损伤脾胃，所以不宜长期、连续服用，对于脾胃虚寒者也应忌饮。

一、泻心汤

［方源］汉・张仲景《伤寒论》。

［原料］大黄 6 克，黄连 3 克，黄芩 6 克。

［制作］上三味以沸水冲泡，盖闷数分钟，取汁去渣即可。

［服法］每日 1 剂，分 2 次温服。

［功效］清热降火，止血。

［方解］此茶来源于《伤寒论》中的大黄黄连泻心汤。大黄、黄连、黄芩皆为苦寒药物，大黄善清胃肠之火，常用于胃肠积热，大便不通；黄连以泻心火、解热毒见长，为止呕治痢的良药；黄芩则泻上焦肺火，清肠中湿热，是一味很好的消炎、抗菌药物。三药合用热去火降，呕停血止。

［适用范围］①胃热引起的心烦，口渴、口臭、便秘、脘腹胀满疼痛等症。②热盛引起的吐血、鼻出血、牙龈渗血等症候。③急性菌痢初期，里急后重、大便不爽者的辅助治疗。

［注意事项］①本药茶药性苦寒，易伤脾胃，所以不宜久服，中病即止。②脾胃虚寒，大便溏薄者不宜饮用。③体质虚弱引起的牙龈出血、鼻出血不宜饮服。④大黄有行淤通经的作用，故妇女孕期、月经期不宜饮服。

二、槐叶茶

［方源］唐·昝殷《食医心鉴》。

［原料］嫩槐树叶 500 克。

［制作］将嫩槐叶洗净，以开水烫熟，或蒸熟晒干，研磨备用。每次取 30 克，纱布包裹，置保温瓶中，以开水泡闷 20 分钟即可。置保温瓶中，以开水泡闷 20 分钟即可。

［服法］代茶频饮，每日 1 剂。

［功效］清热止血。

［方解］本品为豆科植物槐的嫩叶，春夏采取，晒干备用。其花朵或花蕾为槐花，性味功用基本相同。槐叶具有凉血止血的功能，善入下焦，《滇南本草》谓其“治一切大小便下血，或痔疮疼痛，脓血不止”，临床多用以治疗“肠风”下血，便前出血，血色鲜红者。便血之症多与大肠热盛、脉络损伤有关，宜治泻火清肠，凉血止血，故服用本茶有较好的辅助治疗效果。本品除治疗痔疾外，外用可治疗慢性湿疹，方法上为先将鲜叶置水中冲洗干净，捣烂如泥状，外敷患处，每日更换 1 次。

［适用范围］①肠热便血，痔疮出血。②球结膜出血。

［注意事项］脾胃虚寒，大便不实者忌用。

三、竹叶茶

［方源］宋·赵佶等《圣济总录》。

［原料］淡竹叶适量。

［制作］①将竹叶晒干，制成粗末。②每次取 10 克。

［服法］代茶频饮。

［功效］清凉解暑，利尿除烦。

［方解］本茶在《圣济总录》中为治疗“霍乱痢后，烦热燥渴，卧不安”而设。但是在民间常作为夏季清凉饮料，用于清热解暑。竹叶性寒，味甘、淡，《药品化义》云：“竹叶清香透心，微苦凉热，‘引味俱清，主治热消渴……”《本草纲目》云：“去烦热，利小便，清心。”可见，竹叶以清暑热、解烦渴为长，常用于内火旺，口舌生疮、小便短赤、心火口渴之症，亦为夏季清暑解热之佳品。

［适用范围］①夏季解暑热之用。②作为口腔溃疡、疖疔疮肿的辅助治疗。③内热重，口苦、口渴、小便短少者。

［注意事项］①若有新鲜竹，可以取 20～30 克，洗净切碎直接泡茶饮用。②脾胃虚寒之大便溏泄、胃脘隐痛者不宜服用。③现代研究证明，本品能增高血糖，所以糖尿病患者慎用。

四、皋芦叶茶

［方源］明·朱棣等《普济方》。

［原料］皋芦叶 1 把。

［制作］皋芦叶洗净切碎，水煎取汁即可。

［服法］每日 1 剂，代茶频饮。

［功效］清热通淋利尿，除烦利咽。

［方解］小肠有“泌别清浊”的功能，即与尿液的代谢有关。如小肠的泌别功能正常，则小便正常；如小肠泌别功能失调，则小便短少。因此在治疗小便淋沥不尽之症时，可作为通利小肠的方法之一。本品为山茶科皋芦的叶，

性平味苦，有通利小肠、利小便的作用，正如《海药本草》所云："通小肠，治淋，止头痛烦热"，适用于小便淋沥不尽的病症。另外，由于本品性寒，能清热除烦，《本草拾遗》载："煮为饮，止渴明目，除烦，不睡，消痰"，所以又可用于胃热之症。如糖尿病早期出现胃热口渴、易饥多食等症时，可以选用此茶作为辅助治疗。

［适用范围］①胃热引起的口渴、头痛、烦热、咽痛等。②小便淋沥不尽，如尿路感染、前列腺炎等病症。③糖尿病、慢性胃炎等属于胃热者之辅助治疗。

［注意事项］本品苦寒，易伤脾胃，所以脾胃虚寒者不宜服用。

五、柳叶茶

［方源］明·李时珍《濒湖集验方》。

［原料］鲜柳叶 30 克。

［服法］每日 1 剂，代茶频饮。

［功效］清热，利尿，透疹，解毒。

［方解］柳叶即杨柳科垂柳之叶，春夏采收嫩枝叶备用。本品性寒味苦，无毒，民间常用以煎汤内服并洗身，对治疗小儿麻疹与柽柳有相同功效。本品含有水杨苷，一旦被人体吸收后即变为水杨酸，有解热止痛功效。本品亦含鞣质和碘，《本草纲目》说能疗白浊，治黄疸，解丹毒。另据临床报道，鲜柳叶煎剂对肺炎、膀胱炎、乳腺炎、化脓性腮腺炎、皮肤疖肿等有较好疗效，对传染性肝炎有降酶作用。因柳叶含有丰富的碘，有人用其制成糖衣片治疗地方性甲状腺肿也取得一定的疗效。

［适用范围］①小便混浊不清或尿后有白浊溢出。②麻疹初期，出疹不畅。③体质偏热，小便短少者。

［注意事项］脾胃虚寒，小便清长者不宜饮服。

六、木槿花茶

［方源］明·李时珍《本草纲目》。

［原料］木槿花 9 克（鲜品 30 克）。

［制作］木槿花洗净，置盏杯中，加入沸水适量，盖闷 15 分钟后即可。

［服法］每日 1 剂，不拘时代茶饮。

［功效］清热，利湿，凉血。

［方解］木槿花为锦葵科植物木槿的花朵，有赤、白两种，都可以入药。其性凉，味甘、苦，《日华子本草》认为其能主治肠风泻血，赤白痢，既可焙干入药用，亦可作汤代茶饮。木槿花有良好的止血、治带作用，且有多种食用方法；如民间流传着用木槿花 9～13 朵，酌加开水和冰糖炖半小时，饭前服，日服 2 次，治疗下血、赤白痢；或用木槿花 6～8 克，人乳拌，锅内蒸熟食之，治疗妇女带下病等。药理实验证明，其根及茎的酒精浸液在试管内对革兰阳性菌、痢疾杆菌及伤寒杆菌均有抑制作用。

［适用范围］①痔疮及肠风便血。②赤白痢疾。③妇女白带。

［注意事项］①脾虚白带清稀者忌饮。②虚寒久痢忌用。

七、夏枯草茶

［方源］明·张时彻《摄生众妙方》。

［原料］夏枯草 60 克。

［制作］将夏枯草洗净，晾干，置保温瓶中，冲入沸水 300 毫升，泡闷 20 分钟即可。

［服法］每日 1 剂，代茶饮用；

［功效］清肝散结。

［方解］夏枯草性寒，味苦、辛，《神农本草经》说它能破症、散瘿结气，主治瘰疬、鼠瘘、头疮、脚肿湿痹。现代药理研究证明，其煎剂具有以下作用①抗菌作用：对痢疾杆菌、霍乱弧菌、大肠杆菌、变形杆菌、葡萄球菌及人型结核杆菌均有不同程度的抑制作用；其酒精浸液在琼脂培养基上对绿脓杆菌亦有抑制作用。②抗肿瘤作用，主要对艾氏腹水癌及肉瘤 S—180 有抑制作用；用本品煎剂治疗颈淋巴结核（瘰疬）及肺结核具有一定的疗效。《本草汇言》用本品配以蒲公英治急性乳腺炎（乳痈）初起，经临床试用，也有很好的疗效。

［适用范围］①肝火旺之病症，如淋巴结核、甲状腺功能亢进症、乳房囊性增生、乳腺炎等。②作为肝火旺、体质偏热之人保健饮服。

［注意事项］脾胃虚寒者慎用。

八、忍冬茶

［方源］清·程国彭《医学心悟》。

［原料］金银花 20 克，甘草 15 克。

［制作］将金银花、甘草经两次浸泡后，药渣即可弃掉另换。

［服法］每日 1～2 剂，代茶服用。

［功效］清热解毒，疏风散热。

［方解］金银花又称忍冬花。《医学心悟》记录此方治疗“一切内外痈肿”。金银花以清热解毒见长，是治疗一切痈肿疔疮的要药：金银花与甘草制成药茶服用，不仅可以用于疖肿疮疡的治疗，也可作为预防，中暑、感冒及肠道传染病的保健佳品。

［适用范围］①疖肿疮疡初起，症见局部红肿痛热。②外感风热初起，症见咽痛、咳嗽、发热、恶寒等。③暑热烦渴。④夏季作为预防小儿热疮、痱子之用。

［注意事项］风寒外感及脾胃虚寒者不宜服用。

九、天竹叶茶

［方源］清·赵学敏《本草纲目拾遗》。

［原料］南天竹叶 3～6 克。

［制作］南天竹叶洗净，切碎，加水煎，取汁即可。

［服法］每日 1～2 剂，代茶频饮。

［功效］清热，健胃，祛风，止咳。

［方解］本品为小蘖科植物南天竹的叶，性寒味苦，有清热解毒、祛风止咳、健胃消积的作用。《本草纲目拾遗》用此药作茶，主治小儿疳病。小儿疳病是由于喂养不当，导致脾胃损伤、食积不消的一种病症，类似于现代医学的消化不良综合症。《广西中药志》认为本品能“治目赤肿痛，疟疾，跌打”。《上海常用中草药》记载它可“止血，止咳，治血尿，百日咳”。由此可见，本品虽然作用广泛，但主要用于感冒、咳嗽、疳病。

［适用范围］①作为感冒咳嗽、百日咳的辅助治疗。②小儿疳病，症见不欲饮食、形体消瘦、大便臭秽，或夹有不消化之食物，脾气急躁等。③体质

偏热者保健服用。

［注意事项］①小儿服用时根据年龄剂量适当减少。②体质虚寒者慎用。

十、苦丁茶

［方源］清·张璐《本经逢原》。

［原料］枸骨叶 6 克。

［制作］将枸骨叶，研成粗末，加水煎数分钟后即可。

［服法］每日 1 剂，代茶频饮。

［功效］清热平肝，降脂减肥。

［方解］冬青科植物枸骨叶又称为苦丁茶，外表绿褐色或黄绿色，与一般粗茶相似，用沸水泡开后，伸展的叶片为阔披针形及卵状披针形，边缘有锯齿，浸液味苦，与普通茶叶不同。《本草求原》记载其能“清头目”。《中国医学大辞典》亦云其能“散风热，清头目，治耳鸣耳聋”。现代研究证明，枸骨叶含咖啡碱，对豚鼠的离体心脏有增加冠脉流量、加强心肌收缩力的作用。目前已将苦丁茶作为防治心血管疾病以及减肥的保健饮品广泛应用。

［适用范围］①高血压头涨头痛、面红目赤者。②急性结膜炎的辅助治疗。③作为高脂血症、动脉粥样硬化、脂肪肝、冠心病等患者的辅助治疗。④体质偏热或火气偏旺者保健饮服。

［注意事项］脾胃虚寒，大便溏薄者不宜饮用。

十一、平肝清热茶

［方源］当代·陈可冀《慈禧光绪医方选议》。

［原料］龙胆草 1.8 克，醋柴胡 1.8 克，川芎 1.8 克，甘菊花 3 克，生地黄 3 克。

［制作］上药共制粗末，加水煎取汁即可。

［服法］每日 1 剂，代茶频饮。

［功效］平肝清热。

［方解］此为肝胆热盛、耳窍不畅之茶方。方中龙胆草大苦大寒，能上清肝胆实火，下清肝胆湿热，所以可以用于肝胆火盛，如耳鸣、目赤、咽痛等症，也可用于带下黄稠、阴部肿痛、湿疹等病症。柴胡疏肝解郁，防止火热

伤气，避免肝气不舒。川芎活血，善治头部疼痛。生地黄、菊花清热养血疏风，既助龙胆草上清头耳，又防其损伤阴血。综观全方，泻中有补，泻火而不伤胃，是平肝清热之良方。

［适用范围］①肝经郁热、气血郁滞之卡他性中耳炎。②肝火引起的头晕、头涨。③肝火旺者保健饮服。

［注意事项］本方偏于苦寒，中病即止，不宜久服用。

第七节　解表祛邪药茶

凡能疏解肌表、促使发汗，用以发散表邪、解除表症的药茶称为解表祛邪药茶。本类药茶多属于辛散之品，辛能发散，可使表邪从汗而解，适用于感冒、麻疹初期等邪在肌表的病症。但是不能多服，中病即止，否则发汗太过会损失津液，伤及阳气。对于阴虚、阳虚者，都应慎用。

一、桑叶茶

［方源］唐·孟诜《食疗本草》。

［原料］桑叶、炼蜜各适量。

［制作］①桑叶洗净，切碎，加炼蜜和开水少许拌匀，稍闷，置锅中用小火炒至不粘手为度，取出放凉。②每次取10～20克，加水煎数分钟，取汁即可，并且可以反复冲泡取汁。

［服法］每日1～2剂，代茶频服。

［功效］祛风解表，清热明目。

［方解］桑叶性寒，味甘而苦，有疏散风热、清肺润燥、平肝明目的功效。《本草纲目》谓其“治劳热咳嗽，明目长发”。《本草求真》谓其“清肺泻热，凉血燥湿，祛风明目”。故常用于风热感冒、肺燥咳嗽、肝火目赤等病症。体外试验表明，鲜桑叶煎剂对金黄色葡萄球菌、乙型溶血性链球菌等多种致病菌有抑制作用，对多种原因引起的动物高血糖亦有降糖作用。其所含脱皮固酮能促进葡萄糖转化为糖原，但不影响正常动物的血糖水平。

［适用范围］①感冒初起，症见头痛、咳嗽少痰、咽痛等。②肝火旺引起

的目赤、头晕等。③内热引起的鼻出血。④作为高血压、高脂血症、糖尿病等病症的辅助治疗。

[注意事项] 风寒感冒引起的咳嗽、咳痰清稀者不宜服用。

二、紫苏叶茶

[方源] 唐·孙思邈《海上仙方》。

[原料] 紫苏叶 20 克。

[制作] 紫苏叶洗净，焙干，捣碎，置保温瓶中，冲入沸水适量，盖闷 15 分钟后即可。

[服法] 每日 1 剂，代茶频频温饮。

[功效] 发汗解表，行气宽中。

[方解] 紫苏叶性温味辛，《滇南本草》记载其有“发汗，解伤风头痛，消痰，定吼喘”的作用。现代研究证明，紫苏叶有解热和抑制葡萄球菌生长，促进胃液分泌、增进胃肠蠕动，减少支气管分泌、缓解支气管痉挛的作用。临床常用于感受风寒引起的恶寒发热、咳嗽痰多、气喘，脾胃气滞之胸腹胀满、呕吐以及胎动不安等症，并能用于鱼蟹中毒、腹痛吐泻等。亦有报道，应用此茶治疗急性乳腺炎有较好的疗效。

[适用范围] ①风寒感冒初起，症见发热、恶寒、无汗、头痛等。②脾胃气滞，症见胸闷、呕吐、脘腹胀满等。③过食鱼蟹引起的呕吐，腹痛，腹泻。④急性乳腺炎早期。

[注意事项] ①若用于急性乳腺炎，在饮茶的同时，可用药渣作局部热敷。②高热有汗者不宜服用。③服本茶后应静卧、盖被、避风，有利于汗出邪去。

三、葱豉茶

[方源] 晋·葛洪《肘后方》。

[原料] 葱白 10 根，豆豉 15～20 克。

[制作] 将葱白、豆豉捣烂，置于保温瓶中，冲入沸水适量浸泡，盖闷 15 分钟。

[服法] 频频饮服，于一日内饮尽。

［功效］发汗解表。

［方解］此茶是治疗轻型风寒感冒的简方。葱白性温味辛，发汗散寒解表；淡豆豉系黑豆配桑叶、青蒿蒸煮后发酵而成，功能解表宣郁除烦，擅治感冒寒热、头痛、胸闷、烦躁等。葱、豉均能发汗，同用可以互补不足，增强效用。

［适用范围］①风寒感冒，头痛，全身酸楚，恶寒微热，鼻塞流涕，或伴咽痛咳嗽。②淋雨、受寒后作为预防感冒饮服。

［注意事项］重型感冒而发热重、咳嗽频者不宜饮用。

四、姜糖苏叶饮

［方源］明·倪纯宇《本草汇言》。

［原料］紫苏叶 3～6 克，生姜 3 克，红糖 15 克。

［制作］①将生姜洗净切丝。②紫苏叶洗去尘垢。③苏叶与姜丝一起装入茶杯内，以沸水 200～300 毫升冲泡，加盖闷 5～10 分钟，再加入红糖搅匀即可。

［服法］代茶趁热饮用。

［功效］发汗解表，温中和胃。

［方解］紫苏叶性温味辛，功能散寒发汗解表，行气宽中和胃，既治外感风寒之恶寒发热、头痛、无汗之表寒症，又疗气机阻滞之胀闷、呕恶、咳嗽咳痰，为治疗外感风寒兼见气郁之胃肠型感冒的重要药物。生姜亦长于外散风寒以发汗解表，内温肺胃以止咳和中，与紫苏叶同用，既增强温散之力，又提高和中之效。红糖一则温中和胃，和营止痛；二则调和药味，中和辛辣味苦之药，使之成为甘甜适口之饮料。各药合用，共奏解表和中之效。然本方作用较为缓和，对症情轻浅者最为恰当。

［适用范围］①风寒感冒之恶寒、发热、头痛、咳嗽、无汗等。②脾胃受寒，消化不良之恶心、呕吐、腹胀、胃痛等。③紫苏叶又有理气安胎之效，故孕妇感寒者也可应用。

［注意事项］①本方亦可微煎取汁，再加入红糖饮用，但不宜煎煮过久，否则会降低疗效。②风热感冒之发热、咽痛者不宜服用。

五、姜杏茶

［方源］明·周履靖《续易牙遗意》。

［原料］杏仁25克，生姜9克，甘草9克，食盐9克。

［制作］①杏仁泡洗去皮尖，捣碎。②甘草研成末，然后炒一下。③生姜去皮，与食盐一起捣碎。④将以上四物一起拌匀，用沸水冲泡即可。

［服法］每日1～2剂，不拘时代茶频饮。

［功效］发散风寒，止咳祛痰。

［方解］杏仁性温，味苦而甘，既有发散风寒之功，又有降气平喘之力，是散寒、止咳、化痰的常用药物。生姜发散风寒，去痰下气。甘草润肺解毒，适宜于风寒感冒引起的咳嗽。

［适用范围］①风寒咳嗽，咳痰清稀色白。②感受风寒引起的头痛、鼻塞、恶寒、发热、无汗、全身骨节酸痛等症。

［注意事项］①杏仁皮尖有毒，因此一般用药要去皮尖。②风热感冒之发热、咽痛、口渴者不宜饮用。

六、薄荷茶

［方源］明·朱棣等《普济方》。

［原料］薄荷叶30片，生姜2片，人参5克，石膏30克，麻黄2克。

［制作］将上述药物研为粗末，用水煎，滤汁即可。

［服法］不拘时代茶饮。

［功效］辛凉解表。

［方解］薄荷性凉味辛。《本草纲目》载："薄荷，辛能发散，凉能清热，专于消风散热……吴越、川、湖人多以代茶。"《药品化义》云："薄荷，味辛能散，性凉而清，通利六阳之会首，祛除诸热之风邪。"故本品有疏风散热、辟秽解毒功效。据药理研究证明，本品含挥发油，小剂量有兴奋中枢神经的作用，还可使皮肤毛细血管扩张，促进汗腺分泌，使肌体散热增加，故有发汗解热作用。伍以石膏、麻黄重在宣泄郁热，配合党参益气补虚。本茶既能治疗风热感冒，对体质虚弱之人又有提高抗病能力的作用。

［适用范围］①体虚或年老者保健服用。②风热感冒，症见发热头痛、咽

喉肿痛、咳嗽不爽等。

［注意事项］风寒感冒之发热、恶寒、无汗者不宜饮服。

第八节 清热解暑药茶

凡具有祛暑清热、化湿解毒作用的药茶称为清热解暑药茶。本类药茶多属于甘凉之品，甘能生津，凉能祛暑。既可以作为夏季清凉饮料服用，以防暑降温；又能治疗中暑引起的发热、口渴、心烦等症。由于药性偏于寒凉，脾胃虚寒者慎用。

一、兰草茶

［方源］春秋战国·佚名《黄帝内经》。

［原料］佩兰 15 克。

［制作］将佩兰洗净，切碎，加水煎取汁，或开水冲泡亦可。

［服法］每日 1 剂，不拘时代茶饮服。

［功效］化湿和中，解暑清热。

［方解］兰草茶可以说是我国最早的药茶。《黄帝内经》原将此茶用治过食油腻而导致的消化紊乱，如口干、食欲不振等，书中所云："津液在脾，故令人口干也，此肥美所发也……治之以兰，除陈气也。"

佩兰又称兰草，性平味辛，是治疗脾瘅的名药。脾瘅为古代病名，它的主要症候为口中甜腻、苔白而粘、吐浊厚涎、食欲不振、大便溏薄等，是因脾胃运化功能失调，湿浊内阻脾胃，影响脾胃消化功能所致。本品不仅气味芳香，能醒脾化湿，促进脾胃的消化功能，而且还有芳香解暑之效，可作为夏季解暑之用。

［适用范围］①消化不良，湿阻脾胃所致的胸脘胀闷、食欲不振、恶心呕吐、大便溏薄或不爽、口中甜腻、舌苔白腻等症。②夏季感受暑湿之头胀、胸闷、纳呆、发热等症。③舌苔白腻者、口淡口甜者可以经常饮服。

［注意事项］用于夏季解暑最好用鲜佩兰，剂量加倍。

二、青蒿茶

［方源］宋·赵佶等《圣济总录》。

［原料］青蒿 30 克，甘草 3 克。

［制作］上药纳入保温瓶中，冲入沸水适量浸泡，盖闷约 15 分钟。

［服法］频频饮用，一日内饮尽。

［功效］清暑，益气，退热，解毒。

［方解］青蒿性寒味苦。《本草新编》云："青蒿专解骨蒸劳热，尤能避暑热之火。"《医林纂要》称它能"清血中湿热。治黄疸及郁火不舒之症"。《本草纲目》说它为"治疟疾寒热"的要药。现代医药研究证明，青蒿素有较强的抗疟作用。甘草甘甜，既能补中益气，又能解毒，与青蒿相配，一方面矫正其苦味，另一方面使之退热而不伤脾胃之气。

［适用范围］①中暑发热，口渴心烦。②结核病骨蒸劳热，持续不退。③黄疸发热，如急性病毒性肝炎初期。④疟疾恶寒发热。

［注意事项］感冒发热，伴有明显恶寒者不宜饮用。

三、清络饮

［方源］清·吴鞠通《温病条辨》。

［原料］鲜荷叶边 6 克，丝瓜皮 6 克，鲜金银花 6 克，西瓜翠衣 6 克，鲜扁豆花 6 克，鲜竹叶心 6 克。

［制作］将上述物品洗净，切碎，加水煎煮，去渣取汁。

［服法］每日 1～2 剂，代茶频饮。

［功效］祛暑清热。

［方解］金银花芳香辛凉，轻清宣疏，能解肺络气分之暑热，前人谓其"清络中风火湿热，解温疫秽恶浊邪"，"制成凉茶，可防治中暑"。扁豆花甘淡芳香，药性平和，有清暑化湿、和胃健脾之效，是夏季常用之品，对暑热伤气或暑病夹湿，均可选用。西瓜翠衣又名西瓜皮、西瓜青，性寒，味甘，功用同西瓜而力逊，长于清热解暑，除烦止渴，利小便。《本经逢原》言其有天生白虎汤之称，并能"引心包之热，从小肠、膀胱下泄"。所以本品既解气分暑热，生津止渴；又清心利水道，导热下行，为清泻暑热之佳品。丝瓜皮

于此方中功用与西瓜翠衣相似，但力较弱。荷叶边为睡莲科植物莲的叶除去梗、蒂后剩下的部分，亦为清暑利湿、升发脾胃清阳之品。竹叶心清心利尿。

［适用范围］①暑热症身热，口渴，心烦。②小儿夏季热的辅助治疗。③作为夏季饮料饮用。

［注意事项］①方中各药以鲜品为佳，若用干品可酌减用量。②脾虚腹泻者慎用。

第九节　理气活血药茶

凡具有活血祛瘀、疏通经脉、解除疼痛作用的药茶称为活血止痛药茶。本类药茶适用于血液循环障碍所致的各种瘀血症候，如跌扑损伤、痛经、产后瘀血腹痛以及脑血栓、动脉硬化、冠心病等病症的保健服用。但是活血药茶大多数有通经的作用，所以妇女月经过多者及孕妇应当慎用。

一、蔷薇根茶

［方源］唐·孙思邈《千金要方》。

［原料］蔷薇根 30 克。

［制作］蔷薇根洗净，晒干，切碎，制成粗末，加水煎，取汁即可。

［服法］每日 1～2 剂，代茶频饮，以愈为度。

［功效］活血解毒，清热利湿。

［方解］本品性凉，味甘而涩。《本草纲目》云“其除风热湿热，缩小便，止消渴”。《名医别录》载：“止泄痢腹痛，五脏客热”。《日华子本草》谓其治“小儿疳虫，肚痛”。《浙江民间草药》认为它有“活血调经，清下焦湿热的作用”。《中药大辞典》记载蔷薇根作茶饮服可以用于肺痈（肺脓肿）、消渴（糖尿病）、痢疾、关节炎、尿频、遗尿、月经不调、跌打损伤、疮疖疥癣、痔疮出血等病症，可见其功用范围之广泛。本品多生于路旁、田边，取材容易。

［适用范围］①瘀血之症，如月经不调，血色紫暗，有血块；跌打损伤，瘀滞疼痛。②湿热之症，如湿热下痢，便溏不爽；膀胱湿热，小便短赤涩痛；

湿热流注关节之疼痛等。③治疗夏季疮疖。

［注意事项］体质虚弱者慎用。

二、醋茶

［方源］唐·孟诜《食疗本草》。

［原料］茶叶 3 克，醋 5～10 毫升。

［制作］将茶叶置杯中，用开水 200 毫升冲泡，盖闷 15 分钟，然后加醋即可。

［服法］趁热 1 次饮完。一日内可数次冲饮。

［功效］活血止痛。

［方解］《食疗本草》原用此茶治“腰痛难转”。方中食醋是以米、麦、高粱或酒、酒糟等酿成的、含有醋酸的液体，其性温，味酸、苦，功能散瘀、止血、解毒、杀虫。《本草拾遗》说它能“破血运，除癥块坚积”。据药理研究，醋的一般组成为浸膏质、灰分、挥发酸、非挥发酸、还原糖，对流感病毒有良好的杀灭作用，对甲型链球菌、肺炎双球菌、白色葡萄球菌及流感杆菌也有杀灭作用。现代临床广泛应用于治疗骨伤科疼痛、流行性感冒、病毒性肝炎、细菌性痢疾、高血压、蛔虫症、外科炎症、痔疮出血、脐疝、皮肤病、妇产科疾病等。茶叶善于利湿化滞，下气散结。两物合用，对湿滞血瘀腰痛确有疗效。

［适用范围］①血行不畅，瘀血阻滞经脉之疼痛。②空然跌扑闪挫（俗称“闪腰”），腰痛。

三、刘寄奴茶

［方源］宋·赵佶等《圣济总录》。

［原料］刘寄奴、甘草各等量。

［制作］①将刘寄奴、甘草洗净，晾干，研成粗末备用。②每剂取 20 克，置保温杯中，以沸水 200 毫升冲泡，盖闷 20 分钟左右。③取汁，药渣可再加沸水冲泡，留作第二次饮用。

［服法］每日 1 剂，药汁中对入黄酒 1 小盅，温饮。

［功效］活血，通经，止痛。

［方解］刘寄奴各地所用品种不一，江苏、浙江、上海、江西所用为菌科植物奇蒿的全草，习称“南刘寄奴”；河北、山东及东北所用系玄参科植物阴行草（学名铃茵陈），习称“北刘寄奴”。前者破血通经，敛疮消肿；后者清热利湿，活血祛瘀。本方所用为南刘寄奴，其性温味苦，《日华子本草》记载其能治心腹痛，通妇人经脉结。方中辅用甘草，一取其甘甜以矫正苦味；二取其和中缓急，调和诸药，以制刘寄奴之药性。原方配制，完全合乎药茶之意。

［适用范围］①产后恶露不下之腹痛，眩晕。②闭经，痛经。③跌打损伤，瘀滞作痛。

［注意事项］气血虚、脾胃弱，易患腹泻者慎用。

四、开郁香附茶

［方源］宋·陈自明《妇人良方》。

［原料］香附 200 克。适量冲泡，盖闷 15 分钟后即可。

［服法］每日 1～2 包，代茶饮服。

［功效］理气开郁，调经止痛。

［方解］香附功能理气开郁，止痛调经，是妇科调经止痛之良药。单用或配合其他药物治疗肝胃不和、气郁不舒之胸脘胁肋胀痛、痰饮痞满、月经不调、崩漏带下等症。药理研究证明，其酒精提取物能提高痛阈，有良好的镇痛作用；5%的流浸膏对动物子宫有抑制作用，使其收缩力减弱，肌张力降低，作用性质与当归素颇相似，但较弱。香附挥发油有轻度雌激素样活性，它的药理作用是治疗月经不调和痛经的主要依据。

［适用范围］①月经不调，小腹胀满疼痛。②肝气郁滞之胸胁胀闷、胃痛、腹痛等症。③作为妇女经前期紧张综合征之辅助治疗。

［注意事项］凡阴虚血热或脾胃气虚者不宜服用。

五、玫瑰花茶

［方源］清·赵学敏《本草纲目拾遗》。

［原料］玫瑰花适量。

［制作］①每年 4～6 月间，当玫瑰花蕾将开放时分批采摘，用小火迅速

烘干或晒干备用。②用时摘除花柄及蒂，每次取 10 克，以沸水冲泡即可。

[服法] 每日 2～3 次，代茶饮用。

[功效] 疏肝和胃，活血止痛。

[方解] 玫瑰花香气浓烈，清而不浊，性温，味甘、微苦，有柔肝醒胃、行气活血、宣通窒滞的作用；《本草正义》云：“玫瑰花，香气最浓，清而不浊，和而不猛，柔肝醒胃，流气活血，宣通窒滞而绝无辛温刚燥之弊，断推气药之中，最有捷效而最为驯良者，芳香诸品，殆无其匹。”因其性温，虽然大部分方书说它理气而不伤阴，但阴虚重症者仍应慎用，或加用橄榄数枚，以增加养阴之效。

[适用范围] ①肝气不疏之两胁胀痛，或胃脘胀痛，每因情志不舒而诱发加重，嗳气则舒。②常用于肝炎恢复期及胆囊炎、胆石病发作期的辅助治疗。③月经不调，经行腹痛。④消化不良者可以作茶饮服。

[注意事项] ①玫瑰花的主要成分为玫瑰花油，遇热过久易破坏，故冲泡时不宜盖闷时间太长，以免降低药效。②口渴、舌红少苔属于阴虚火旺者，不宜长期、大量饮服。

六、月季花茶

[方源] 江苏新医学院编撰《中药大辞典》。

[原料] 鲜月季花 15～20 克。

[制作] 月季花洗净，放入杯中，用开水冲泡即可。

[服法] 每日 1 剂，代茶频饮，连服数日。

[功效] 活血调经。

[方解] 本品为蔷薇科植物月季花半开放的花及花蕾，其性温味甘，是治疗妇女月经不调的常用药物，有较好的活血调经作用。《现代实用中药》谓其“活血调经，治月经困难，月经期拘挛性腹痛”。

[适用范围] ①月经不调，经来腹痛。②跌打损伤疼痛等症。

[注意事项] ①本茶多用或久服可能会引起便溏腹泻。②脾胃虚弱者慎用。③孕妇不宜饮用。

七、玉米根叶茶

［方源］明·李时珍《本草纲目》。

［原料］玉米根 15 克，玉米叶 15 克。

［制作］将玉米根、叶晒干，研碎，制成粗末，加水煎，取汁即可。

［服法］每日 1 剂，代茶饮。

［功效］清利湿热，通淋利尿。

［方解］本品为禾本科玉米蜀黍的根叶。《本草纲目》记载其“主治淋沥砂石，痛不可忍，煎汤频饮”。玉米根内含香豆精类、三萜成分、多糖、氨基酸等，有利尿、解热毒、消肿等功效。《本草纲目》云：“捣汁服，解一切毒；涂痈肿”。故本品既能内服，用以清热解毒；又能外用，捣汁外敷治疗痈肿疮疖。如鱼骨鲠喉，取其捣汁，以竹筒灌入喉中，其骨自下。本茶用玉米根和叶主要取其清热利尿之用。

［适用范围］小便淋沥，砂石疼痛，如尿路感染、尿路结石等病症的辅助治疗。

［注意事项］玉米根叶为苦寒之品，用量不宜太大，否则易伤脾胃。

八、萱草根茶

［方源］明·李时珍《本草纲目》。

［原料］萱草根适量。

［制作］①将药物除去残渣、杂质，洗净捞出，稍闷润切段，晒干制成粗末。②每用 20 克，加水煎取汁即可。

［服法］每日 1～2 剂，代茶频饮。

［功效］利水消肿，清热凉血。

［方解］《本草图经》云：“萱草，处处田野有之。五月采花，八月采根用。”其性凉味甘，《本草求真》亦云：“萱草味甘而气微凉，能去湿利水，除热通淋，止渴消烦，开胸宽膈，令人心平气和，无有忧郁。但气味清淡，服之功未即臻，不似气猛烈药，一入口而即见其有效也。”说明了萱草有较好的利水凉血作用，是治疗水肿、小便不利、小便混浊之良药。除此之外，萱草还有退黄疸、止血的作用，可以用于黄疸、乳痈、便血、妇女崩漏等病症。

但本品清淡，起效较慢，须久服才能奏效。

［适用范围］①小便不通、全身浮肿等症。②淋症，症见小便涩痛，淋沥不尽。③辅助治疗湿热黄疸、尿路感染、痔疮便血、急性乳腺炎等疾病。

［注意事项］体质虚寒者慎用。

九、苓桂浮萍茶

［方源］清·黄元御《黄元御方》。

［制作］将上药研成粗末，置保温瓶中，以沸水适量冲泡，盖闷 15 分钟即可。

［服法］每日 1 剂，代茶饮用。

［功效］疏风解表，利水消肿。

［方解］茯苓性平，味甘、淡，功能利水渗湿，健脾补中。据药理研究证明，茯苓有缓慢而持久的利尿作用，能促进钠、氯、钾等电解质的排出；泽泻性寒，味甘、淡，功能利水渗湿。实验证明，泽泻有显著的利尿作用，能增加尿量，促进尿素和氯化物的排泄，对肾炎患者，其利尿作用更为显著；桂枝功能发汗解表，温经通阳；浮萍辛寒，入肺经，有发汗祛风、利水消肿之效，《医学衷中参西录》谓其“上宣肺气，外达皮毛，发汗泄热，下通水遭”；半夏燥湿化痰；杏仁宣肺止咳平喘；甘草清热解毒，缓和诸药。全方共起发汗解表、利水消肿之功效。

［适用范围］风水症，表现为浮肿先从眼睑部开始，继则四肢、腹部、胸背、全身皆肿，来势较迅速。浮肿以头面部为剧，小便量少，并伴有恶寒发热、肢体酸痛、咳嗽气粗等表症，如急性肾炎。

［注意事项］慢性水肿病患者不宜服用。

十、车前子叶茶

［方源］明·朱棣等《普济方》。

［原料］车前子 30 克，车前叶 10 克。

［制作］①将车前子洗净，焙干研细，用布包裹。②车前草加水煎，取汁。③用药汁冲泡药袋。

［服法］每日 1 剂，不拘时代茶饮。

［功效］清热利尿，降压。

［方解］车前子、车前叶有很好的利水利尿作用，《神农本草经》谓其“久服轻身耐劳”。诗人张籍有“开州午日车前子，作药人皆道有神”的赞语。现代药理研究证明，车前子、车前叶町增加水、尿素、尿酸和氯化钠的排泄，有明显的利尿和降压作用。

［适用范围］①高血压、慢性肾炎水肿患者的常用茶方。②尿道感染引起的小便淋沥涩痛或尿血。③肝火旺引起的目赤肿痛，眼目昏花。

［注意事项］①可将车前子与车前叶加水一起煎煮，取汁当茶饮。②脾胃虚寒者不宜饮用。

十一、灯心草茶

［方源］清·方肇《方脉正宗》。

［原料］灯心草 10 克，麦门冬 5 克，甘草 5 克。

［制作］将上药制为粗末，置保温杯中，冲入沸水适量，盖闷 20 分钟即可。

［服法］每日 1 剂，代茶频饮。

［功效］清心降火，利尿通淋，除烦解郁。

［方解］灯心草性寒，味甘、淡。《药品化义》云：“灯心草，气味俱轻，轻者上浮，专人心肺；性味俱淡，淡能利窍。使上部郁热从小便而出。”《本草纲目》称其“降心火，止血，通气，散肿，止渴”。由于灯心草轻清入心肺，并能通利小便，所以能清心降火，临床上常用于膀胱炎、尿道炎、肾炎水肿、失眠、心烦、小儿夜啼等病症。麦门冬养阴生津，清心除烦。甘草益气补中，清热解毒。三药配伍，清热而补牦气，利水而不伤阴，共奏清热除烦、利尿消肿之效。

［适用范围］①小便短赤，涩痛，淋沥不尽，如尿路感染、尿路结石、膀胱炎等病症。②心火两旺引起的心烦、失眠、多梦、口舌生疮等。③肾炎水肿的辅助治疗。

［注意事项］小便清长者不宜服用。

第十节　固涩收敛药茶

凡具有固涩、收敛作用，能解除各种滑脱症候的药茶，称为固涩收敛药茶。滑脱的症候主要有自汗盗汗、久泻久痢、遗精早泄、尿频尿遗、失血带下等，多用酸涩的药物、食物固涩收敛，但是急性病期间、疾病初期不能使用这类药茶。

一、双荷饮茶

［方源］宋・王怀隐等《太平圣惠方》。

［原料］藕节 7 个，荷叶顶 7 个，蜂蜜适量。

［制作］藕节、荷叶顶洗净，捣碎，加入蜂蜜拌匀，加清水适量煎沸，盖闷 15 分钟后取汁去渣。

［服法］每日 1～2 剂，不拘时频饮。

［功效］止血，化瘀，清暑。

［方解］荷叶顶、藕节实为同一睡莲科植物的叶部和根茎的节部。荷叶顶即荷蒂，功效与荷叶基本相同。《本经逢源》云："入脾胃药但用其蒂，取其味厚胜于他处也。"说明了荷叶的功效以荷蒂最强。据药理研究证明，荷叶含莲碱、荷叶碱，又含莲苷、异槲皮苷；藕节含鞣质、天门冬素及淀粉等。两药皆能止血散瘀，治疗吐血、衄血、跌打损伤、产后瘀血不下等一切出血症。但荷叶除止血作用外，尚有祛暑湿作用，故又用于中暑及暑湿泄泻，对暑热所致的血热妄行尤为适宜。近代药理还发现荷叶尚有减肥降脂的作用。

［适用范围］①吐血、衄血、尿血、崩漏等一切出血症候。②作为夏季清暑饮料饮服。③肥胖、高血脂等人的保健药茶。

［注意事项］大便溏薄者慎服。

二、白术叶茶

［方源］明・李时珍《本草纲目》。

［原料］鲜术苗 20～30 克。

［制作］将鲜术苗洗净，晾干，置保温杯中，用沸水适量泡闷 10 分钟即可。

［服法］每日 1 剂，代茶频饮。

［功效］补虚止汗。

［方解］术苗即白术的苗叶，民间常用于止汗和利小便。在《千金要方》中用白术末饮服，治自汗不止，可见白术及其苗叶的止汗功效是确切的。

［适用范围］①产后气虚汗多。②肥胖之汗多、苔腻等。③脾虚之人保健饮服。

［注意事项］①产后多汗多由气血亏虚、营卫失调所致，本药茶中再加大枣 6 枚，效果会更好。②气虚、短气之汗多者，如再加入黄芪 5 克，可以增强益气止汗的作用。

三、五味枸杞茶

［方源］明·李时珍《本草纲目》。

［原料］五味子 5 克，枸杞子 5 克。

［制作］将五味子、枸杞子洗净，放入茶杯中，用沸水冲泡，加盖闷数分钟即可。

［服法］每日 1～2 剂，不拘时代茶饮。

［功效］敛肺滋阴，收汗涩精。

［方解］五味子性温，味酸，能敛肺滋肾，收汗涩精。《本草通玄》称其能“固精敛汗”，不仅用于体虚自汗，而且用于精滑不固、小便频数、久泻不止等症。近来研究认为，五味子还有降低血清转氨酶的作用。枸杞子性平味甘，有滋养肝肾之功，与五味子同用酸甘化阴，滋生阴液，可补益虚弱的体质，促使病体早日康复。

［适用范围］①各种体虚多汗，如自汗、盗汗等症。②梦遗滑精、小便频数、久泻不止等症。③阴虚体质者保健服用。

［注意事项］五味子有收敛作用，所以感冒、急性病期间不宜服用。

四、石榴皮茶

［方源］明·李时珍《本草纲目》。

［原料］石榴皮 30 克（干品 20 克），白糖适量。

［制作］将石榴皮洗净后剪碎，置保温瓶中，以沸水泡闷 20 分钟后，加入白糖即可。

［服法］每日 1 剂，代茶饮用。

［功效］固涩止带。

［方解］石榴皮是石榴科植物石榴的果皮，鲜、干品均可用。其具有收敛止涩作用，临床常用于久泻久痢、脱肛下血及崩中带下，配槟榔可用于驱除绦虫、蛔虫。现代药理研究证明，石榴皮及根含石榴皮碱，对绦虫有极强的杀灭作用。体外试验也证实其对金黄色葡萄球菌、溶血性链球菌、霍乱弧菌、多种肠道致病性杆菌、绿脓杆菌、结核杆菌均有明显抑制作用，对多种致病性真菌也有抑制作用，其机制可能与含有大量鞣质有关。可见古方用石榴皮治疗泻痢、带下，亦不仅只限于固涩作用而已。

［适用范围］①带下白多赤少，绵绵不绝，腰酸少腹隐痛，中医辨证为脾、肾虚弱，冲任不固所致者。②久泻不止或失禁、脱肛，无腹痛里急，舌淡苔薄，无厚苔者。

［注意事项］带下色黄、气臭，舌苔黄腻者忌用。

五、乌药缩尿茶

［方源］明·李时珍《本草纲目》。

［原料］乌药叶 5～10 克。

［制作］将乌药叶洗净，切碎，置保温瓶中，冲入适量沸水，盖闷 15 分钟即可。

［服法］每日 1 剂，代茶频频饮服。

［功效］温肾化气。

［方解］乌药叶又名旁箕茶，其功用能温中理气，温肾缩尿，故可治疗腹中寒痛，肾虚尿频，遗尿，亦可用于食积腹胀、风湿痹痛等。《本草拾遗》中云乌药叶“炙研煎饮代茗，补中益气，止小便滑数”。《开宝本草》中还指出：“乌药，其叶及根嫩时可采作茶片。”可见用乌药根叶代茶饮服治疗尿频、遗尿，古人应用亦多。

［适用范围］①脾肾虚寒而致的遗尿、小便清长等。②老年人尿频。

［注意事项］尿路感染引起的尿频不宜饮服。

六、菟丝子茶

［方源］明·李时珍《本草纲目》。

［原料］菟丝子 15 克。

［制作］菟丝子碾碎布包，放入杯中，用沸水冲泡即可。

［服法］每日 1 剂，代茶频饮。

［功效］补肾固精，养肝明目。

［方解］菟丝子性平，味辛而甘，其柔润而多液，不温不燥，不而不腻，是一味平补阴阳的药物，不论肾阴虚还是肾阳虚都可应用。《药性论》云："治男子、女人虚冷，添精益髓，去腰痛膝冷，又主消渴热中"。菟丝子能助阳益精，故适用于阳痿遗精、小便频数及肾虚腰痛等症，又能助脾止泻，可以治疗脾虚久泻；也常用具滋养肝肾的作用。总之，菟丝子是一味补肾佳品，宜久服，方能显现其效。

［适用范围］①肾虚阳痿，遗精，早泄，小便频数、淋沥不尽，妇女带下。②肾虚之腰痛，耳鸣眼花。③脾虚久泻。④中老年人作为抗衰老保健品服饮。

［注意事项］感冒、急性病期间不宜饮用。

七、金樱子茶

［方源］明·皇甫中《明医指掌》。

［原料］金樱子 300 克。

［制作］①将金樱子去净子毛，洗净，捣碎。②每次取 20～30 克，用纱布包，放入保温杯中，以沸水适量冲泡，盖闷 20 分钟即可。

［服法］每日 1 剂，代茶频饮。

［功效］固精缩尿，涩肠止泻。

［方解］金樱子为收涩药，有收摄精气作用，既能固精缩尿，又能敛涩而止泻。《本草备要》云其"固精秘气，治梦泄遗精，泄痢便数"。临床上对于肾虚者当强调补肾固本为主，而以收涩为辅，在门诊处方中常配入补肾药，以提高疗效。

［适用范围］①遗精早泄，伴有腰酸膝软、眩晕、耳鸣等症状。②妇女体虚白带多。

［注意事项］①阴虚火旺之五心烦热、口干、舌红苔黄者不宜饮服。②妇女带下色黄气秽者忌。

第十一节　润肠通便药茶

凡具有滋润肠道，通利大便作用的药茶称为润肠通便药茶。本类药茶多由植物的仁或果仁，以及养阴生津的药物，食物制作，具有润滑效果，使大便容易排出，适用于老年人、患者、产妇以及体质虚弱所致的津血亏少，肠道失润引起的便秘。

一、润肠茶

［方源］南宋·严用《济生方》。

［原料］肉苁蓉 60 克，沉香 30 克，火麻仁 10～15 克。

［制作］①肉苁蓉、沉香研成细末，和匀备用。②火麻仁打碎。③每次取药末 20 克，纱布包，再加打碎的火麻仁，置保温杯中，用沸水适量冲泡即可。

［服法］每日 1 剂，代茶频频饮用。

［功效］益精润燥，滑肠通便。

［方解］肉苁蓉滋木清风，养血润燥，善滑大肠，而下结粪。《本草经疏》谓其："白酒煮烂顿食，治老人便燥闭结"，故本茶重用肉苁蓉，取具益精血，滋肠燥之功；沉香降气温中，暖肾纳气，善治大肠虚秘，与肉苁蓉、火麻仁相伍，专治年老体弱之便秘。

［适用范围］①老人、产后体虚肠燥津枯之便秘症。②体质虚弱，经常大便不通。

［注意事项］①脾胃虚弱、食少便溏或口干烦渴、五心烦热者不宜服用。②冷积、食滞、阴虚者，切不可饮用此方。

二、姜汁牛乳茶

［方源］元·朱震亨《丹溪心法》。

［原料］鲜牛乳 200 毫升，韭菜汁 50 毫升，生姜汁 15 毫升，白糖适量。

［制法］将姜汁、韭菜汁冲入牛乳中，煮沸即可。

［服法］每日 2 剂，早晚空腹温服。

［功效］润肤通肠，补益气血。

［方解］牛乳性平味甘，有补虚损、益肺脾胃，温中散寒。

［适用范围］①体虚大便秘结，如病后、产后所致的便秘以及老年人便秘。②胃噎嗝等。③慢性虚劳性疾病的食疗应用。④常人保健饮服。

［注意事项］韭菜容易上火，故有眼疾者不宜饮用。

第五章　药　酒　编

第一节　概　　述

药酒是一种酒，但不是所有的酒都能称药酒。药酒是含有治疗或保健成分的酒。换句话说，药酒是具有疗效或强体功能的酒，因为药酒含有药的成分，并具有药的功效，所以它不是普通的饮料，饮用时要有所选择。

一、药酒的特点与作用

（一）药物溶解度高

酒是一种良好的有机溶剂，易于进入药材组织细胞中，可把中药里大部可溶性成分以及水不能溶解的有机物质溶解出来，以最大限度地保留药物中的生物活性物质。某些药物经酒制之后，治疗作用显著增强。因药物中的有效成分溶解在酒中的要比溶解在水中的要多得多。故而在同样的疗效下，使用药酒对药材消耗量要少一些，从而有利于节约药材，降低成本。

（二）治病起效快

中医认为，酒可入血，酒一旦进入体内，可以直接透过消化道粘膜进入血液，扩散到全身。而其他口服的药片、药丸、药汤之类，则需要经过消化道的消化吸收方能进入血液，所以用药酒治病起效较快。尤其是急性病患者，服用后可借酒的宣行走窜之性，促使药物中有效成分迅速而大量地被吸收，在较短的时间内发挥治疗作用。

（三）既能祛病又能保健

药酒在中医临床的应用十分广泛，中药保健酒侧重养生防病之用，具有补益气血、补益脾胃、滋补肝肾、温肾壮阳、强筋壮骨、养心安补、补虚扶羸、健脑益智、延年益寿、强身健体、平补阴阳等功能，如八珍酒、人参酒、仙灵固精酒、万寿药酒等。这些保健药酒，无病时服用可以养生，调理脏腑、气血、阴刚之偏；有病用之亦可祛疾，只要有针对性选用，均可收到良好的养生保健作用。但是药酒是用酒和中药材组成的，它不同定量治疗和定期疗程，在病愈后应即刻停服。

二、药酒的正确应用

由于药酒所含的药物成分不同，功用和适用范围也不同，因此必须合理选用，才能产生较好的疗效。此外，药物的正确应用也十分重要，饮用时要注意以下几点：

（一）饮酒要适量

适量饮酒有畅通血脉、活血行气、祛风散寒、健脾益胃及引药上行、助药力之功效，而大量酗酒则适得其反。对于这个问题，李时珍在《本草纲目》中说得很清楚："酒少饮则和血行气，痛饮则伤神耗血，损胃之精，生痰动火。"现代医学认为，酒对人体有益还是有害，取决于量的大小。以大脑为例，小量的酒能使之兴奋，激起人的豪情和勇气；过量时则使人麻痹，失去控制，甚至丧失理智。美国和日本的医学研究人员还发现，少量饮酒能使血中的高密度脂蛋白升高，有利于将胆固醇从动脉壁向肝脏转移，并能促进纤维蛋白溶解，减少血小板聚集，促进血液循环，减少血栓形成，因而有利于减少冠心病和卒死的发生机会。古代医家指出："药酒补虚损，宜少服，取缓效。"这个经验很宝贵。应当重视：在服用药酒时，要根据人对酒的耐受力决定用量，一般每次饮用 15～30 毫升为宜。早、晚各饮 1 次或每日 3 次为宜。药酒含酒精较少，少量饮用可使唾液、胃液分泌呈增加，从而有助于消化和吸收。

（二）正确服用药酒

药酒一般以温饮为好，因温饮能更好地发挥药酒温通补益的作用，民间将酒烫一下再喝是有一定科学道理的。白酒的主要成分是酒精（乙醇），除此还有醛。醛虽然不是白酒的主要成分，但对人体的损害要比酒精大得多。但是醛的沸点低，只有 20℃左右，所以只要把酒烫热一些，就使大部分醛挥发掉，这样对人身体的危害就会少一些。此外，温热的药酒亦有利于药效的发挥。滋补性的药酒可以在就餐时服用，慢慢地饮，边饮酒，边吃点菜。保健药酒应以冬季饮用为宜，炎热的夏季则以少用为佳。否则，有些药酒是由补气或补阳药组成，其药性温热。易助火伤肝，引发阴虚阳亢之症，如五心烦热、口苦咽干、失眠多梦等。药酒一般应在饭前服用，使药物能迅速为人体吸收，较快地发挥疗效。佐膳服用时，药物的一些有效成分会被食物所吸收而影响疗效。此外，要针对病情选用，不同治疗作用的药酒不可交叉服用，以免影响药酒的疗效。有些药酒有少量沉积于瓶底的沉淀物为无效成分，不宜饮用。

（三）妊娠期间忌酒

妊娠期间避免服用药酒，尤其是某些具有滑胎、堕胎性质的药酒，否则可造成流产的后果。因为酒中的酒精能通过血液危害胎儿，胎儿越小，对酒精就越敏感。酒精会使胎儿的大脑、心脏受损害，造成发育迟缓，死亡率提高，出生后对智力也有影响。

（四）药酒的禁忌症

高血压、肾炎、肺结核以及某些心脏病患者不宜服用药酒。若有低热盗汗、消瘦乏力、颧红、手足心热等阴虚火旺表现的，也应慎用药酒，因为药酒大多辛温性燥，容易化火伤肝，加重病情；对酒精过敏者忌用药酒，特别是患肝炎或患其他肝病的人应该禁酒，即使是酒精含量很低的啤酒也不应饮用。这是因为酒精能阻止肝糖原的合成，使周围组织的脂肪进入肝内，并能加速肝脏合成脂肪的速度，肝细胞受到破坏的情况下，容易形成脂肪肝。酒精在肝内先要变成乙醛，再变成乙酸，才能继续参加三羧酸循环，进行彻底代谢，最后被氧化成二氧化碳和水，同时释放能量，以供人体活动时的消耗。肝炎患者由于乙醛氧化成乙酸的功能降低，使乙醛在肝内蓄积起来，而醛是一种有毒的物质，对肝细胞会产生直接的毒害作用，所以饮酒会使肝病患者的病情进一步恶化。

（五）饮酒时的忌口

饮用中药药酒时，通常应忌食生冷、油腻、腥臭及不易消化和有特殊刺激性的食物。在服药后因误食所忌饮食，常能使药物的疗效降低或引起不良反应，因此服药酒时也应注意饮食禁忌。如服人参制作的药酒后忌食茶叶，因为茶叶能解药性，会影响疗效。

第二节 补益气血药酒

气是构成人体和维持生命活动的具有很强活力的精微物质，血是构成和维持人体生命活动的基本物质之一，是运行于脉道中的富有营养的赤色液体，具有很强的营养和滋润作用。人体的虚症往往在开始时期表现为气血方面的亏虚，此时，饮用补气血药酒可产生较好疗效。补气血药酒适宜于缓补，长期服用。

一、枸杞酒

［方源］唐·孙思邈《千金要方》。

［原料］枸杞子 500 克，白酒 1500 毫升。

［制作］①枸杞子装瓶，酒浸。②密封瓶。

［服法］日饮 50～100 毫升。

［功效］补虚明目。

［方解］枸杞含有胡萝卜素、维生素 B_1、维生素 B_2、维生素 C 等营养成分，其味甘甜，入药有补血养阴、益精明目的功效，与酒同用，又增养血活血的作用。本酒味道纯正，具有较好的补肝强肾、益精明目的功效，是自唐代以来一直为民间广泛应用的名方。

［适用范围］①肝肾虚损，精血亏损。②视力减退或迎风流泪。③腰膝酸软、病后体虚形体消瘦、面色萎黄等。

［注意事项］饮此酒忌醋。

二、黄芪酒

［方源］唐·孙思邈《千金要方》。

［原料］黄芪 120 克，米酒 1000 毫升。

［制作］黄芪研碎，用米酒浸 7 日即成。

［服法］每日 2 次，每服 20 毫升。

［功效］补气升阳，益卫固表，托毒生肌，利水退肿。

［方解］黄芪味甘，性微温，常用于脾肺气虚或中气下陷之症。黄芪能补脾肺之气，为补气要药，且有升举阳气的作用，故可用于病后气虚体弱、食少便溏或泄泻、畏寒多汗、久泻脱肛、子宫下垂、便血、崩漏等症。对于气血不足所致痈疽不溃或溃久不敛，则有良好的托毒生肌功效。此外还可用于气虚血滞导致的肢体麻木、关节痹痛、半身不遂以及气虚津亏的消渴等症。

［适用范围］①脾胃虚弱，食少纳呆。②心悸气短，四肢无力。③体虚多汗。④气虚脱肛。

三、鹿血酒

［方源］宋·唐慎微《证类本草》。

［原料］新鲜或干鹿血、白酒各适量。

［制作］①鹿茸血酒：锯茸时，取鹿茸内骨髓，浸于白酒中，制成20%的药酒；②鹿血酒：自鹿颈静脉内取血，兑入白酒中，制成30%的药酒。

［服法］每日3次，每次10毫升。

［功效］大补虚损，益精补血，舒通经络。

［方解］鹿血在唐代便开始作为药用。据《本草纲目》记载，可“大补虚损，益精血”。以鲜鹿血调配药酒始于宋代，当时《日华子本草》、《图经本草》都有记载。据说该酒起源于一位猎人的经历：这位猎人为了捕兽，身陷密林，迷途难返，饥渴数日，已处绝境。幸而此时捕获一鹿。遂刺血数升饮之，饥渴顿除。待脱离险境后，竟感气血亢盛，异于常人。其后便有效仿饮鹿血者，他们发现将鹿血调入酒中饮用，效果更为明显，由此产生了鹿血酒。鹿血酒具有补虚养血、疏通经络的功效，不少医书均有记载，如《日华子本草》记载它可治疗“肺痿咯及血崩中，带下”，《四川中药志》记载其可治疗老年人精亏血虚引起的心悸不安等症。

［适用范围］①肺痿吐血。②脾虚崩中，带下。③多种血液病，如贫血、白细胞减少等。④老年人精亏血虚引起的心悸不安等症。

［注意事项］鹿血味咸性热，凡有虚火、实热者不宜服用鹿血酒。

四、神仙枸杞子酒

［方源］宋·王怀隐等《太平圣惠方》。

［原料］枸杞子250克，干地黄150克，火麻仁250克，白酒2500毫升。

［制作］①枸杞子捣碎，干地黄切碎，火麻仁捣碎。②蒸火麻仁令熟，摊凉去热气，枸杞子相和，装入布袋中。③将布袋酒浸，春夏季浸7日，秋冬季浸14日，密封瓶口。

［服法］任意取服，令体中微感酒力，醺醺为妙。

［功效］益阴补血，强身健体。

［方解］枸杞子具有滋养肝肾、养阴补血的功能，火麻仁有补虚、润肠通便。“补小益气”（《神农本草经》）的作用，蒸熟用之，补养力更强。干地黄有养阴凉血、补肾填精的功用。三药相配，与白酒同用，具有较好的益精血、通血脉、厚肠胃、泽肌肤、强筋健骨的功效。

［适用范围］①素体虚弱及大病之后精血亏损，面色萎黄，形瘦食少，大便干结。②病后目昏目暗，眼目干涩。③年老体虚之人，常饮本方药酒，有强身健体、益寿祛病的功效。

五、巨胜酒

［方源］元·邹铉《寿亲养老新书》。

［原料］黑芝麻200克，薏苡仁200克，干地黄250克，黄酒4000毫升。

［制作］①将上述药物入于布袋中，用黄酒浸泡。②注意密封容器，勿使漏气。

［服法］每日1～2次。每次10～20毫升。

［功效］补肝益肾，养筋壮骨，化湿祛风。

［方解］芝麻古称巨胜，不仅是有很高榨油价值的经济作物，而且是性味甘平的良药。芝麻有黑、白两种，入药以黑者为佳。从汉代的《神农本草经》起就开始记载它的药用价值，它可以补肝肾，润五脏，从而能养筋骨。薏苡仁味甘、淡，性凉，具有健脾清肺、利湿除痹的作用。现代药理研究认为，薏苡仁素有镇痛、解热功能，筋脉拘急、风湿痹证常用该药，能舒筋脉、祛湿邪。干地黄味甘，性微寒，可补肝肾之阴。《神农本草经》记载该药用之可“除痹”。酒本身也可温通血脉。全方具有补肝肾、健脾胃、利筋骨、祛风湿的作用。

［适用范围］老年人肝肾不足、筋骨失养、风湿阻滞经脉所致的腰膝无

力、筋骨拘挛疼痛等。

六、延寿九仙酒

[方源] 明·朱棣《普济方》。

[原料] 人参60克，炒白术60克，茯苓60克，甘草60克，当归60克，白芍60克，生姜60克，枸杞子250克，大枣30枚，白酒5000克。

[制作] 上述药物入酒中浸泡，7日后取酒。

[服法] 每日2次，随量饮之。

[功效] 补肾健脾，益气养血。

[方解] 本药酒组成以枸杞子为主，重在滋补肝肾。茯苓、甘草健脾益气；当归、白芍、熟地黄滋养心、肝、肾；生姜、大枣帮助人参、白术入气分以调和脾胃。

[适用范围] 各种各样的虚症。

[注意事项] 不宜用于实症，如感冒等。

七、黄精酒

[方源] 明·李时珍《本草纲目》。

[原料] 黄精200克，苍术20克，地骨皮150克，天门冬30克，侧柏叶50克，酒曲适量。

[制作] ①将前五味药加水5000毫升，煮取药液1500毫升。②糯米煮熟，摊去热气。③糯米同酒曲、冷药液相拌，入瓮密封发酵，冬温夏凉。④候熟取出，压滤取酒，贮瓶内密封。

[服法] 每日1次，每饮50～100毫升。

[功效] 补虚益阴，祛湿除痹，抗劳除蒸。

[方解] 黄精具有滋阴润肺、补虚添精、宽中益气的功效，能使五脏调和，骨髓充盈。天门冬有较好的滋养肺肾功效，与黄精同用，能大补阴精。地骨皮清虚热，除骨蒸，又有一定的抗结核功效。苍术为燥湿健脾要药，又能祛风湿。侧柏叶入血分，能凉血止血，行血散瘀，止血而不留瘀，与苍术同用能“去湿痹生肌”（《名医别录》）。各药相配，实有补阴而不壅滞，燥湿散瘀而不伤阴的妙用，用于阴伤有湿、脉络痹阻的病症，甚为恰当；与糯米、

酒曲同酿为酒，更增健脾益气、滋阴养血、行血通痹的功用。

［适用范围］①原书用治阴虚湿滞筋脉，血行痹阻，筋骨失养，见筋骨痿软、肢体逐渐痿弱无力、腰膝酸软、骨蒸潮热等。②用于结核病，表现为形体消瘦、骨蒸潮热，或咳嗽咯血、食少、尿血等，具有滋肺肾、健脾胃、抗痨退蒸、凉血止血的功效。③方中黄精、地骨皮尚能降血压，故上述病症兼有高血压者，亦可饮用。

［注意事项］感冒等实热症患者禁用。

八、长生固本酒

［方源］明·龚廷贤《寿世保元》。

［原料］人参 10 克，枸杞子 10 克，山药 10 克，五味子 10 克，地黄 10 克，熟地黄 10 克，天门冬 10 克，白酒 1000 毫升。

［制作］①将上药切片，以布袋盛之。②浸于酒中，酒坛口用箬竹叶封固。③再将酒坛置于锅中，隔水加热约半小时。④取出酒坛，埋土中数日除火毒，出土静置数日即可。

［服法］早、晚各饮用适量。

［功效］补气益血，养心安神。

［方解］人参、山药补脾益气，有助气血生化；五味子配人参益气养阴，养心安神；天门冬、生地黄、熟地黄、枸杞子补肝肾，益阴血，大补元阴。全方配用，使元气充足，阴血亢盛，精力充沛，神志安定，故名“长生固本酒”。

［适用范围］气阴两衰，症见四肢无力、易于疲倦、心悸多梦、须发早白、头晕等。

九、神仙延寿酒

［方源］明·龚廷贤《万病回春》。

［原料］人参 5 克，生地黄 6 克，熟地黄 6 克，牛膝 6 克，茴香 6 克，巴戟天 6 克，川芎 6，知母 6 克，肉苁蓉 6 克，补骨脂 3 克，砂仁 3 丸，天门冬 6 克，麦冬 6 克，枸杞子 6 克，当归 6 克，白芍 6 克，茯苓 6 克，石菖蒲 6 克，柏子仁 6 克，白术 2 克，远志 3 克，木香 5 克，黄柏 9 克，白酒 1500 毫升。

[制作] ①上药装入布袋，浸于酒中。②酒坛密封。隔水加热 1.5 小时。③取出酒坛，埋土中 3 日去火毒，取出静置便可。

[服法] 每日 1～2 次，饮适量。

[功效] 补气血，益阴阳，益智宁心。

[方解] 人参、白术、茯苓补气，强健脾胃；生地黄、熟地黄、天门冬、麦冬东养五脏之阴；枸杞子、当归、白芍养血益肝明目；牛膝、杜仲补肝肾，强腰膝，配川芎能止腰背疼痛。上述各药相配能补气血，养肝肾；砂仁、木香、茴香能调中开胃，散寒止痛；肉苁蓉、补骨脂能温养元阳；黄柏、知母能清虚热；石菖蒲、远志、柏子仁能益智安神。本酒能补气血，助阴阳，补肝肾，宁心神，故对气血不足、阴阳两亏者，有延寿之功。

[适用范围] 气血虚弱、阴阳两亏出现的腰酸腿软、体倦乏力、失眠、食少等症。

十、人参酒

[方源] 明·李时珍《本草纲目》。

[原料] 人参 60 克，白酒 500 毫升。

[制作] ①将人参捣碎或浸润切为薄片，装瓶酒浸。③饮多少酒，加多少酒，始终保持瓶中有 500 毫升。

[服法] 每日 2 次，每饮 30 或 50 毫升，或每日晚餐时饮服 20 毫升。

[功效] 补中益气，抗老延年，通脉安神。

[方解] 人参是我国古代著名的延年益寿药物，自古被誉为“补五脏，安精神，定魂魄，开心益智”，固脱生津，大补元气的要药。早在《神农本草经》里就记载人参“强身延年”。我国传统的抗老延年方中，配伍人参的举不胜举。人参与酒同用，实为补气、通脉、安神的滋补强壮剂，有显著的兴奋作用和抗疲劳作用。

[适用范围] ①元气不足、劳伤虚损所致的食少倦怠，自汗喘促，心悸气短，失眠健忘。②老年体虚引起的脱发、尿频、阳痿早泄、精神恍惚等症。③大病后元气未复，见有少气懒言、心悸怔忡、虚烦不眠、自汗等。④神经衰弱出现的头痛失眠，肢体倦怠无力。⑤心肌营养不良、冠状动脉硬化、心绞痛等气虚血滞的病症。

［注意事项］①《本草纲目》用人参同米、曲酿酒，亦名人参酒，其效用与酒浸剂相同，惟补养之力更强。②阴虚者慎用。

十一、桑葚酒

［方源］明·李时珍《本草纲目》。

［原料］鲜桑葚 5000 克，糯米 6000 克，酒曲末适量。

［制作］①将洁净桑葚捣绞取汁煮沸，待冷。②糯米煮成饭。③桑葚汁与糯米饭、酒曲末相和为匀。④入瓮密封，候熟取酒。

［服法］每饮 100～150 毫升，或随量饮之。

［功效］补肝肾，益阴血，聪耳明目。

［方解］桑葚为桑之英精，其味甘美，富含多糖、苹果酸、维生素 B_1、维生素 B_2、维生素 C 和胡萝卜素等营养物质，具有较高的营养价值。较好的滋阴补血、补养肝肾的功效，久服能黑发明目，与糯米、酒曲末酿制为酒，其味纯正甘美，香甜可口，具有较好的补肝肾、益阴血、和血脉、利关节、乌黑发、聪耳明目的功效。

［适用范围］①肝肾不足，身体虚弱，见有头晕、耳鸣、眼花、腰膝酸软等。②神经衰弱，见有心悸失眠等，可收益阴血、养心安神的功用。③病后阴血亏损，须发早白。

十二、红颜酒

［方源］清·洪基等《增补万病回春》。

［原料］胡桃仁 60 克，大枣 60 克，白蜜 60 克，甜杏仁 30 克，酥油 30 克、白酒 750 毫升。

［制作］①将白蜜、酥油溶化，入酒和匀。②将胡桃仁、大枣、甜杏仁研碎。③将胡桃仁、大枣、甜杏仁末入酒内，密封浸 21 日。

［服法］每日 2 次，每服 15 毫升。

［功效］补肾，壮腰，养血。

［方解］大枣补中益气，养血，缓和药性。胡桃可补肾温肺，强腰健体。杏仁有甜杏仁和苦杏仁之别，甜杏仁比苦杏仁滋润之性较佳，本方用甜杏仁。三者合为药酒，口感甜润，补身健体。久服令人面色红润，为摄生保健之

良酒。

［适用范围］①肾虚腰痛。②血虚之面色萎黄、憔悴、大便干结等。

第三节　温肾壮阳药酒

阳具有强烈的动势，在外表现为热，所以阳气推动四肢百骸、五脏六腑的功能，温煦肌肤，使生命得以延续。缺乏阳气，阴邪容易入侵，机体就会丧失动力。温肾壮阳药酒就是针对各种功能低下的疾病，能够祛散阴冷寒湿之邪，温化痰饮瘀积，提高脏腑功能和机体的免疫能力。

一、鹿茸酒

［方源］明·朱棣《普济方》。

［原料］鹿茸15～30克，山药粉30克，白酒500毫升。

［制作］鹿茸去毛，切为薄片，同山药粉以布袋盛之，浸7日即可。

［服法］每日2次，每饮30毫升。酒尽，将鹿茸焙干为粉，留作补药用。

［功效］温肾助阳，益精强筋。

［方解］鹿茸有温补肾阳、生精补髓、强健筋骨的功效，善治阳虚精血不足的病症，为温补要药。现代药理研究证明，鹿茸能促进红细胞、血红蛋白、网织红细胞的再生，其提取物鹿茸精能提高机体的各项功能，改善睡眠和食欲，并能缓解肌肉疲劳；山药只有补脾益气、增强消化、补肾固精、缩小便、止腹泻的功效。故二味与酒浸服，共补肾益精的功效大为增强。

［适用范围］①用治脾肾两虚，症见阳事不举、面色不润、小便频数、饮食不思、腰酸肢冷、遗精、腹泻等。②女性带下量多清稀、面色黧黑，腰膝酸痛、肢冷神疲等。③疮疡久溃不愈，脓水清稀，疮面不知痛痒，神疲食少，肢冷便溏。

［注意事项］本酒为强壮药酒，药性偏热，故阴虚有热者不宜饮用。

二、巴戟天酒

［方源］唐·孙思邈《千金要方》。

［原料］巴戟天 250 克，怀牛膝 200 克，白酒 2000 毫升。

［制作］①将巴戟天、怀牛膝切片，酒浸密封。②每日振摇。

［服法］温服，每日 2 次，每次 20～30 毫升。

［功效］补肾助阳，活血通脉。

［方解］巴戟天具有补肾阳、强筋骨、祛风湿的功效；怀牛膝具有活血行瘀、补肝肾、强筋骨、利关节、引血下行等功效。现代药理研究证明，巴戟天和怀牛膝均有降压作用，怀牛膝又有利尿和镇痛作用。二味与酒同用，其补肾强筋、通脉、利关节的功效大为增强。

［适用范围］①用治肾虚不足，虚羸阳道不举，即肾虚阳痿、腰膝酸软、神疲乏力、形瘦等。②久患风湿，肝肾亏损，见有腰膝疼痛、筋骨痿软，或关节屈伸不利、肢冷、步行艰难等。

三、三石酒

［方源］唐·孙思邈《千金要方》。

［原料］磁石 240 克，白石英 300 克，阳起石 180 克，白酒 2000 毫升。

［制作］上药捣碎，用水淘净后。用布袋盛。入酒浸泡，7 日后取用。

［服法］随量温服，不拘时。

［功效］补阳温肾。

［方解］磁石是一种磁铁矿石，吸铁能力强者可作药用，具有镇静安神、潜阳纳气功效。白石英有镇静心神、温肺暖宫功效。阳起石能强刚事，疗阳痿，治疗性功能减退、遗精及不孕症。三石浸酒，确具温肾补阳的功效，《太平圣惠方》云：“三石浸酒，下治肾气，补虚损。”

［适用范围］①肾气虚损引起的小便频数，余沥不尽，阳痿早泄，肢体寒冷。②肾虚耳鸣耳聋及头晕、心悸、失眠等。

四、桂心方酒

［方源］元·邹铉《寿亲养老书》。

［原料］桂心末 3 克，白酒 50 毫克。

［制作］温酒令热，即下桂心末搅拌调和。

［服法］不受时间限制，频服，一日内服完。

［功效］温阳散寒，通脉止痛。

［方解］桂心具有较好的温肾暖肝作用，能增强消化功能。排除消化道积气，缓解胃肠痉挛，散寒止痛。助心阳，通血脉，与热酒合用，其温刚散寒、通脉止痛的功效尤为显著。

［适用范围］①老人阳气不足。寒积内停，冷气心痛，胃肠痉挛引起的脘腹疼痛、肠胃胀气、胸腹胀闷不舒颇为适宜。②经行少腹冷痛及产后少腹冷痛。

［注意事项］①冷气攻心腹痛，多呕，不欲食者，可加砂仁适量，以增止呕、镇痛、健胃功效。②寒疝腹痛，加小茴香末 3 克，可增止痛的功效。

五、淫羊藿酒

［方源］明·李时珍《本草纲目》。

［原料］淫羊藿 250 克，白酒 1000 毫升。

［制作］①淫羊藿研为粗粉末，装入布袋中。②酒浸，密封瓶口，每日振摇一次。③春季浸 3 日，秋冬季浸 5 日。

［服法］温饮，每日 2 次，每次 30～60 毫升。

［功效］补肾助阳，祛风除湿，强筋健骨。

［方解］淫羊藿有较好的补肾助阳、祛风湿、强筋骨的功效。现代药理研究认为，淫羊藿具有雄性激素样作用，能使精液分泌亢进，充满精囊，刺激感觉神经，增强性欲，因其性温，能补肾助阳，故尤适宜肾虚阳痿患者服用。本品同酒合用，又得酒的和血通脉、散湿气、祛风湿之助，其补阳气、祛风湿、强筋骨的功效尤为显著。

［适用范围］①阳痿不举，腰膝酸软无力。②风湿痹痛或风寒湿痹，症见肌肤不仁、手足不遂、筋骨冷痛等。③若用于风湿走注疼痛，以本方加入威灵仙 50 克，川芎 50 克，桂心 50 克，其祛风除湿、止痛效果更为显著。

［注意事项］凡阴虚有火者不宜饮用。

六、腽肭脐酒

［方源］清·章穆《调疾饮食辨》。

［原料］海狗肾 30～60 克，白酒 500 克。

[制作] ①取海狗肾捣烂，装入纱布袋内。②用白酒浸泡，容器密封，7日后可饮用。

[服法] 每日2次，每次1小盅。

[功效] 温肾壮阳，益精补髓，破除症结。

[方解] 肾主藏精，为生殖发育之源，肾阳虚衰，肾精不足，就会导致生殖功能低下，是形成不孕不育、阳痿等生殖系统疾病的最常见原因。不少用于生殖系统疾病的药酒就是针对上述病机，以温肾阳、益精血的药物为主配制的，腽肭脐酒就属于这类药酒。海狗肾又名腽肭脐，系取海狗或海豹的阴茎、睾丸而成，性大热，可温肾壮阳，益精补髓，破除症结。《中国动物药》一书介绍，海狗肾可同肉苁蓉配伍制成药酒，治疗阳痿，配方如下：海狗肾1具，肉苁蓉50克，白酒50毫升，用白酒将上药温浸1周。每次饮酒1盅。每日3次。肉苁蓉也可温肾壮刚，治疗阳痿，与海狗肾有协同作用。所以这个配方对于肾阳虚损、阳痿不起的病症有良好的治疗作用。

[适用范围] 肾阳虚衰、精气亏虚所致的阳痿，不孕不育，小腹、腰背冷痛。小便频数，肢冷畏寒，小腹结块等症。

[注意事项] 腽肭脐是大热之品，凡阴虚血少者不宜服用。

第四节 活血化瘀药酒

凡是通利血脉、促进血行、消散瘀血为主要功能的活血化瘀药浸酒，即称为活血化瘀药酒。活血化瘀药酒善于走散，具有行血、散瘀、通经、利痹、消肿及定痛等功效，适用于血行失畅，瘀血阻滞之症。

瘀血症为临床各科所常见，其主要症状：①疼痛（痛处固定不移）或麻木。②身体外部或内部发现肿块，或外伤引起的血肿。③内出血，在出血时夹有紫暗色血块。④皮肤、粘膜或舌质出现瘀斑。瘀血内阻是多种病症的主要致病因素，又有不少疾患是在发病过程中出现血滞瘀阻的症候，例如血滞经闭、产后瘀阻腹痛、胸痹、胁痛、肢体不遂、风湿痹痛、痞块、痈疡疮肿及跌打损伤、骨折、瘀肿疼痛等，以上都是活血化瘀药酒的适应症。

一、红蓝花酒

［方源］汉·张仲景《金匮要略》。

［原料］红花 30 克，黄酒 50 克。

［制作］红花和黄酒放在一起煎煮。

［服法］趁热温服，末止再服。

［功效］活血化瘀。

［方解］红花古称红蓝花，其性温味辛，是菊科一年生草本植物。因其色泽鲜红，赛过群花，故名。红花又是有名的中药，擅长活血祛瘀，最常用于妇科病症。《本草纲目》云它能通经，治疗经闭不通；《开宝本草》云它可治胎死腹中，产后腹痛，产后恶露不净，还能治疗产后血晕。目前为内科、妇科、外科、伤科活血方中常用药物。红花得到黄酒的帮助，活血化瘀的功效更强，近年已广泛用于治疗多种瘀血阻滞或血行不畅之症。

［适用范围］①妇女血瘀痛经。②跌打损伤瘀痛。

［注意事项］①本药酒宜连服数日。②孕妇、阴虑有热者不宜服用。

二、桃花酒

［方源］唐·孙思邈《千金要方》。

［原料］桃花蕾 30 克，黄酒 500 毫升。

［制法］①桃花蕾研碎，放入坛中。②坛中倒入黄酒，密封坛口，浸 7 日启封即成。

［服法］每日 2 次，每次 30 毫升。

［功效］活血祛瘀，润肠通便。

［方解］桃花蕾即桃树的花蕾，与桃仁一样，具有活血祛瘀、润肠通便的作用，而且活血作用强于桃仁。但润肠通便的功效比桃仁略弱，适用于多种瘀血症，如经闭、痛经、产后瘀滞腹痛、跌打损伤等。亦可用于血虚便秘。桃花酒对于外伤性疼痛也有疗效。

［适用范围］①大便干结。②跌打损伤，局部疼痛。③纤闭肩经等妇科瘀滞病症。

三、蒲黄酒

［方源］唐·王焘《外台秘要》。

［原料］蒲黄100丸，赤豆100克，大豆100克，白酒1000毫升。

［制作］将蒲黄、赤豆、大豆放锅内，加白酒煮取汁，滤上渣即成。

［服法］每日2次，每饮10～15毫升。

［功效］凉血活血，利水除湿，消肿解毒。

［方解］蒲黄性平味甘，归肝、心经，有收涩止血、行血祛瘀的作用，善治经闭腹痛。《本草正义》云："蒲黄，专入血分，以清香之气兼行气分，故能导瘀结而治气血凝滞之痛。"赤豆利水除湿，和血排脓，消肿解毒。善治水肿脚气。大豆活血利水，祛风解毒。善治水肿胀满，风毒脚气，风痹筋挛。诸药合而为酒，故能治疗经闭腹痛、水肿、脚气等。

［适用范围］①水肿，脚气。②经闭腹痛。

［注意事项］孕妇忌用。

四、丹参酒

［方源］宋·王怀隐等《太平圣惠方》。

［原料］丹参100克，白酒500毫升。

［制作］①将洁净丹参润透切片，酒浸。②密封其瓶口，每日振摇一次，浸10日。

［服法］每日1次，每饮30～50毫升。

［功效］通血脉，利九窍，安神志。

［方解］丹参具有活血祛瘀、补心定志、安神止痛的作用，能扩张冠状动脉，增加冠脉血流量，改善心肌收缩力及调整心律。与酒同用，更增其活血通脉、利九窍的功效。故原书谓本方为"通九窍，补五脏，令人不病方"，无病之人，少量饮用，有舒筋活络和抗疲劳的作用。

［适用范围］①冠心病心绞痛，或胸闷疼痛，惊悸等。②血滞经闭，或月经不调、痛经等，具有活血通经、止痛的功用。③跌打损伤，瘀血内阻所致的胸腹疼痛、惊悸失眠等。④血栓闭塞性脉管炎。

五、蒜酒

［方源］宋·赵佶等《圣济总录》。

［原料］大蒜1000克，桃仁500克，淡豆豉500克，白酒5000毫升。

［制作］①上药切细，布袋盛。②纳瓷瓮中，入白酒浸泡，密封瓮口。③春夏浸3日，秋冬浸7日，即可取用。

［服法］每日2次，初次10毫升，渐至20毫升。

［功效］温阳活血，补虚壮肾。

［方解］本酒重用大蒜，故以“蒜酒”名之。大蒜为口川之蔬，《食经》中将其列为上品，其性温味辛，功能通五脏，达诸窍，去寒湿，辟恶秽，化瘀积；在治疗风湿冷痛方面，大蒜能除风破冷，宣通温阳，配伍桃仁，能破血行瘀，消肿止痛，淡豆豉宣郁除烦。《名医别录》称其“主伤寒头痛寒热，瘴气恶毒，烦躁满闷，虚劳喘息，两脚疼冷”。诸药浸酒，共奏温肾壮阳、活血除风之功。

［适用范围］①阳虚手足不温，骨节疼痛。②阳虚便秘。

六、玄胡酒

［方源］明·吴昆《医方考》。

［原料］延胡索30克，白酒500毫升。

［制作］将延胡索研为末，炒香，纱布包裹，入酒中浸数即可。

［服法］每日1次，每次温服35毫升。

［功效］行气，活血，止痛。

［方解］延胡索又称玄胡索，其性温，味辛、苦，归肝、脾经。长于活血、行气、止痛，作用广泛，且持久而不具毒性。《医方考》云：“玄胡索，味苦辛，苦能降气，辛能散，淬之以洒，则能达乎经脉矣。”现代制剂延胡索素片临床用于镇静安眠，效果显著。可用于神经痛、头痛、腰痛、关节痛、月经痛、痈肿疼痛等症。

［适用范围］气血阻滞而致的四肢、关节疼痛等。

［注意事项］素体阴虚火旺或湿热内蕴者不宜多服。

七、当归酒

［方源］明·张景岳《景岳全书》。

［原料］当归30克，优质酒1000毫升。

［制作］当归和酒一起煎煮，煮至600毫升即可。

［服法］每日2次，每次10毫升。当头痛发作时，随即服用。

［功效］活血，祛瘀，止痛。

［方解］头痛是常见病症。头痛的原因多种多样，简言之，可分为风、热、湿、痰、郁、气虚、血虚、阳亢等。当归酒用单味当归煎煮而成，治疗血虚夹瘀的头痛。当归甘温而润，气辛香行散，为补血要药，大凡血虚而肩寒的各种病症，当归皆适用。酒温通血脉，引药上行。

［适用范围］血虚夹瘀所致的头痛，其痛如细筋牵引或针刺，痛连眼角。午后尤甚，兼双目发涩，心悸怔忡，面色萎黄，眩晕，舌质色淡，有瘀点。

［注意事项］孕妇忌用。

八、三香酒

［方源］清·陈梦雷《医部全录》。

［原料］南木香10克，小茴香10克，八角茴香10克，川楝子10克，连须葱白5克，陈年白酒500毫升，炒盐20克。

［制作］①前四味药入锅内炒，至微黄时，入葱白，加水1碗。淬入锅中，用碗罩住。②待煎至半碗水时，起锅，去药渣，再加入陈酒、炒盐。

［服法］每日1次，每次空腹热服20毫升。

［功效］疏肝理气，温经止痛。

［方解］本酒治疗寒疝气有独特的效果，方中南木香性温味辛，芳香健胃，行气止痛；小茴香理气止痛，调中和胃；八角茴香温中开胃，祛寒疗疝；川楝子利气上痛。诸药配合则行气散寒、疗疝定痛的作用更加显著。

［适用范围］①寒疝坠气。少腹疼痛，肝胃气痛偏于寒者。②经前胸腹疼痛，乳房肿胀。

［注意事项］本方药性偏温燥，阴虚内热，五心烦躁者不宜多饮。

九、喇嘛酒

［方源］清·王孟英《随息居饮食谱》。

［原料］胡桃仁120克，龙眼肉120克，何首乌30克，枸杞子30克，熟地黄30克，当归15克，杜仲15克，茯苓15克，白术15克，川芎15克，牛膝15克，白芍15克，豨莶草15克，牡丹皮15克，乌药7.5克，砂仁7.5克，白酒10升。

［制作］①将上述药物制为粗末，入布袋装好，置于瓷坛中，用白酒2.5升浸泡。②隔水加热，取下放凉后，再加入白酒7.5升，密封浸泡，7日后即可。

［服法］每日2次，每次适量饮用。

［功效］补肝益肾，活血通络，祛风除湿。

［方解］方中胡桃仁味甘性温。有补肾强腰、润肠的作用；熟地黄、何首乌、枸杞子滋补肝肾，益精养血；杜仲、牛膝补肝肾，强筋骨豨莶草祛风湿，强筋骨；当归、山芍、川芎、牡丹皮养血活血；白术、茯苓健脾祛湿；龙眼肉益气，养血，安神；砂仁、乌药行气；酒可行药势，宣通血脉，所以该酒主要具有补肝肾、益精血、活血通络、祛风除湿的作用，适用于肝肾精血亏虚，筋骨不健，易受风湿之邪侵袭之各种疼痛。

［适用范围］①肝肾精亏虚，症见腰膝酸软、肢体麻木、筋骨无力、活动不利、关节疼痛等。②食少脘满、面色不华等气血亏虚症。③体精血偏虚者也可饮用。

［注意事项］有虚火者慎用。

第五节　祛风除湿药酒

酒本身有祛风湿的作用。将祛风湿药制成药酒后，发挥作用更加迅速。药力更全效，因此在各类药酒中。祛风除湿药酒数量最多，不仅适用于风湿病，而且对于关节疼痛、屈伸不利、肢体麻木等症候也有一定的疗效，可以选择服用。

一、鲁王酒

[方源] 唐·孙思邈《千金要方》。

[原料] 茵蒿 30 克，乌头 30 克，踯躅 30 克，天雄 24 克，防己 24 克，行斛 24 克，细辛 18 克，柏子仁 18 克，牛膝 8 克，甘草 18 克，通草 18 克，桂心 18 克，山茱萸 18 克，秦艽 18 克，黄牛 18 克，茵陈 18 克，附子 18 克，瞿麦 18 克，杜仲 18 克，泽泻 18 克，王不留行 18 克，石楠 18 克，防风 18 克，远志 18 克，干地黄 18 克，酒 2000 毫升。

[制作] 诸药粗切碎，放入酒瓶内，加酒密封浸泡 10 日，取出滤渣即成。

[服法] 每日 2 次。每饮 15～20 毫升。

[功效] 祛寒湿，散风邪，温经通络，止痛。

[方解] 此酒又名“鲁公酒”，其药味众多，功效全面，有散寒祛风陈湿的茵蒿、乌头、踯躅、天雄、防已、细辛、牛膝、桂心、秦艽等。有补肾壮腰的山茱萸、杜仲等。有养心安神的柏子仁、远志等，有清利渗湿的通草、瞿麦等，有舒通经络的王不留行等。诸药合用，共奏温经止痛、祛风散寒之功。

[适用范围] ①风寒湿痹，历节风痛。②四肢拘挛，半身不遂。③头风头痛，心腹冷痛，两足软弱。

[注意事项] 孕妇忌服。

二、秦艽酒

[方源] 唐·孙思邈《千金要方》。

[原料] 秦艽 90 克，牛膝 90 克，附子 90 克，桂心 90 克，五加皮 90 克，天门冬 90 克，巴戟天 60 克，杜仲 60 克，石斛 60 克，细辛 60 克，独活 150 克，薏苡仁 30 克，酒 2000 毫升。

[制作] 将上药共研粗末，放瓷罐中，用白酒浸泡，密封口，15 日后去渣取酒备用。

[服法] 每日 2 次，每饮 30 毫升。

[功效] 温肾壮阳，祛风化湿，坚筋强骨。

[方解] 附子、桂心、巴戟天、杜仲温肾阳，散寒湿。据《珍珠囊》记

载："制附子温暖脾胃，除脾湿肾寒，补下焦阳虚。"川牛膝益肾强筋，活血散结，配合五加皮、秦艽、独活、薏苡仁祛风通络，除湿强筋；再佐以天门冬、石斛滋阴生津，可防辛燥药物伤阴之弊。诸药相配，共奏补肾温阳、舒筋通络、祛风散湿之功。经常饮用此酒，可使步履轻快，身强力盛。

［适用范围］肾阳不足，风湿侵袭所致的肢体痹痛、筋骨拘挛。

［注意事项］孕妇忌饮。

三、五加皮酒

［方源］宋·王怀隐等《太平圣惠方》。

［原料］五加皮300克，白酒1000毫升。

［制作］五加皮磨成粉。绢袋盛，酒浸，密封瓶口，浸10日即可。

［眼法］每日2次，每次温饮30～50毫升。

［功效］祛风湿，壮筋骨。

［方解］五加皮具有祛风湿，补肝肾、壮筋骨的作用。现代药理研究，本品含有强心苷、多糖苷等成分，具有较好的抗疲劳、增强机体抗病能力，以及抗炎、利尿和镇痛等作用，为强壮性的祛风湿药，与酒同用。具祛风陈湿的功效尤为显著。历代以五加皮命名的药酒很多，除以五加皮为主的酒浸剂外，尚有酿酒浸，如《本草纲目》中的五加皮酒就是用五加皮煮汁，和曲、米酿成，有"祛一切风湿痿痹，壮筋骨，填精髓"的功用。其补养作用较酒浸剂更强，而酒的浓度不高，尤适宜不会饮酒的人服用。

［适用范围］①治"风痹不仁，四肢挛急疼痛"。凡外感风寒湿邪，滞留经脉，以风湿为盛。见有肢体麻木不仁、肚挛急痛、游走不定、关节屈伸不利者颇为适宜。②肝肾不适，风湿为患的腰膝疼痛、脚痛不能行走或足胫肿痛无力等。③无病之人时时少饮，有舒筋活络、强身健体的功效。

四、列节酒

［方源］宋·王怀隐等《太平圣惠方》。

［原料］黄芪10克，羌活10克，桂心10克，海桐皮10克，牛膝10克，附子10克，防风5克，茵蒿5克，生地黄5克，川芎5克，当归5克，枸杞子5克，白芷5克，龟甲5克，五加皮5克，酸枣仁5克，黑豆15克，白酒

1500毫升。

［制作］上述诸药切细和匀，盛入布袋，白酒浸泡，密封，7日后开取。

［服法］每日午时及夜卧时，空腹各温服10毫升。

［功效］祛风通络，滋肾补肝。

［方解］风湿痹证历久不愈则肝肾亏虚，气血不足，筋脉失养，终至行立不稳，治当从补益肝肾、祛风通络入手。本方是基于此点，选用枸杞子、黑豆、龟甲以滋补肝肾；黄芪、当归、生地黄，川芎等补益气血；列节、羌活、海桐皮、桂心、附子、茵蒿等祛风除湿，通经活络。诸药合用，协力同功，从正杜邪，标本兼顾。

［适用范围］风湿痹症，骨节疼痛，行立不稳。

［注意事项］服药期间，忌食生冷和猪、鸡、牛、马肉。

五、鼠粘子酒

［方源］宋·王怀隐等《太平圣惠方》。

［原料］牛蒡子100克，酒500毫升。

［制作］牛蒡子以水淘洗去浮者，晒干，捣碎，装入布袋内，放进酒坛，加白酒密封浸泡，7日后即可启封，过滤去渣即成。

［服法］每日2次，每次温服10毫升。

［功效］祛风除湿，通络舒筋。

［方解］牛蒡子又称鼠粘子，其性寒，味辛、苦，归肺、胃经。《药性论》云“除诸风，利腰脚，又散诸结节筋骨烦热毒”。《太平圣惠方》又云：“鼠粘子酒，治一切风方。”牛蒡子还能疏散风热，解毒透疹，利咽散肿。《药品化义》云“能升能降，力解热毒，味苦能消火，带辛能疏风、主治上部风痰，面目浮肿，咽喉不利，诸毒热壅，马刀瘰疬，颈项痰核，血热痘，时行疹子，皮肤瘾疹。”

［适用范围］风湿痹阻，腰脚疼痛，坐卧不安，四肢强直。

［注意事项］气虚大便泄泻者慎服。

六、牛蒡酒

［方源］宋·王怀隐等《太平圣惠方》。

［原料］牛蒡子 15 克，石斛 10 克，枸杞子 10 克，牛膝 10 克，侧子 10 克，大豆 10 克，茯苓 7.5 克，干姜 7.5 克，竹叶莲 7.5 克，川椒 7.5 克，火麻仁 5 克，茵蒿 1.5 克，白酒 1000 毫升。

［制作］上药切细，生丝织袋盛，纳瓷瓶中，入白酒浸泡，密封瓶口，7 日后开取。

［服法］每日 3 次，每次于饭前空腹服 10 毫升。

［功效］祛风湿，止骨痛。

［方解］风寒湿邪侵入机体，日久不止，流往腰膝，发为疼痛，甚则痛彻骨髓，日不能坐，夜不能卧。以牛蒡子为主药，功能疏散风热，消肿解毒。《药性论》云“除诸风，利腰脚，又散诸结节筋骨烦热毒”，配伍侧子，干姜、川椒以温阳通脉；竹叶莲、牛膝、枸杞子以补肾壮腰；茵蒿以祛风除湿，行痹止痛；石斛、茯苓、大豆等健脾利湿。诸药浸酒，共奏温阳补肾、祛风除湿之效，故可治疗上述各症。

［适用范围］风湿所致的腰骨疼痛，坐卧不安。

七、牛膝酒

［方源］宋・王怀隐等《太平圣惠方》。

［原料］石斛 60 克，杜仲 60 克，丹参 60 克，生地 60 克，牛膝 120 克，优质白酒 1500 毫升。

［制作］将上药共捣碎，放瓷罐中，用白酒浸泡，密封口，7 日后去渣取酒备用。

［服法］每日 1 次，每饮 50 毫升。

［功效］补肾壮骨，活血通络。

［方解］本酒之各药均有补肝肾之功，重用牛膝补肝肾，活血脉；配伍杜仲增其强筋骨、利腰膝之力；配伍丹参，活血法瘀，通利血脉更甚；生地黄、石斛则滋肾阴，填骨髓。诸药浸酒，阴阳调和，补肾通络。

［适用范围］肾虚之腰膝筋骨疼痛、关节不利等症。

八、茄子根酒

［方源］宋・王怀隐等《太平圣惠方》。

［原料］茄子根150克，牛膝150克，牛蒡根50克，牛蒡子30克，苍耳子30克，火麻仁30克，枸杞子30克，晚蚕沙25克，防风15克，羌活15克，桂心10克，秦艽10克，龟甲10克，革薢5克，附子5克，白酒2500毫升。

［制作］药切细，盛入布袋，浸泡于白酒中，密封瓶口，7日后开取。开瓶时不得面向瓶口。

［服法］每日午时、近夜2次，每次空腹温饮10毫升，以微醺为度。

［功效］祛风除湿，活络通痹。

［方解］茄子根性寒味辛。《医林纂要》称其能“散热消肿，治风痹”，配伍防风、羌活、秦艽等能祛风湿，通经络；桂心、附子温阳逐冷。诸药合用，故能治疗各种风湿寒痹之症。

［适用范围］风湿所致之腰膝疼痛上注、皮肤冷痹、筋脉拘挛，屈伸不利等症。

［注意事项］本酒服用期间，忌发物、滑利之品等。

九、增损茵芋酒

［方源］宋·许叔微《普济本事方》。

［原料］茵芋叶50克，川乌50克，柏叶50克，防风50克，川椒50克，瓜蒌50克，附子50克，细辛50克，独活50克，卷柏50克，肉桂50克，天雄50克，秦艽50克，防己50克，踯躅花60克，当归160克，干地黄60克，芍药30克，酒10升。

［制作］①诸药粗研碎，故入酒坛内，加酒密封浸泡。②冬季浸7日，夏季浸3日，春、秋季浸5日即可。

［服法］每日2次，每次15～25毫升。

［功效］温经散寒，祛风通络。

［方解］重在祛寒除湿，以祛寒湿之邪。配伍祛风通络，活血补血及滋阴之品，使温而不燥，燥湿而不伤阴，利于风寒湿邪引起的各种关节炎，慢性腰腿痛等，具有较好的疗效。

［适用范围］寒冷痹留于筋脉所致的腰膝关节疼痛、四肢挛缩、屈伸不利等症。

［注意事项］①阴虚阳盛体质、热症关节疼痛者忌服。②孕妇忌服。③踯躅花、川乌等有毒。

十、羌活酒

［方源］宋·赵佶等《圣济总录》。

［原料］羌活300克，独活100克，五加皮150克，生地黄汁500毫升，黑豆500克，白酒10升。

［制作］①将羌活、独活、五加皮细切如麻豆大。②将三味药粗粉和黑豆、地黄汁入白酒中，点数沸。③离火，上渣，静置候冷备用。

［服法］随饭服之，常令微醺。

［功效］祛风，除湿，补肾。

［方解］方中羌活性温味辛、苦，功能解表散寒，祛风胜湿止痛；独活性温，味辛苦，功专祛风湿，止痛，解表；五加皮性温，味辛、苦，功专风湿强筋骨；生地黄滋阴生津，凉血活血；黑豆性平，味温、甘，功能活血利水，祛风解毒。诸物配合，具有良好的祛风除湿、益肾、通络止痛之功，常用于风湿寒邪滞着经脉、筋骨所致的关节、腰膝屈伸不利，活动不便诸症。

［适用范围］风湿所致的腰痛强直、俯仰不得等症。

［注意事项］因其多数药物性偏辛温、苦燥，故阴虚血燥风湿热痹者慎服。

十一、排风酒

［方源］宋·赵佶等《圣济总录》。

［原料］防风50克，升麻50克，独活50克，羌活50克，天雄50克，仙人掌500克，酒1500毫升。

［制作］上药细切如麻豆大，入酒中浸泡，5日后取出。

［服法］每日2次，每次15毫升。

［功效］祛风胜湿，舒经止痛。

［方解］风劳虚热，久则生风。风夹火炎，血随气升，横逆脉络，下冲巅顶，直扰神明。则会发生言语错乱、眩晕头痛等症。肝阴不足，筋脉失养，则可出现四肢拘急，手足酸楚疼痛，诸症多同风邪作祟。本方以防风、升麻、

独活、羌活等祛风药为主，故名排风酒。该酒旨在排风祛湿，驱邪外出，风息则神明，邪除而身手轻捷，故本酒对风劳痹症有良好的疗效。

［适用范围］风劳虚热攻头顶急，言语错乱，心膈烦闷，四肢拘急，手足酸痛。

十二、独活寄生酒

［方源］明·龚廷贤《万病回春》。

［原料］独活 7 克，秦艽 7 克，川芎 7 克，人参 7 克，防风 7 克，桑寄生 15 克，细辛 4 克，甘草 4 克，当归 4 克，干地黄 10 克，白芍 10 克，桂心 10 克，茯苓 10 克，杜仲 10 克，牛膝 10 克，白酒 1000 毫升。

［制作］①将上述药物装入丝织袋内。②浸于白酒中，封固 15 天后，可以饮用。

［服法］每日 1～2 次，每饮 20～30 毫升。

［功效］祛风，益气，通痹。

［方解］唐代杰出的大医学家孙思邈所著的《千金要方》中，有一首著名药方，叫独活寄生汤，该药方对于肾虚、风湿侵袭的腰腿疼痛疗效卓著，为历代医家所重视。明代医家龚廷贤在为患者治疗上述病症时，变汤为酒，取得了良好效果。其用量是“配方诸药，各取一两，以十壶酒热浸而成”。方中独活、桑寄生祛风除湿，养血活络通痹；牛膝、杜仲、熟地黄补肝肾，强筋骨；川芎、当归、白芍补血活血；人参、茯苓、甘草补益脾气；细辛祛肾经风寒；桂心温肝经血分之寒；秦艽、防风祛风寒湿邪；酒可温通血脉，散风寒。诸药合用。使整个药酒具有祛风湿、止痹痛、补肝肾、益气血的作用。一般说，该酒对于下肢关节及腰部疼痛效果较好。

［适用范围］①风寒湿痹，如慢性关节炎、慢性腰腿痛、坐骨神经痛等。②肝肾不足，气血两虚所致的腰膝冷痛、关节屈伸不利，或麻痹不仁。畏寒善暖、舌质淡、苔色白、脉象细弱等。

十三、青囊药酒

［方源］明·龚廷贤《万病回春》。

［原料］苍术 60 克，乌药 60 克，牛膝 60 克，杜仲 60 克，陈皮 30 克，独

活 30 克，白芍 30 克，半夏 30 克，甘草 30 克，厚朴 30 克，槟榔 30 克，桔梗 30 克，麻黄 30 克，当归 30 克，木瓜 30 克，白芷 30 克，肉桂 30 克，枳壳 30 克，川芎 30 克，茯苓 30 克，防己 30 克，白酒 30 升。

[制作] ①将上述药物粉碎成粗末，装入布袋。②酒坛内加白酒，将药袋悬于酒坛内，浸于酒中，密封坛口。③将酒坛置于热水锅中，煮沸加热约 2 小时，然后取出酒坛，静置 3 日，取出药袋即可。④药渣可晒干制成粉末，加入酒，制成小丸。

[服法] 药酒酌情适量饮用；药丸饭前空腹用酒送服。

[功效] 祛风，活血，行气，化痰，止痛。

[方解] 古时医生装书的口袋叫青囊。后来借指医术，一些古代医籍也以青囊为其书名，如三国时的名医华佗就著有《青囊方》，以后又有《青囊至秘》、《青囊完壁》等，都泛指医学而言。该药酒以青囊冠名，是言其酒渊源有据，用药精当，深合医道。方用苍术、独活、防己、木瓜、白芷、麻黄祛风散寒除湿；风寒湿邪侵于经络筋骨，使气血循行不畅，所以又用牛膝、当归、川芎、白芍养血活血；用乌药、枳壳、厚朴、槟榔理气行滞，兼祛水湿；风寒湿邪阻滞气机运行，就会造成水液代谢的障碍而生痰，所以用陈皮、半夏、厚朴、茯苓、桔梗化痰湿；肉桂温经散寒止痛；牛膝、杜仲补肝肾、强腰膝；甘草调和诸药，益中气；酒能散寒，行血脉。该方主要着眼点是祛邪，扶助正气、补益肝肾的药用得很少，所以适用于病症初起，风寒湿邪盛为患。

[适用范围] 风寒湿邪所致的腰膝疼痛或遍身骨节疼痛等症。

[注意事项] ①如果风湿已久，肝肾、气血已虚，宜改用补益成分较多的药酒或药物。②如局部红肿明显，有发热现象的，属湿热为患，自然不宜饮用青囊药酒。

十四、史国公浸酒方

[方源] 明·王肯堂《证治准绳》。

[原料] 当归 60 克，牛骨（酒浸 1 日，焙干酥炙）160 克，羌活 60 克，炙鳖甲 60 克，萆薢 60 克，防风 60 克，秦艽 60 克，川牛膝 60 克，松节 60 克，蚕沙 60 克，枸杞子 150 克，干茄根（蒸熟）240 克，白酒 3000 毫升。

[制作] 上药为末，入布袋内，白酒浸，密封瓶，每日振摇一次，10 日后

可饮。

［服法］每日晚随饭饮用，不可断。

［功效］祛风除湿，和血通络，散寒除痹。

［方解］本方又名“史国公药酒”。茄根具有较好的祛风胜湿、行血宣痹的作用，善治“风湿筋骨瘫痪”（《分类草药性》）；牛胫骨祛风定痛，强筋健骨，善治风湿疼痛；秦艽、松节、蚕沙、萆薢祛风湿，止痹痛；枸杞子、鳖甲同用。有较好的益阴养血作用，久服能坚筋骨。当归、白酒、川牛膝同用，有养血活血、通利关节、行血宣痹、缓解疼痛的作用，可助上药祛风除湿的功效。各药同用，具有较好的祛风除湿、散寒止痛、养血活血、宣通血脉的作用，故对风湿痹痛有较好的疗效。

［适用范围］①原书用治“半身不遂，四肢顽麻，骨节酸疼，风寒湿痹”。凡风湿或风寒湿邪留阻经脉，致使肢体麻木、四肢活动不利、骨节酸痛，甚或半身瘫痪等。②肩周炎、骨质增生引起的肩关节和腰背酸痛，活动不便。

［注意事项］原方用虎骨，为保护野生动物改成牛骨。

十五、白石英酒方

［方源］明·朱棣《普济力》。

［原料］白石英 150 克，薏苡仁 150 克，牛膝 150 克，石斛 100 克，续断 60 克，茵蒿 60 克，防风 60 克，附子 60 克，桂心 60 克，羌活 60 克，枸杞子 60 克，白茯苓 60 克，山茱萸 30 克，干地黄 250 克，白酒 3000 毫升。

［制作］将白石英捣碎，附子去皮，其他药物切碎，生丝织袋盛，入白酒中密封，浸泡 15 日后取用。

［服法］每日 3 次，每次在食前饮服 30 毫升。

［功效］补虚祛风，散寒止痛。

［方解］茵蒿性温，味辛、苦，有毒，主治风湿痹痛，四肢挛急，两足弱。续断，牛膝、枸杞子、山茱萸、生地黄滋肝补肾，强筋健骨；石斛、薏苡仁、白茯苓健脾养胃，渗湿清热；白石英温肺肾，安心神，利小便；防风、附子、桂心、羌活等祛风胜湿，散寒止痛；诸药配合，寒温并进。

［适用范围］风寒湿痹，筋脉拘挛，脚弱不能行走。

［注意事项］孕妇慎用。

十七、薏苡仁酒

［方源］明·李时珍《本草纲目》。

［原料］薏苡仁300克，糯米1500克。

［制作］①将薏苡仁、糯米用水淘净，蒸熟，候稍冷。②上物与细曲相和，入瓮密封。③候熟取出，过滤取酒，装瓶保存。

［服法］每日2次，每饮50～100毫升，或随量饮之。

［功效］健脾益肾、祛风牡湿、强筋壮骨。

［方解］薏苡仁味甘、淡，性微燥，功能健脾益肾，清热利湿。治疗筋骨关节疾病。治疗宜从脾胃入手，所以拘挛筋急、风湿痹痛症常用薏苡仁；又因脾主中焦，是制水之脏，脾胃健则中焦治，水湿除，所以下肢浮肿、大便溏薄者亦常用之。酿酒功专力聚，对于脾胃虚弱的久风湿痹，往往能起到意想不到的疗效。

［适用范围］①风湿留滞经脉，血行不畅，肌肤麻木，四肢筋脉挛急或疼痛，有祛风湿和血脉缓挛急的功用。②对脾虚有湿的泄泻、食少等症，有开胃健脾、渗湿止泻的作用。

［注意事项］胃热便秘及孕妇慎服。

十八、蚕沙酒

［方源］明·李时珍《本草纲目》。

［原料］蚕沙250克，白酒1000毫升。

［制作］①蚕沙筛去杂质，炒黄，袋盛，用酒浸，密封瓶口。②每口振摇一次，2周后可饮。

［服法］每日2次，每饮30～60毫升。

［功效］祛风湿，止痹痛。

［方解］蚕沙具有祛风除湿、和胃化浊的作用，又入血分，行血止痛；其富含多种氨基酸及大量胡萝卜素、叶绿素、B族维生素及微量元素铜，被视为营养性抗风湿药。白酒能散湿气、行血、活络、祛风。故二味同用，能祛风除湿，活血止痛。

［适用范围］①风湿入犯经脉，血脉痹阻之肌肤顽麻不仁，或肢体关节疼

痛，或兼见腹痛。②方中加入黄芪200克，当归50克，能提高抗风湿和活血通脉的疗效，用治脑卒中后遗症半身不遂、口角流涎等。

十九、逡巡酒

［方源］明·李时珍《本草纲目》。

［原料］桃花100克，马兰花160克，芝麻花100克，黄甘菊花300克，桃仁49枚，米酒5～10升。

［制作］将诸药研碎后，袋盛，浸入米酒中，10日即成。

［服法］每日2次，每服10～20毫升。

［功效］补虚益气，强筋健骨，益寿耐老。

［方解］本酒由4种植物花与活血祛瘀中药桃仁配伍浸酒而成。具有酒味芬芳、甘醇可口的特点，可作为保健酒饮服。方中桃花、马兰花，芝麻花具有芳香辟秽、美容驻颜、行气活血之功；黄甘菊花清肝明日，解毒消痈；桃仁配合米酒，可行气活血，补虚强身。故本酒共奏补虚益气、强筋健骨之功。

［适用范围］①风湿痹痛，跌打损伤，瘀血肿痛。②积滞、闭经以及视物昏花，容颜憔悴，须发早白等症。

［注意事项］有出血倾向的患者不宜饮。

二十、蚺蛇酒

［方源］明·李时珍《本草纲目》。

［原料］蚺蛇肉500克，羌活36克，酒5000毫升。

［制作］将蚺蛇肉和羌活用袋装，放入酒坛内，再加酒密封浸泡7日即成。

［服法］每日2次，每次10毫升。

［功效］散寒祛风。利湿，杀虫止痒，通利关节。

［方解］蚺蛇肉为蟒蛇的肉，性温味甘，能祛风、杀虫。《本草纲目》云："除手足风痛，杀三虫，去死肌，皮肤风毒疠风，疥癣恶疮"。羌活性温，味辛、苦，解毒散寒，祛风胜湿、止痛。二药合用浸酒，可治诸风痛痹。《调疾饮食辨》称"主诸风挛痹不仁，大风恶疾，历节痛风"。

［适用范围］风寒湿痹，项强筋急，骨节酸痛，疥癣，痈疽疮毒。

［注意事项］热性体质忌饮。

二十一、椒柏酒

［方源］明·李时珍《本草纲目》。

［原料］川椒20克，侧柏叶30克，酒750毫升。

［制作］将川椒、侧柏叶放入酒瓶内，加酒浸泡1日即可。

［服法］平时在白天饮用，以不醉为度。

［功效］温中散寒，祛风除湿，凉血止血。

［方解］川椒味辛性热，归肺、胃、肾经，有温中止痛之功用；侧柏叶味苦、涩，微寒，归肺、肝、大肠经，有凉血止血之功用。二药合用，一温一寒，相得益彰，共奏凉血止血、温中散寒、祛风除湿之功。

［适用范围］积食停饮，心腹冷痛，风湿痹痛，肠风血痢，一切疫疠之气。

二十二、白花蛇酒

［方源］明·李时珍《濒湖集简方》。

［原料］白花蛇100克，大麻11克，羌活10克，秦艽11克，防风10克，五加皮12克，当归11克，白酒2000毫升。

［制作］①白花蛇用酒洗润透，去骨刺，取肉。②上述各药以布袋盛之，与白花蛇一起盛入酒坛内，加入白酒。③密闭坛口，浸泡10日即可。

［服法］每日1～2次，每次服20毫升，亦可将药渣晒干碾末，酒糊为丸。每次3克，以药酒送服。

［功效］祛风湿，透筋骨，定惊搐。

［方解］《本草纲目》云："白花蛇，能透骨搜风，截惊定搐。为风痹、惊搐、癞癣恶疮要药"。白花蛇同天麻、五加皮、羌活、秦艽、防风泡酒服，能"内走脏腑，外彻皮肤"，其祛风湿、通经络之功尤为显著。

［适用范围］①风湿顽痹，肢体麻木，骨节疼痛。关节屈伸不利。②用于风邪中于经络所引起的口眼歪斜，半身不遂。③顽癣、疥疮及麻风患者服用此酒，可收祛风止痒之效。

二十三、陈氏牛膝酒

［方源］清·陈梦雷《医部全录》。

［原料］火麻仁 15 克，牛膝 60 克，秦艽 60 克，川芎 60 克，白茯苓 60 克，防风 60 克，官桂 60 克，独活 60 克，丹参 60 克，五加皮 150 克，薏苡仁 45 克，麦门冬 45 克，石斛 45 克，杜仲 45 克，地骨皮 45 克，附子 45 克，干姜 45 克。

［制作］上药共磨如麻豆大，以布袋盛之，入酒浸泡，春夏 3 日，秋冬 5 日。

［服法］每日 2 次，每次空腹温服 10 毫升。

［功效］温阳补肾，祛寒通痹。

［方解］本酒用药虽多，但配伍严谨，繁而不杂，很有特点。方中药物大致可分为两组，一组是牛膝、秦艽、川芎、独活、附子、干姜、官桂等，功能祛风胜湿，温阳散寒，舒筋止痛；一组是麦门冬、石斛、地骨皮等，功能滋阴阳，生津润燥，并可防止祛风湿药温燥太过，耗伤津液。两组药物配伍，药性平稳，攻中寓补，温中有滋。因而共奏温阳补肾、祛风除湿、通痹止痛之功。

［适用范围］肾气虚冷所致的寒湿痹痛。

二十四、海桐皮酒

［方源］清·沈金鳌《杂病源流犀烛》。

［原料］海桐皮 30 克，薏苡仁 30 克，生地黄 150 克，牛膝 15 克，川芎 15 克，羌活 15 克，地骨皮 15 克，五加皮 15 克，甘草 5 克，白酒 2500 毫升。

［制作］①将上述药物磨成粗粉，用干净的纱袋或布袋盛入，置广口瓶内。②瓶内注入白酒，密封瓶口，每日振摇一次，冬季浸 14 日，夏季浸 7 日。

［服法］每日 2 次，每次饮 30～50 毫升。

［功效］祛风湿，止痹痛，健筋骨。

［方解］海桐皮、羌活、薏苡仁具有祛风除湿、宣痹止痛的作用，薏苡仁又能健脾渗湿；五加皮祛风湿，壮筋骨；牛膝、川芎有活血通脉的作用，牛

膝又能补肝肾，壮腰膝；川芎尚能祛风止痛；生地黄养阴血，逐血痹；地骨皮坚筋，强阴，退虚热；甘草益气和中，调和药味，又能缓急止痛；白酒畅旺血行，行药势，助药力，舒筋活络。故各药相配具有较好的祛风湿功能。

［适用范围］风湿痹痛，关节酸痛。

二十五、固春酒

［方源］清·王孟英《随息居饮食谱》。

［原料］鲜嫩桑枝 120 克，大豆黄卷 120 克，薏苡仁 120 克，功劳子 120 克，金银花 60 克，五加皮 60 克，木瓜 60 克，蚕沙 60 克，川黄柏 30 克，松子仁 30 克，白蜜 120 克，白酒 5000 毫升。

［制作］①前十味共细切，纱布袋盛，入酒浸，并加入白蜜，密封。②隔水煮 2 小时，放泥地下，7 日后启封取酒。

［服法］每日 3 次，每次 20 毫升。

［功效］祛风胜湿，舒筋活络。

［方解］本酒配伍严密，制作考究。方中鲜嫩桑枝性平味苦，入肝经，具有祛风湿、利关节、行水气的功效；大豆黄卷性平味甘，入脾肾经，清解表邪，分利湿热；薏苡仁性凉味甘，健脾利湿；功劳子清热补虚；金银花、黄柏清热利湿；五加皮、木瓜、松子仁等舒筋通络。诸药浸酒，共奏祛风胜湿之功。

［适用范围］风寒湿邪袭入经络，四肢痹痛不舒，久治不愈者。

二十六、愈风酒

［方源］清·王孟英《随息居饮食谱》。

［原料］陈海蛇 360 克，黑豆 120 克，嫩桑枝 120 克，松针 120 克，酒 3500 毫升。

［制作］①将诸药研成粗末，装入细纱布袋内，放坛中。②坛内加酒密封，隔水加热 90 分钟，取出待凉。③继续浸泡 5～7 日后即可启封去渣，装瓶备用。

［服法］每日 3 次，每次 15～30 毫升。

［功效］清热化痰，祛风除湿，行瘀通络。

［方解］方中陈海蛇性温味甘，有祛风除湿的功效；黑豆活血，利水，祛风，解毒；桑枝祛风湿，利关节，利水气；松针祛风燥湿。合方制成酒，共奏清热化痰、祛风除湿、行瘀通络之功。

［适用范围］风湿痰热瘀阻经络筋脉所致的关节筋骨疼痛、口渴欲饮、心烦尿黄等症。

二十七、健步酒

［方源］清·王孟英《随息居饮食谱》。

［原料］生羊肠1具，龙眼肉120克，沙苑子120克，薏苡仁120克，淫羊藿120克，仙茅120克，白酒10升。

［制作］生羊肠洗净晾干，和其他药物一起用白酒浸泡21日即可。

［服法］每日3次，每次10毫升。

［功效］温肾阳、益脾气、强筋骨、祛风湿。

［方解］据《随息居饮食谱》记载，羊肠味甘性温，具有补气健步、固精行水、厚肠等作用；薏苡仁健脾祛湿，利关节；龙眼肉益心脾，养气血；淫羊藿、仙茅温肾阳，强筋骨，祛风湿。故该酒具有温肾阳、益脾气、强筋骨、祛风湿的作用。由于该酒可起痿除痹，帮助恢复活动功能，所以叫做健步酒。方中的淫羊藿有降血脂功效，而沙苑子町养肝肾，固精明目，有利于延缓动脉硬化及视力衰减，所以该酒对于老年人肾阳不足、下元虚冷、筋骨无力尤为适宜。

［适用范围］①肾阳不足、下元虚冷所致的肢体软弱无力，肌肉痿弛，举步无力。②脾肾不足，兼受风湿，筋骨关节疼痛等症。

［注意事项］属阴虚火旺、湿热浸淫的痿症不宜服用。

第六节　健胃醒脾药酒

脾主中上，为后天之本。脾与健康具有密切的关系，脾的主要功能是运化。包括运化水湿和运化水谷。当脾运化水谷的功能障碍，就会出现各种虚症；而当脾运化水湿的功能障碍时，水湿停留在体内就会变生各种疾病，健胃醒脾药酒适用于脾胃虚弱引起的消化功能低下、痰饮病、风湿病等。

一、菖蒲酒

［方源］元·邹馆《寿亲养老书》。

［原料］石菖蒲200克，生白术200克，白酒1500毫升。

［制作］①将石菖蒲磨细，蒸熟。②白术去皮，切细。③石菖蒲、白术一并入绢袋盛，酒浸，密封瓶口，每日振摇一次，春冬季浸14日，秋夏季浸7日。

［服法］每日2次，每次温饮30～50毫升。

［功效］开胃进食，健脾益气。

［方解］石菖蒲含有氨基酸和糖类，具有芳香化浊、开胃进食的作用，能促进消化液分泌，故前人有“补五脏”的说法。《滇南本草》谓石菖蒲有“止疼痛”的作用。现代药理研究证明，石菖蒲具有缓解肠管平滑肌痉挛的作用，而白术具有益气健脾、醒脾燥湿的功效。二味与酒同用，可使脾胃健，饮食增，气血化源足，精力充沛，筋骨强健，故原书谓本方“令人不老，强健，面色光泽，神效”。

［适用范围］①老人脾胃虚弱，饮食不香，胸脘痞闷，神疲乏力，舌苔白腻。②消化不良，胃痛，腹痛。③风湿性关节炎，腰腿痛。④脾虚痰浊内阻的失眠，健忘，耳鸣。

二、缩砂酒

［方源］明·李时珍《本草纲目》。

［原料］砂仁50克，白酒500毫升。

［制作］①砂仁微炒，捣、研为粗散，盛入袋中。②酒浸砂仁，密封瓶口，每日振摇一次，7日后即可。

［服法］每日1～2次，每次温饮30～50毫升。

［功效］醒脾和中，行气止痛。

［方解］砂仁气味芳香，具有行气调中、醒脾和胃的作用。《玉楸药解》谓：“和中之品，莫如砂仁，冲和调达，不伤正气，调醒脾胃之上品也”故常用于脾胃不调的病症。砂仁能温脾止泻，助消化，与酒同用，又增其通脉行

气止痛的功效；白酒又能助脾气，厚肠胃，故又治冷积腹胀、腹泻。

［适用范围］胸脘痞闷、腹胀呕吐、食滞不消等伤于生冷者。

三、除噎药酒

［方源］清·叶天士《种福堂公选良方》。

［原料］贝母 6 克，砂仁 6 克，广木香 6 克，广陈皮 6 克，白糖 300 克，优质陈酒 500 毫升。

［制作］①将上药切制，与酒、糖同入瓷瓶内浸泡。②瓶口封固，隔水加热半小时，取出瓷瓶放凉即成。

［服法］每日清晨饮用 1 杯。

［功效］开胃消积，顺气散结。

［方解］贝母可分为川贝、浙贝两种，皆有清热散结的功效，以浙贝较优。砂仁辛散温通，善于化湿行气，为醒脾和胃之良药。凡脾胃湿阻及气滞所致的脘腹胀痛、不欲饮食、呕吐泄泻等均可应用；陈皮性温，味辛、苦。功效理气调中燥湿化痰，用于脾胃气滞所致的脘腹胀满、嗳气、恶心呕吐等症，又用于湿浊所致的胸闷腹胀、纳呆倦怠、大便溏薄，舌苔厚腻以及痰湿壅滞、肺失宣降、咳嗽痰多气逆等症；木香气味芳香而辛散温通，擅长于调中宣滞，行气止痛，对脘腹气滞胀痛之症、可作为常用之品，还用于脾胃气虚，症见运化无力、脘腹胀满、不思饮食、或小吐腹泻、喜温喜暗、舌苔白腻等。与补虚药同用，可奏补而不滞之效。各味同用，共奏开胃消积、顺气散结之功效。

［适用范围］①吞咽如有物梗而不畅、食欲不振、脘满、舌苔白腻等症。②消化不良、多食腹胀、大便溏薄等。

［注意事项］如有燥热之象、如大便干结者不可服用。

第七节 清热泻火药酒

清热泻火药酒含有消炎解毒的中药成分，适用于发热、感染或局部红肿热痛的病症。清热解毒药药性多寒凉，易伤脾胃，影响运化，对脾胃虚弱的患者，宜适当辅以健胃药物。脾胃虚寒，胃纳不佳、肠滑易泻者慎用；如遇阴盛格阳，真寒假热之症，尤须明辨，不可妄投。

一、麻子酒

［方源］唐·孙思邈《千金要方》。

［原料］火麻仁 500 克，米酒 1000 毫升。

［制作］火麻仁研末，放入坛中，倒入米酒，密封坛口，浸 7 日，启封即成。

［服法］每日 2 次，每次温服 30 毫升。

［功效］润肠通便。

［方解］火麻仁又称为大麻仁，性甘味平，常用于老人、产妇以及体弱者津枯血少所致的肠燥便秘，取其润燥滑畅通便之功。可治疗热邪伤阴或素体火旺之大便秘结、痔疮便秘、习惯性便秘等。《药品化义》云：“麻仁，能润肠，体润能去燥，专利大肠气结便秘。凡年老血液枯燥，产后气血不顺。病后元气未复，或禀弱不能运行者皆治。”

［适用范围］治疗老年性便秘或产后津伤血虚大便干结。

二、菊花酒

［方源］宋·王怀隐等《太平圣惠方》。

［原料］菊花 250 克，生地黄 250 克，枸杞根 250 克，糯米 1000 克，酒曲适量。

［制作］①菊花、生地黄、枸杞根加水煎取汁。②用糯米加入药汁煮成饭。③在药汁糯米饭中和入酒曲酿成酒。

［服法］每日 2 次，每服 30 毫升。

［功效］养肝明目。

［方解］菊花善于清肝明目，治疗肝经风热或肝火上攻所致的目赤肿痛，也可治疗肝肾阴虚之目昏暗症。枸杞根滋补肝肾，明目。常用于治疗肝肾阴虚，头晕目眩，视力减退；生地黄养阴生津，清热凉血，诸药合用则养阴功效更加突出。

［适用范围］①肝火引起的视物模糊、头晕目赤等。②阴虚体质保健服

用。

三、桑白皮酒

［方源］明·王肯堂《证治准绳》。

［原料］桑白皮200克，米酒1000毫升。

［制作］桑白皮切短，用米酒浸7日即成。

［服法］每日3次，每次20毫升。

［功效］清热泻肺。

［方解］桑白皮寒，归于肺经。功能泻肺平喘，利尿消肿，用于治疗肺热咳喘、痰多症，能清肺消痰而降气平喘；还可以治疗高血压。

［适用范围］①治疗肺热咳喘。②高血压患者。

四、青蒿酒

［方源］明·李时珍《本草纲目》。

［原料］鲜青蒿1000克，糯米500克，细曲适量。

［制作］①洗净鲜青蒿，捣绞取汁煮沸。②煮糯米令熟，稍冷。③糯米饭与药汁、细曲拌和为匀，入瓮密封。④候熟，取出，压滤取酒。

［服法］每日3次，每饮50～100毫升，必要时可连服2～3剂。

［功效］清虚热，抗疟疾。

［方解］青蒿具有较好的抗疟和清虚热的作用。现已知青蒿所含的青蒿素有抑制疟原虫发育的作用，《食疗本草》又谓其有“益气，补中”的功效，今与糯米，细曲酿酒，既可抗疟退热，又可补养气血，扶正祛邪，实为一剂邪正兼顾、调治久病疟疾的良方。

［适用范围］①原书治“虚劳久疟”，即疟疾日久不愈，气血亏损，体虚不足。②本药酒仅为抗疟的一种辅助用药，治疗疟疾当与相应的药物配合应用。

五、蒲公英酒

［方源］明·张景岳《景岳全书》。

［原料］鲜蒲公英1把，酒1小杯。

［制作］蒲公英捣烂入酒，滤渣即成。

［服法］酒随饮服，渣贴患处。

［功效］清热解毒。

［方解］蒲公英性寒，味苦、甘，功效清热解毒、利湿，用于热毒痈肿、疮疡及内痈，如痈肿疔毒、肠痈热毒、乳痈、咽喉肿痛、肺痈咳唾脓痰、胸闷等症。本品能清热利湿和解毒，用于热毒及小便淋沥涩痛，《新修本草》称其“主妇人乳痈肿，水煮饮之及敷之”。《本草衍义补遗》云曰：”解食毒，散滞气，化热毒，消恶肿结核疔肿”。《本草备要》云：“专治乳痈、疔毒，亦为通淋妙品。”

［适用范围］①乳痈，乳房肿痛。②咽喉肿痛，肺痈咳唾脓痰、胸痛等。③肠痈热毒壅盛之症。④小便淋沥涩痛。

［注意事项］用量过大可致缓泻。

六、金银花酒

［方源］清·汪昂《医方集解》。

［原料］金银花 50 克，甘草 10 克，酒半碗。

［制作］①金银花、甘草用水 2 碗，煎至半碗。②再入酒略煎，分 3 份。

［服法］早、午、晚各服 1 份。重者每日 2 剂。

［功效］清热解毒。

［方解］金银花性寒味甘，用于外感风热或温热病初起，发热而恶风寒者。本品能清热解毒，且有轻宣疏散之效，若热入气分。症见壮热烦渴、脉洪大者。或热入营血，症见斑疹隐隐、神烦少寐者均可服用，还用于疮、痈、疖肿。金银花为外科常用的清热解毒药，含有挥发性成分，制成全银花露可清热解暑，清头目；又用于热毒泻痢，下痢脓血之症。

［适用范围］①疮肿、痈、疖等外科疾病。②肺痈，肠痈。③外感风热或温热病初起，发热而微恶风寒者。

第六章　面点药膳编

第一节　概　　述

习惯上将以米粉或白面为主要原料制作的、不作正餐食用。而在饭后、饭前、早餐、夜宵吃的少量的食品称为面点。在原料中配伍有治疗和保健作用的药物制成的面条、糕、饼、馄饨等，称之面点药膳，它是中医药膳的组成部分。

一、古代面点的含义

古代面点的含义与现在略有不同，将所有蒸、煮、烧、烤、烙、煎、炸等制作加工，呈现为扁形或同形的面食皆称为“饼”。明代蒋一葵在《长安客活·皇都杂记·饼》中云：“水沦而食者皆为汤饼，笼蒸而食者皆为笼饼……炉熟而食者皆胡饼”。

面条称为“索饼”、“汤饼”，如《伤寒论》有“饲以索饼”的记载，古代人们有生日及男孩出生之三朝及满月，请亲友食汤饼的习惯，后世称之为“汤饼宴”；有名的羊肉索饼方即出白唐代至宋代则多称为面条。

馒头称为“蒸饼”、“炊饼”。方崔在《叫月令》中云：”寒食以面为蒸饼，枣附之”，说的就是枣子馒头。北宋末期，皇帝赵帧（蒸、祯音近）讳，始改名“炊饼”，如《水浒传》就有武大郎卖炊饼的描述。烧饼古称“胡饼”，因上有胡麻（芝麻），故称。甜、咸皆有，于炉中烘烤而成。始于汉代，今多作为早点；汉代刘熙在《释名·释饮食》中云：“胡饼……言以胡麻著上也。”宋代孟元老在《东京梦华录·饼店》中云：“凡饼店有油饼店，有胡饼店。”

馄饨称为饺饵，明代张自烈的《正字通》云：“今馄饨即饺饵别名，俗屑注面为末，空中囊馅，类弹丸形大小不一，笼蒸啖之。”

总之，几千年前的人们就有吃面点的风俗，如今馒头、面条等。在我国北方不仅是点心，而且也是居家常见的主食。

二、面点药膳的特点

（一）色、香、味、形俱佳

药对有些人，特别是儿童多畏其苦而拒绝服用，而面点药膳使用的多为药、食两用之品，且有食品的色、香、味等特性。糕、饼之类药膳由于有形的美观，即使加入了部分药材，由于注意了药物性味的选择，并通过与食物的调配及精细的制作，变成了美味可口的点心，故服食方便，人们乐意接受。

（二）食药相合，相得益彰

药膳面点中的食药本身就具有各种疗效，再与白面配合制成各种面点后，除了具有一般面点所具备的营养功能外，还具有一般面点所没有的或不强调的调节人体生理活动的功能，使人们在食用的同时又能防病治病。

三、面点药膳的功能

面点药膳的功能主要有享受功能、营养功能、保健功能及安全功能。面点中都具有丰富的营养成分。不同的营养及量的多少，对个体有很大差异性，甚至具有反差性，如高蛋白质、高脂肪的动物性食物，其营养功能是显而易见的。但对心血管病和肥胖症患者来说，不但设有保健功能，而且会产生副作用，又如甜食能提供能量，但对糖尿病患者来说是忌食的。保健功能是指对任何人都具有预防和辅助治疗疾病的功能，如能良好地调节人体内器官功能，增强机体免疫能力，预防高血压、高脂血症、动脉硬化、心血管病、癌症以及抗衰老等，还有助于病后的康复。

第二节　面条药膳

面条药膳古称“药索”。面条之起源，大约早于魏。东汉刘熙在《秆名》中已提及“蒸饼、汤饼、蝎饼、髓饼、金饼、索饼”等饼类，按刘熙“随形而命之”的说法。“索饼”就是早期的面条，《圣济总录》中有药索的记载。

一、羊肉索饼方

［方源］唐·昝殷《食医心鉴》。

［原料］羊肉 100 克，白面 500 克，橘皮末 3 克，生姜汁 30 毫升，盐、酱、椒各适量。

［制作］①羊肉切细，入盐、酱、椒炒熟。②橘皮末、生姜汁、白面加水适量拌匀，擀成面条。③锅中加水点沸，入面条、羊肉末。

［服法］每日 1 次，作主食服用，常服尤佳。

［功效］开胃健脾，消满散结。

［方解］本膳原用治“五噎，胸膈痞塞，饮食不下，瘦弱无力”，“噎”即食管梗塞。羊肉具有滋养补虚、温脾暖胃的作用。白面具有健脾补中的作用。橘皮有芳香味，有和中降逆、理气化湿、振奋脾胃的消化功能。生姜汁具有较好的温中健胃、降逆止呕的功用。椒、酱有调味的功效，故本方所选配料，具有温中补虚、开胃进食、行气消满的功用。

［适用范围］①脾胃虚寒，食欲不振，大便溏泄，嗳气频作。②作为食管神经官能症、食管癌、贲门癌及贲门痉挛等病症的辅助治疗。

［注意事项］米皮糠细粉有抗肿瘤物质，入药尚有通肠、开胃、下气的作用，面中加入适量米皮糠细粉，能提高本方的疗效。

二、乌鸡桑白皮方

［方源］唐·昝殷《食医心鉴》。

［原料］乌骨鸡肉 100 克，桑白皮 10 克，茯苓 10 克，桂心 2 克，白面 250 克，姜、椒、盐各适量。

［制作］①鸡肉加适量水炖熟，切片。②桑白皮加水煎煮取汁。③茯苓、桂心研为末，与白面和匀，用桑白皮汁揉面，擀为面条。④面条入鸡汤中煮，候熟，入姜、椒、盐调味，与鸡肉相和即可。

［服法］作主食服用。

［功效］温养脾胃，化痰散结。

［方解］本膳原用治“饮食不下，胸中结塞，虚弱无力”者。乌骨鸡肉能

温中补虚，补气益精，振奋脾胃功能。桑白皮具有行气消痰、开胸散结的作用；茯苓有健脾渗湿、行水消痰的功效；桂皮油能增强脾胃的消化功能，排除消化道的积气。协同上药充分发挥其温运脾阳、行气消痰的功用。白面能健脾补虚，滋养五脏。姜、椒，盐不仅能调味助食，又能增强脾胃对鸡肉、白面的消化吸收能力。故本方各味同用，具有较好的温养脾胃、运化水湿、行气消痰、散结消痞的功效。

［适用范围］①脾胃虚弱，痰气交阻，存咽梗塞，饮食不下。②食管神经官能症、食管癌、贲门癌、贲门痉挛等消化道疾病，属脾虚痰气郁结的辅助治疗。

［注意事项］胃热口干，大便干结者慎用。

三、骨汁煮索饼

［方源］宋·王怀隐等《太平圣惠方》。

［原料］大羊尾骨1根，去须葱白30克，陈皮（汤浸去白瓤）12克，荆芥10克，白面90克，羊肉120克，调料适量。

［制作］①用水3000毫升煮羊尾骨，取汁约1500毫升。②羊肉切细。葱白、陈皮，荆芥入骨汁中煮沸，去渣。③少汁许和面作索饼（即擀成面条），煮于汁中，与羊肉同煮，调味后即可。

［服法］空腹作主食服用。

［功效］温养补虚。

［方解］本膳原书用治“虚损羸瘦，下焦久冷，眼昏耳聋”。羊尾骨含有营养物质，煎汁服之，能养人精血，温养脾肾，强健筋骨。羊肉、面条与汁同煮，其温阳益气，和血补虚的作用相互增强。葱白能宣通阳气，与陈皮合用有开胃进食、行气健胃作用，能增强脾胃对于肉、面条的消化吸收能力。荆芥具有祛风明目、助脾和胃的功效。本方所选扦药同用，具有较好的温阳补虚、益精血、养五脏、祛风明目的功效。

［适用范围］①病后体虚、面色恍白、口淡无味、食少腹胀、头昏目暗、形寒肢冷者颇为适宜。②老年体虚，畏寒怕冷，腰膝酸软。③胃中虚冷、消化不良者亦可食用。

［注意事项］体质偏热者慎用。

四、椒面羹

［方源］元·忽思慧《饮膳正要》。

［原料］川椒 10 克，白面 200 克，食盐、豆豉各适量。

［制作］①川椒炒后研为粉末，与白面、食盐、清水和匀，擀成面条。②锅中加水煮沸，面条、豆豉一起下锅，煮熟即成。

［服法］作主食经常服用。

［功效］温中补虚，健胃止呕。

［方解］川椒具有特殊的强烈香气，味道麻辣而持久，有促进消化腺液分泌的作用，其性温味辛，功能温中止痛，散寒止呕。白面补虚，厚肠胃，强气力。本膳用川椒为主料以温中散寒以焖面，豆豉为辅料。前者补益脾胃，后者调中健胃、三料相合而成温中补虚之方，经常食用，对改善脾胃虚寒、食纳欠佳、胃脘寒痛或呕吐等症有益。

［适用范围］①脾胃虚弱。症见脘腹冷痛、大便溏薄、食欲不佳、恶心呕吐等。②小儿、老人消化不良者作主食经常服用。

［注意事项］阴虚火旺、胃热便秘者不宜食用。

五、瓠瓜面

［方源］元·忽思慧《饮膳正要》。

［原料］羊肉 500 克，草果 5 枚，瓠瓜 6 个（去瓤皮），白面 100 克，生姜、葱、盐、醋各适量。

［制作］①先将羊肉洗净，用沸水焯去血水，与草果一同入锅熬成汤，滤净。②另将瓠瓜去瓤及切片，与熟肉搅和。③再将面做成面条，用肉汤煮熟后，放入姜、葱、盐，与瓠瓜、熟羊肉调匀即可。

［服法］作主食服用。

［功效］利尿消肿，止渴。

［方解］羊肉质地细嫩，味道鲜美，大补气血，是人们早已惯用的滋补美食。其性温味甘，有温补气血、暖中祛寒、开胃健体、通乳增乳、壮阳、治带之功效，故常为老年人及虚劳羸瘦、五劳七伤、肾虚阳痿者所选食。本膳主用羊肉，取其温中暖肾之功；配以草果辛香浓烈，燥湿散寒；瓠瓜润肺布

津，使上中下三焦之水得以气化输布，辅以白面除烦止渴，收汗利溲。以姜，葱，盐、醋调之。

［适用范围］①水饮停蓄，津液不能上润而引起的口褐、小便短少，肢体浮肿等症。②妊娠水肿。

［注意事项］感冒发热者不宜服用。

六、拔粥

［方源］明·朱棣等《普济方》。

［原料］薤白 10 克（鲜品 30 克），葱白 3 根，白面 60 克。

［制作］将薤白、葱白洗净切碎。与白面用冷水调和均匀后，调入沸水锅中煮熟即可。

［服法］作为早、晚餐温热服食。

［功效］宽胸止痛，行气止痢。

［方解］拔粥是《普济方》中的食疗粥。原书记载："拔粥方，治赤白痢，休息气痢，去须细切，白面四两，葱白一握，去须细切，上和面调令匀，临汤以筋旋拨入锅中，熟点生腹食之。"原方本为治疗痢疾而设，但从药性分析，薤白性温，味辛、辣，有理气、宽胸、通阳、散结之功，还可用治胸闷、心痛等症。所以，拔粥具有行气导滞之功，不仅可用治气滞泻痢后重，而且可用治湿浊凝滞于胸中，阳气不得宣通所致的胸闷作痛或兼见喘息、咳唾的胸痹症。薤白、葱白调气助阳，理气宽胸，是治疗冠心病及心绞痛的常用药物。因此，常服此膳，对有血液高凝倾向和冠心病的中老年人是十分有利的。

［适用范围］①形体肥胖、畏寒肢冷、胸闷不舒、大便溏薄等症。②作为冠心病、心绞痛、慢性痢疾、肠炎等患者的食疗之品。

［注意事项］①可将白面改用粳米一同煮成稀粥服食。②有内热之人不宜服用。③忌与牛肉同食。

七、荞麦面

［方源］清·王孟英《随息居饮食谱》。

［原料］荞麦面 500 克，调料适量。

［制作］荞麦面加清水和面，做成面条、面片、糕饼等同食，入沸水中煮

熟，根据自己口味调味即可。

[服法] 作主食或点心，宜经常食用。

[功效] 开胃宽肠，下气消积，降脂降糖。

[方解] 荞麦性凉味甘，可开胃宽肠，下气消积。汪颖在《食物本草》中云："荞麦能炼五脏滓秽，俗言一年沉积在肠胃者，食之亦消去世。"故民间以"净肠草"相称。荞麦的营养价值很高，是粮食中的佼佼者，脂肪以油酸和亚油酸居多，各种维生素含量也比较丰富。值得一提的是荞麦含有较多的芦丁。它属黄酮类物质，具有维持毛细血管弹性、降低毛细血管通透性的功能；另有一种鞑靼荞麦。子粒略苦，又称"苦荞"，从前很少食用。近年来发现其降脂、降糖作用强于甜荞，现经过加工处理。除去苦味，已做成各式挂面，供人食用。

[适用范围] ①常人作为保健饮食服用。②高脂血症、动脉硬化、高血压、糖尿病患者宜经常服用。

[注意事项] 脾胃虚寒、消化不良者慎用。

第三节　饼 点 药 膳

前面提到饼泛指面食，为广义之讲，而此处的饼为狭义之饼，专指烙饼、烧饼之类的讲类食品；在原料中配伍保健中药制成的饼点称为饼点药膳。

一、鸡肠饼

[方源] 宋・王怀隐等《太平圣惠方》。

[原料] 公鸡肠 1 具，白面 150 克。

[制作] ①将鸡肠去秽洗净，焙干，砸细。②鸡肠粉和面做成薄饼，烙熟。

[服法] 空腹食之。

[功效] 温补肾阳，缩尿止遗。

[方解] 白面乃小麦白面。小麦性凉味甘，但破碎成糁状或粉碎成白面，则性味有所不同。《本草纲目》中云："小麦面甘温"，其功用亦与小麦有异；

《本草拾遗》云；“小麦面，补虚，实人肤体，厚肠胃，强气力，助五脏。”鸡肠具有温补下元、缩尿止遗的作用，白面同鸡肠作饼常食，具有一定的缩原止遗、温补下元的功效。

［适用范围］①小儿体虚，睡中遗尿，或尿频尿多。②老人体虚，小便失禁。

二、酸枣仁煎饼

［方源］宋·王怀隐等《太平圣惠方》。

［原料］酸枣仁 5 克，人参 2 克，茯神 6 克，糯米粉 100 克，白面 100 克。

［制作］①将酸枣仁微炒，同人参、茯神研为细末。②药末、糯米粉、白面搅拌均匀，加水适量，调匀，烙成煎饼。

［服法］每日 1 次，空腹食之。

［功效］养心安神，健脾胃。

［方解］本膳原用治“烦闷，不得睡卧。”酸枣仁具有养心补肝血、镇静安神、收敛止汗的作用，人参能大补元气，安神益智。茯神养心安神，糯米益气补中，又能止汗。白面有养心和血的作用。本方各药同用，能强健脾胃，益气生血。养心安神，用治心脾两虚的病症，有较好的疗效。

［适用范围］①失眠心悸、体倦乏力、神疲食少等症。②小儿体虚及病后虚损的白汗、盗汗、食少体倦。③神经衰弱、贫血等心脾两虚者补益服用。

［注意事项］本膳可用调味佐料食之。

三、山药面

［方源］元·邹铉《寿亲养老新书》。

［原料］山药 500 克，白面 1000 克。

［制作］①将山药去皮切片，晒干，研为细粉，过筛。②山药粉与白面、清水和匀，做成各种画食，如面条、薄饼等。③烙熟或入沸水中煮熟即可。

［服法］作主食经常服用。

［功效］益气力，长肌肉，明耳目，驻颜色。

［方解］山药性平味甘，功能补脾胃、益肺肾。其性不寒不热，作用缓和，既能补气，又可滋阴，补而不滞，滋而不腻，是健脾补胃的保健药物，

所以在许多抗衰老的保健方中常配伍山药。山药和面烙饼，香脆可口，开胃健脾。

［适用范围］①脾胃虚弱，食少体倦，大便溏泄。②肺虚久咳不愈。③肾虚小便频数，遗精滑精。①糖尿病、肿瘤、带下病等患者保健服用。

［注意事项］感冒及实热症者不宜服用。

四、苏子煎饼

［方源］元·邹铉《寿亲养老新书》。

［原料］紫苏子 30 克，白面 150 克，生姜汁 30 毫升，盐、油各适量。

［制作］①将洁净紫苏子捣如泥。②苏子泥、白面、姜汁相和，加水、盐适量调匀。③锅内加油，烙成煎饼。

［服法］每日 1 次，空腹食之，20 天为一疗程。

［功效］调中补虚，宣肺化痰。

［方解］本膳原书用治“老人噎嗝”。紫苏子具有降气化痰、调中、益五脏的功用。生姜汁温中化痰，降逆止呕，开胃进食。白面和中补虚，厚肠胃，养五脏。三味同用，具有调补中焦、下气开郁、化痰散结的功效。

［适用范围］①吞咽梗阻、饮食不下、冷气壅塞、胸膈痞满、形体渐瘦，舌苔白腻等症。②食管神经官能症、食管癌、贲门癌及贲门痉挛，见有胸满、吞咽梗阻者，均可食用本方。③具有降气化痰、止咳平喘的功效。④支气管哮喘及老年慢性支气管炎咳嗽，胸满。

［注意事项］本方药性温，且见吞咽梗塞，但有干咽燥、舌红者不宜服用。

五、百合面

［方源］明·钟惺《饮撰眼食厝》。

［原料］干百合 50 克（鲜品 100 克），白面 200 克，面粉适量。

［制作］百合磨成粉（鲜百合捣烂），加水、面粉、白面调匀，和成面团，制成 2～3 个圆饼，放锅中烙熟。

［服法］作主食或点心服用，宜经常食用。

［功效］健脾和胃，养心安神，清热润肺。

［方解］百合自古作补益之物，亦食亦药，《神农本草经》将其列为上品。诸家本草记载其保健作用有“补土（即脾脏）安心”、“益志”、“滋养强壮”、“不老延年”等。百合性平，味甘，有养肺阴、清肺热的作用，所以又为补肺之物。凡肺部有疾患的人，如肺结核、支气管扩张之咯血、久咳不止、痰中带血等都适宜用百合进补。另外，百合还有养心安神的作用。患有失眠、更年期综合征的人也可经常服食百合。白面养心，健脾、补中。凡心脾两虚、心神不宁之症多配以小麦调补。本膳具有健脾养心、清热安神之功，但其性质平和。常人久服，方可起到保健延年的作用。

［适用范围］①心脾两虚，心神不宁，心悸心慌，失眠健忘，食少倦怠。②肺热咳嗽。③神经衰弱、更年期综合征、肺结核、慢性支气管炎、慢性胃炎等病症之保健服用。

［注意事项］感冒以及急性病期间不宜服用。

六、茯苓饼

［方源］明·李时珍《本草纲目》。

［原料］茯苓 200 克，白面 100 克。

［制作］①茯苓研成粉末。②茯苓粉与白面混合，水调作饼，烙熟。

［服法］作主食经常食用。

［功效］健脾益气，利水化湿。

［方解］茯苓性平，味甘、淡，为治痰主药。痰之本，水也。湿也，茯苓既可利水，又可去湿，水湿一去，则痰自消矣。茯苓亦可减肥，因为古代医家对肥胖的论述都责之于痰湿，汪昂曰：“肥人多痰而经阻，气不适也。”陈修园亦云：“大抵禀素之盛，从无所苦，惟是湿痰颇多。”另外，茯苓含膳食纤维较多，膳食纤维可与胆汁酸结合，增加粪便中胆盐的排出，有降低血清胆固醇的作用；并且膳食纤维入胃后，会产生很强的饱腹感，使进食减少，从而具有减肥效果。茯苓配伍白面健脾养胃。全方性质平和，利而不峻，补而不过，适宜久服。

［适用范围］①常人保健抗衰服用。②高脂血症、脂肪肝、肥胖者减脂之用。

［注意事项］①茯苓宜选择色白新鲜者。②小便多、大便干结者慎用。

七、椒盐饼

［方源］明·钟惺《饮馔服食谱》。

［原料］白面500克，芝麻100克，花椒20克，茴香15克，芝麻油、食盐各适量。

［制作］①花椒、茴香炒后研为末。加芝麻油、芝麻、食盐，与适量白面和为馅。②剩余白面加水和面，擀成20个饼，每个饼夹馅一块，捏薄后入炉烤熟。

［服法］作主食或点心经常服用。

［功效］健脾养胃，温中散寒。

［方解］白面具有补虚养气、助五脏之功。对于脾胃虚寒之人，用白面加枣上笼蒸熟，然后搓去枣皮及核，每日清晨调服，或加糖、芝麻调服，有暖胃、养人、益气之功。本膳取白面健脾和胃的作用，配用花椒、茴香温中散寒，和胃理气。它们又为芳香之物，和面为饼。味道香咸可口，常人食之也可增进食欲；芝麻为滋养强壮品，具有一定的补肾价值。诸料相配而成健脾养胃、温中散寒之膳，适宜于寒滞脾胃之胃脘或腹部冷痛、呕吐食少者服食，经常食用本品可使寒气渐消。

［适用范围］①脾胃偏寒，脘腹冷痛，呕吐反酸，食欲不佳。②常人养胃服用。③老人、儿童、体质虚弱者作主食经常服用。

［注意事项］本膳偏于辛温，阴虚火旺、胃热便秘者不宜服用。

八、益脾饼

［方源］近代·张锡纯《医学衷中参西录》。

［原料］白术30克，大枣250克，干姜6克，鸡内金15克，白面、食盐、芝麻油各适量。

［制作］①将白术、干姜用纱布包裹，扎紧，放入锅内，下大枣，加水适量，用旺火煮沸后改小火煮1小时左右，除去药包和大枣的核，把药汁与枣肉搅拌成泥待用。②将鸡内金研成细粉，与白面混合均匀，再将枣泥倒入，加食盐和适量水和成面团。③将面团分成若干小团，做成薄。④把铁锅烧热，倒入芝麻油，将薄饼用小火烙熟则成。

［服法］细嚼慢咽，经常作主食或点心服用。

［功效］温中健脾，消食止泻。

［方解］方中白术性温，味甘、微苦，功能健脾燥湿，并有明显而持久的利尿作用；干姜性热味辛，温中散寒；鸡内金性平味甘，健脾消食，其内含有胃激素、角蛋白等，能促进胃液分泌，胃蠕动增加，排空加速，可消面、谷、肉食各种积滞；大枣性温味甘，补中益气；白面性温，味咸，健脾和中。全方具有温中健脾、消食止泻的作用，对于小儿厌食、消化不良、脾胃积滞等疗效显著。用此饼治疗小儿厌食，一般吃四五天后，小儿胃口即开，食欲大增；长期吃，能使小儿肌丰骨健，面色红润，且无副作用。此饼香甜可口，在小儿要吃零食时给上一个，每日吃 2～3 个，饭前、饭后均可。

［适用范围］①小儿厌食，症见食欲不佳，多食则呕吐、腹泻。②脾胃寒湿、中阳不振所致的饮食减少。泄泻不止，完谷不化。

［注意事项］本品性质偏温，中焦有热者不宜服食。

第四节　糕 团 药 膳

糕团药膳亦称“药糕”，是用米粉、白面，枣、豆、糖等原料制成的一种食品，最早称为“饵”或“粢”，糕点药膳起源于周朝。与秋天收下粮食后敬冲尝新的习俗有关。粢是将米炊热捣烂做成。饵是将米磨粉制成的糕。汉魏以后，重阳有食蓬饵（一种蒸糕）的习俗，后世相沿不改，至今仍为人们喜爱的食品，其花色极为丰富。

一、蜀椒糕

［方源］宋·官方编撰《圣济总录》。

［原料］蜀椒 20 克，糯米粉 500 克，杏仁 20 克，熟地黄 20 克，黄酒、食盐各适量。

［制作］①熟地黄在黄酒中浸泡一夜，与杏仁同研如膏。②蜀椒炒香，研为末。③将糯米粉、杏仁熟地黄膏、蜀椒末、食盐放在盆中，加入清水和面，上屉蒸熟，切成 10 小块。装盘即可。

［服法］每日 2～3 块，作主食或点心经常食用。

［功效］温脾胃，补阴阳，乌须发。

［方解］本膳是由原方的九剂改编而来。蜀椒又称花椒，性温味辛。可温脾益肾。补下焦命门，《神农本草经》称具“久服头不白，轻身增年”。本膳以蜀椒为主料，温脾补肾；辅以熟地黄补血滋阴，益精填髓；杏仁润肺补虚，宣滞化痰；糯米粉历来都被视为营养食品，内含糖、蛋白质、脂肪、维生素 D、烟酸、钙、铁等营养成分，健脾益气，培补中焦。全方意在滋补，肺、脾、肾阴与阳皆补之，并得黄酒温通之性。

［适用范围］①脾胃虚寒，症见脘腹冷痛、大便不调、食欲不振等。②气血不足，须发早白。

［注意事项］胃酸过多者慎用。

二、九仙薯蓣糕

［方源］宋·王怀隐等《太平圣惠方》。

［原料］山药 500 克，杏仁 250 克，牛乳 750 毫升。

［制作］①将杏仁洗净，去皮尖。研碎如泥，备用。②杏仁泥中加入牛乳，绞取汁，以杏仁尽为度。③上物中再放入山药。互相和匀，装入瓷瓶，密封瓶口，放锅内蒸煮三小时即成。

［服法］每日早晨空腹，以及晚上睡觉之前，以温酒调服 1 匙。

［功效］健脾益气，补虚疗损。

［方解］山药原称薯蓣，因唐太宗名“豫”，与“蓣”音同而避讳，故改名为薯药。到了宋代，宋英宗名“曙”与“薯”同音而避讳，薯约又改名为山药。山药性平味甘，有补脾胃、益肺肾的作用。《神农本草经》列山药为上品，称其“无毒，多服久服不伤人，轻身益气，不老延年”。体弱多病的中老年人经常服用，可以强壮身体，健康长寿。佐以杏仁，宣肺化痰，疏利气机。牛乳性平味甘，营养丰富，其所含的蛋白质主要是磷蛋白、酪蛋白、白蛋白、球蛋白，均为人体必需的氨基酸，故能滋润五脏，补益劳损。综观本方，补中寓散，补而不滞。

［适用范围］①肺虚久咳，如慢性支气管炎、肺源性心脏病、支气管扩张等。②肾虚遗精、滑精、小便频数等症。③脾胃虚弱，食欲不振。④常人保

健服用。

[注意事项] 牛乳容易变质，宜放入冰箱保存。

三、山药茯苓糕

[方源] 明·帐子相《儒门事亲》。

[原料] 山药粉100克，茯苓粉100克，白面200克，白糖300克，猪油、青丝、红丝各适量。

[制作] ①将山药粉、茯苓粉置大碗中，加冷水适量调成糊状，移火上蒸30分钟，取出用白面和好，发酵调制成软面。②白糖、猪油、青丝、红丝（或果脯）搅利作馅。③将馅包入面内，上笼，旺火蒸12～15分钟，稍凉后印成小块即可。

[服法] 每日1次，每次数块，当早点服食。

[功效] 健脾补气，养心安神。

[方解] 山药药性甘淡平和，具有健脾补肺、固肾益精的功效。茯苓性平，味甘、淡，功能渗湿利水，健脾利胃，宁心安神，强精益髓，主治小便不利，水肿胀满，痰饮咳逆。呕吐、泄泻、遗精、淋浊、惊悸、健忘。茯苓配山药，健脾补气，养心安神，补脾而不留湿，利湿而不伤阴，特别适宜于食少、纳呆、消渴、体弱多病、心神不安者服用。

[适用范围] ①体质虚弱，气短乏力，食欲不振。②糖尿病、肝炎、慢性胃炎等虚劳患者食疗之用。

[注意事项] 糖尿病患者服用少加糖。

四、八仙糕

[方源] 明·陈实功《外科正宗》。

[原料] 人参20克，莲子肉20克，茯苓20克，薏苡仁20克，山药20克，芡实20克，糯米粉300克，粳米粉700克，蜂蜜100克，白糖120克。

[制作] ①将前六味研成细粉，与糯米粉、粳米粉和匀。②蜂蜜、白糖用水熬化，倒入米粉中，搅拌均匀。③上物置笼上蒸熟，切成糕条，火上烘干后取出，待凉，瓷器收贮。

[服法] 每日清晨服食数条。

［功效］健脾益肾，不老延年。

［方解］方中人参大补元气，健脾养胃；薏苡仁、茯苓益脾利肠，渗湿消肿；山药、莲子养脾止泻，固肾涩精；蜂蜜、白糖、糯米、粳米健脾养胃、培补中焦；人参、茯苓、山药、芡实、莲子、蜂蜜，皆有不老延年的记载。诸物配伍，性味平和，无偏寒、偏热之弊，非常适合老年人食用，久服可培养脾胃，补助元阳，健体延年。

［适用范围］①老人、儿童脾胃虚弱，消化不良者。②常人保健服用。

［注意事项］糖尿病患者应用时去白糖，改用食盐调味。

五、莲肉糕

［方源］明·李中梓《士材三书》。

［原料］莲肉 120 克，茯苓 60 克，粳米 120 克，白糖适量。

［制作］①莲肉、粳米微炒，与茯苓共研为末，入白糖，清水调匀，制成圆饼状。②上物上笼屉，用旺火蒸熟，待凉后压平，分切成 10 块。

［服法］每日 2 次，每次 1 块，作主食或点心服用。

［功效］益脾和胃，安神长智。

［方解］莲子性平，味甘、涩，为补脾、益肾，安神之作品，功用颇多。《本草备要》记载：可“清心除烦，开胃进目”。茯苓健脾和胃，渗湿利水，宁心安神。粳米虽为寻常食物，具养生作用但不可忽视。《滇南本草》认为它“治诸虚百损，强阴壮骨，生津，明目，长智”。故此糕具有健脾开胃、养心益智的效用，适宜心脾肾虚者选择服用。

［适用范围］①心神不安，心悸不宁，失眠健忘，神疲乏力。②脾胃虚弱，食欲不佳，大便溏薄，小便频多。③用脑过度，可供紧张者保健服用。

［注意事项］大便秘结者慎用。

六、白雪糕

［方源］明·龚信《古今医鉴》。

［原料］大米 1000 克，糯米 10 克，山药 60 克，芡实 60 克，莲肉（去皮心）60 克，白砂糖 400 克。

［制作］①大米、糯米、芡实、莲肉研为细粉。②诸粉加白砂糖搅和均

匀，加水适量稍以湿润。③将上物撒在蒸笼的屉布上蒸熟后，待冷，再摊放在洁净的屉布上，用铲或刀将其压平，切成小方块或小条状，烘干贮备。

［服法］任意随量食用。

［功效］益肾固精，补脾健胃。

［方解］大米、糯米、山药、砂糖具有调补脾胃、补益中气的作用；莲肉、芡实有健脾和胃、除湿止泻、补肾固精、收敛止带等作用。故本方配料相合应用，能调补脾胃，开胃进食，使气血充，精气足因而达固本还元的作用，用于脾胃虚弱者有较好疗效。

［适用范围］①病后或素体脾胃虚弱、饮食不香、食少便溏。或腹泻时作、体倦乏力等。②妇女白带过多、清稀，腰酸无力。③对肾虚所致的遗精、滑泄，常服有一定的调治作用。

［注意事项］糖尿病患者慎用。

七、九仙王道糕

［方源］清·赵学敏《串雅外编札》。

［原料］莲肉120克，炒麦芽60克，炒白扁豆60克，芡实60克，白茯苓120克，薏苡仁120克，炒山药120克，柿霜30克，白糖600克，粳米粉3000克。

［制作］①莲肉、炒麦芽、炒白扁豆、芡实、白茯苓、薏苡仁、炒山药分研为末。②白糖加水适量溶化。③柿霜、粳米粉与上述各物的末相和为匀，入糖水和匀，摊铺蒸笼内蒸糕，糕熟切成块，烘干贮备。

［服法］任意服食，米汤或白开水送下。

［功效］补虚健身，健脾和胃，除湿去热。

［方解］粳米、山药具有健脾胃、补中气、长肌肉的作用；白茯苓、莲肉、芡实、薏苡仁、白扁豆健脾化湿，止泻，兼能宁心安神；麦芽健胃消食；柿霜富含葡萄糖、果糖、蔗糖，入药有清热生津、润燥、消痰止咳等作用；白糖有调味、助脾气的滋养作用。本方所选配料具有较好的健脾胃、进饮食、补虚损、长肌肉、益元气、养心神、除湿热的功效。

［适用范围］病后体虚或素体虚弱，症见脾胃不健、食少形瘦，或饮食难消、大便稀溏、神疲乏力等。

［注意事项］糖尿病患者将糖改用盐调味。

八、藕米糕

［方源］清·赵学敏《本草纲目拾遗》。

［原料］藕粉 250 克，糯米粉 250 克，白糖 250 克。

［制作］上物加水适量，揉成面团，放在蒸笼上蒸熟，稍凉后切成小块即可。

［服法］分顿随量服食。

［功效］养胃，补虚，止血。

［方解］藕是莲、荷的根茎，我国自古就有栽培。在《诗经》上曾有"彼泽之波，有薄有荷"的记载。我国莲荷大致可分为三大类：一类以产藕为主，称藕莲，又叫真藕；一类以结莲子为主；一类专供观赏，称为花莲。藕粉是藕加工制作而成，经过洗藕、磨藕、过滤、沉淀、干燥等过程。由于选料严格，加工讲究，藕粉经冲泡后，晶莹透明，香气四溢，清新可口，不仅能充饥，而且还能滋补身体。除淀粉、葡萄糖、蛋白质以外，它还含有钙、铁、磷以及多种维生素，既易于消化，又有生津、清热、开胃、补肺、滋阴、养血的功效，配伍糯米、白糖更富于营养，为食疗佳品。

［适用范围］本品经常食用，可治疗虚弱少食，或吐血、鼻出血、便血等症。

［注意事项］胃酸过多者慎用。

九、山药扁豆糕

［方源］民间验方。

［原料］新鲜山药 500 克，白扁豆 100 克，糯米粉 150 克，荸荠粉 100 克，白砂糖 300 克，红、绿瓜丝各少许。

［制作］①山药洗净，上笼蒸酥，取出去皮，研成泥状待用。②扁豆洗净，放入碗中，加水蒸酥，取出研碎待用。③白砂糖加水化开，将糯米粉、荸荠粉用糖水调匀。④把山药泥、扁豆末一起倒入刷过油的盘内，面上放上红、绿瓜丝。⑤上述物品放入碗内，上笼屉用旺火蒸 30 分钟取出，待稍冷后切成棱形块即成。

[服法] 作早餐或点心服食，可冷食也可煎食。

[功效] 健脾补气，开胃消食。

[方解] 山药既是一味中药，又是大家都熟悉的蔬菜，为药食兼宜之品，具有健脾补肺、固肾益精的功效。熟食可健脾益气，补肺润燥。凡久病之后脾胃虚弱、虚羸少气、倦怠乏力、食欲不振、久泻久痢、肺气虚燥、痰喘咳嗽、皮肤干燥等症，用之皆见功效。配以健脾、和胃、化湿的扁豆，益胃生津的糯米，益气、开胃、消食的荸荠粉，共奏健脾益胃、补气消食之功，尤其适于消化不良者服用。

[适用范围] 脾胃虚弱，大便溏软，面黄形瘦，倦怠乏力。

[注意事项] 山药的各补营养成分在脱皮后容易流失，所以加工时必须先洗净，连皮上笼蒸熟后再刮去皮。

十、美容乌发糕

[方源] 民间验方。

[原料] 黑芝麻500克，白糖250克，熟猪油220克，怀山药粉50克，制何首乌100克，旱莲草50克，酒炒女贞子50克。

[制作] ①将何首乌、旱莲草、酒炒女贞子去净灰渣，洗净，晾干，研成粉末待用。②芝麻淘洗净，沥干水分，入锅炒泡，碾成细粉。③芝麻粉倾于案板上，加入白糖、山药粉、中药粉调拌均匀，放入熟猪油，反复揉匀，装入糕箱盒内按平压紧，切成50克左右的长方块即成。

[服法] 每日3次，每次1块，就开水饮之，连续服用1～2个月。

[功效] 补益肝肾，滋阴养颜。

[方解] 制何首乌味甘，性微温，长于补肾精，益肝血，从而能乌须发，悦颜色，强筋骨，并兼有收敛精气之效；女贞子味甘性平，益肝补肾。旱莲草味甘性寒，汁黑入肾补精，故能益下而荣其上，强阴而黑发；黑芝麻滋补肝肾，有黑发之功。本膳芳香味甜，滋润爽口，为冷食佳品。

[适用范围] 肝肾不足，症见腰膝酸软、须发早白、面容暗淡、头晕眼花、失眠多梦、耳鸣等。

[注意事项] 高脂血症、糖尿病患者慎用。

第五节　馄 饨 药 膳

《清稗类钞·饮食·馄饨》刘馄饨的描述为："点心也，汉代已有之，以薄面为皮，有襞积，人呼之曰绉纱馄饨，取其形似也。中裹以馅，咸甜均有之，其熟之之法，则为蒸，为煮，为煎，粤肆售此者，写作云吞。"面或馅中配伍某些保健中药，称之为馄饨药膳。

一、羊肾馄饨方

[方源] 宋·王怀隐等《太平圣惠方》。

[原料] 五味子 30 克，山茱萸 30 克，炮姜 30 克，川椒 30 克，桂心 30 克，羊肾 2 个，白面 300 克，调料适量。

[制作] ①羊肾去脂膜臊腺，洗净切细，用调料调味，作馅用。②余药研为细末，与白面拌匀，加水和面。③将面擀成数十个直径 8 厘米大小的皮子，包入馅料做馄饨，以水煮熟。

[服法] 作主食服用。

[功效] 温阳益气，补肾壮腰。

[方解] 本膳原书用治"肾气虚损，腰脚疼痛"。羊肾营养丰富，具有补肾气、益精髓、止小便、治虚损盗汗的作用；五味子具有益气补肾、涩精、敛汗、强阴的作用；山茱萸具有补肝肾、强阴益精、温肾助阳和涩精的作用；炮姜、川椒、桂心能温肾助阳，通血脉；白面健脾益气。本方所选用料具有较好的温阳益气、强阴益精、补肾壮腰、敛汗等功效。

[适用范围] ①肾阳不足，畏寒肢冷，腰膝冷痛。②脾肾虚寒，腹泻，腹中冷痛，体倦无力。③老人小便频数，或小便失禁，腰酸肢冷。④慢性支气管炎，咳嗽胸满、吐痰清稀，或咳则汗出。

[注意事项] ①老人小便频数，加益智仁 10 克，可增疗效。②阴虚火旺者不宜服用。

二、鸡肉馄饨

［方源］元·邹铉《寿亲养老新书》。

［原料］鸡肉200克，白面250克，葱白、生姜、花生油、黄酒、食盐各适量。

［制作］①鸡肉剁成肉末，葱白、生姜切碎。②鸡肉末、葱花、姜末入碗中，加入花生油、黄酒、食盐、清水，调拌均匀成馅。③白面加水和面，做成薄皮，包入肉馅，制做馄饨。④锅中加水煮沸，入馄饨煮熟。

［服法］作主食经常服用。

［功效］健脾养胃，润燥养颜。

［方解］原方用于老人脾胃虚弱、肌肉消瘦、面色萎黄不泽等症。鸡肉内含蛋白质、脂肪、钙、磷、铁、维生素B_1、维生素B_2、烟酸等营养物质，由于其结缔组织少，肌纤维又较柔细，故肉的硬度较低，易为人体消化吸收。其性温味甘，能补中益气，填精补髓，再配以白面益心脾；葱白通阳气，而成补益脾胃之膳。经常食用，脾胃健运，肌肤得以濡养，颜面光润有泽。

［适用范围］①作为老人、儿童、消化不良者的主食。②脾胃虚弱、面色不泽、皮肤干燥、面容憔悴者养颜之用。

［注意事项］馄饨宜现包现煮，避免漏馅，多余的应放在速冻冰箱中保存。

三、人参菠饺

［方源］民间验方。

［原料］人参5克，猪瘦肉50克，菠菜750克，白面300克，生姜、葱、胡椒粉、酱油、芝麻油、食盐各适量。

［制作］①将人参研成粉。②将生姜、葱切碎。③将菠菜清洗干净后，去茎留叶，在木瓢内搓成菜泥，加入适量清水搅匀，剁成茸，加食盐、酱油、胡椒粉、生姜末搅拌成糊状，再放入葱花、人参粉，芝麻油拌匀成馅。④将白面用菠菜汁揉匀（如菠菜汁不够用，可加点清水揉匀，使表面光滑为止），然后加肉馅做成饺子。⑤待锅内水烧开后，将饺子下锅煮熟后即可。

［服法］作主餐或点心服用。

［功效］补气健体。

［方解］人参性温，味甘、微苦，有大补元气、固脱、生津、安神、益智的功能，临床上用于体虚欲脱、气短喘促、自汗肢冷、精神倦怠、食少吐泻、气虚作喘或久咳、津亏口渴、消渴、失眠多梦、惊悸健忘、阳痿、尿频等一切气血津液不足之症。菠菜含有大量的叶酸和类胡萝卜素，营养价值较高，其性凉味甘，有利五脏、活血脉、止烦渴、助消化等作用。菠菜、肉及面合而为饺，荤素调配，药食同用，形美味佳，营养可口。

［适用范围］体质虚弱、食欲不佳、容易感冒者。

［注意事项］感冒、急性病期间不宜服用。

四、珍珠疙瘩汤

［方源］传统食谱。

［原料］白面 100 克，菠菜叶 50 克，虾仁 20 克，番茄 30 克，鸡蛋 1 个，味精、盐各适量。

［制作］①将鸡蛋打碎。②将白面加入鸡蛋清及适量的水调匀，揉成面团，擀成薄片，切成黄豆大小的丁，撒上少许干面，放在箩内边摇边筛去干面，即成为球状疙瘩。③虾仁用开水泡发后，切成小片。④菠菜洗净切丝。⑤番茄去皮，切成小块。⑤锅中加清水，入虾仁片及盐，煮开后，将面疙瘩下入锅内，煮至疙瘩浮起，放入菠菜丝、番茄块以及余下的蛋液即成。

［服法］每日早餐或晚餐服食。

［功效］补虚养气，健脾益胃。

［方解］本膳中白面疙瘩性温补虚，厚肠胃，益诸脏；菠菜甘冷而滑，利五脏，通血脉，下气调中，润肠；番茄酸平微甘，富含营养，清热解毒，凉血平肝；虾仁甘温，强壮补精；鸡蛋甘平，补血健体，五味相配，补虚养气，益精健体，小儿、老年人服之尤宜。

［适用范围］①脾胃功能低下，纳差食少。②病后体虚、年老体弱者以及小儿作为主食服用。

［注意事项］①食欲不好者可以减少白面用量。②鱼虾过敏者慎用。

第六节 羹类药膳

羹类药膳简称“药羹”。羹最初仅指带汁的肉，后亦指蔬菜及鱼等，凡是带汁的皆为羹；羹分为甜羹和咸羹，甜羹常作点心服用，咸羹常作菜肴食用。由于茶的制作经过了“生煮羹饮”的过程，所以在明代所谓的茶，如八仙茶、五香奶茶等，其实就是羹。

一、黑豆汁

[方源] 晋·葛洪《肘后方》。

[原料] 黑豆250克。

[制作] 黑豆洗净，入锅，加水煮汁，至熟烂，煎液粘稠如饴，停火。

[服法] 饮汁食豆，经常食用。

[功效] 补肾益肝，活血解毒，利水下气，耐老不衰。

[方解] 黑豆又名黑大豆、乌豆，性平味甘，功能利水下气，活血解毒。黑豆含有脂肪、蛋白质、糖类、维生素B、烟酸等成分，亦富含不饱和脂肪酸，它可以促进胆固醇代谢，防止脂质在肝脏和动脉管壁沉积，对预防冠心病、动脉硬化有益。本品原方用治中风不语，即脑卒中导致的失语症。由于黑豆入肾，故能发挥补肾、治肾病的效用。经常食用，有病治之，无病养之，令人长生体健。

[适用范围] ①肾虚消渴多饮，头晕目昏，失眠，记忆力减退，腰酸膝软。②全身浮肿，尤以下肢水肿明显。③常人保健服用。

[注意事项] 豆类食品难以消化，消化功能低下者不宜多食。

二、桑葚汁

[方源] 唐·孙思邈《千金要方》。

[原料] 鲜桑葚500克。

[制作] 取新鲜桑葚洗净，捣烂，用干净纱布绞取汁液。

[服法] 每日3次，每次饮用50毫升。

［功效］滋阴补血，凉血生发。

［方解］桑葚以个大、肉厚、色黑、味甜者为佳，其味微酸而甜，含有糖类、B族维生素、维生素C、胡萝卜素以及脂肪酸、鞣酸、苹果酸等成分，其中的脂肪酸主要由亚油酸和少量硬脂酸油酸等组成。原方用于“赤秃”，赤色乃热象之征，即阴虚有热，发失所养而致脱落，治宜益阴除热。桑葚甘寒益血而除热，为凉血补血益阴之品，食之阴复热退则须发得长。

［适用范围］①肝阴虚，须发早白或头发脱落。②肾阴不足之头目昏花、遗精早泄、失眠健忘者。②血虚肠燥，大便干结，皮肤不润。

［注意事项］脾胃虚寒，大便溏泄者不宜服用。

三、葵菜羹

［方源］唐·孙思邈《千金要方》。

［原料］葵菜叶、调料各适量。

［制作］葵菜叶择净洗清、切碎。入锅加水煮作羹，调味后即可。

［眼法］空腹食之。

［功效］清热利尿。

［方解］葵菜又名露葵、滑菜、冬苋菜等，其性寒味甘。孙思邈云：“葵，脾之菜也，宜脾，利胃气，滑大肠”。用葵菜叶做羹，可以治小便癃闭不通。现代研究发现，葵菜叶含锦葵酸、苹婆酐，有消炎解毒、清热利湿的作用。

［适用范围］①内有湿热，大便不爽，小便短赤，舌苔黄腻。②黄疸性肝炎、尿路感染等病症之食疗之品。

［注意事项］陶弘景云：“葵叶尤冷利，不可多食。”所以脾胃虚寒，大便溏泄者不宜服用。

四、鸡子羹

［方源］宋·官方编撰《圣济总录》。

［原料］鸡蛋1个，炒阿胶30克，精盐3克，白酒500毫升。

［制作］①将鸡蛋磕入碗内，加精盐拌匀。②白酒放入锅内，加炒阿胶用火煎化。③阿胶溶液趁热倒入鸡蛋碗内，将鸡蛋冲熟即可。

［服法］每日1次，连服5～7日。

［功效］滋阴，养血，安胎。

［方解］阿胶是用驴皮熬制成的胶块，亦名陈阿胶、驴皮胶、阿胶珠。其性平味甘，功能补血止血，滋阴润肺，是治疗血虚之面色萎黄、眩晕、心悸、失眠的常用药物。一切虚劳失血之症均可用其止血补血，月经不调、身体虚弱者，可用其进行调养；对老年人咳嗽和便秘能起到滋润作用，故用于止咳和保持大便通畅；对于妊娠胎动不安者可起安胎功效。阿胶辅以鸡蛋同服，滋阴养血，又助之安胎。

［适用范围］①妊娠胎动不安。②各种原因引起的贫血。③妇女月经不调、面色萎黄者。

［注意事项］①脾胃虚弱，消化不良者不宜服用。②胎火过旺者慎用。

五、杏汤羹

［方源］宋·陈直《养老寿亲书》。

［原料］杏仁 10 克，火麻仁 10 克，板栗 15 克，芝麻 15 克。

［制作］①杏仁去皮尖，砸碎。②板栗炒熟去外壳。③芝麻炒香。④火麻仁打碎。⑤将上物共入砂锅内，加适量水，煮取药汁，去渣。

［服法］每晨空腹服 1 次。

［功效］益气补虚，润肠通便。

［方解］火麻仁味甘性平，其体润多脂，润肠通便，滋养补虚，所以常用于肠燥便秘，老人及产后便秘；杏仁一般选用甜杏仁，其有丰富的营养物质，有很好的止咳定喘、润肠通便的功效；栗子营养丰富，味道甘美，含有淀粉、糖、蛋白质、脂肪、各类维生素等营养成分，是果中的上品。无论生食、炒食、蒸饼、做菜，无不相宜，对于增强体质、润肠通便亦有一定的功效；芝麻为滋养强壮之品，具有一定的进补价值，被誉为“仙家食品”，凡是肝肾虚损、精血不足所导致的肠燥便秘、久咳气急都能服用芝麻。

［适用范围］①肠燥便秘。②肺燥咳嗽或咯血的辅助治疗。③老年人保健服用。

［注意事项］体质差、排便无力引起的便秘慎用，以免引起腹泻。

六、冬瓜羹

［方源］元·邹铉《寿亲养老新书》。

［原料］冬瓜 250 克，豉心 50 克，葱白一握，米粉、调料各适量。

［制作］①冬瓜洗净，连皮切块。②冬瓜块、豉心、葱白、米粉一同入锅，加水共煮，至冬瓜烂熟，加入调料即可。

［服法］趁热温服。

［功效］清热除烦，生津润燥。

［方解］冬瓜水分含量多，还含有蛋白质、糖、粗纤维、各种维生素和人体所需的无机盐等成分。此外，冬瓜性寒味甘，还有利水消肿、化痰止咳、减肥美容的作用。古代医家常用冬瓜治疗雀斑、荨麻疹、酒渣鼻等皮肤病，还用冬瓜子制成面脂作为美容剂。夏天经常吃些冬瓜，不仅可以利尿去湿，而且能祛暑除烦。冬瓜汤中加入葱白、豉心、米粉，既能补中开胃，又可使汤味鲜美可口。本膳清淡爽口，清热养胃，荡涤胃肠秽物。

［适用范围］①夏季解暑清热之用。②糖尿病口渴不止、烦躁不安者。③内热偏盛，小便短赤，口干。④作为美容、减肥保健食物。

［注意事项］面色㿠白、畏寒喜暖、神疲倦怠、小便清长等阳虚者慎用。

七、炒黄面

［方源］元·忽思慧《饮膳正要》。

［原料］白面 500 克，白糖适量。

［制作］白面入锅内，不断翻炒至焦黄色，放白糖调味，待冷收贮备用。

［服法］每日 1 次，每次 50 克，开水冲调，作早餐服用。

［功效］健脾养胃，固肠止泻。

［方解］白面性子味甘，功能补虚健脾，厚肠胃，炒黄后有止泻作用。现代营养学认为，白面炒制后，其内的大分子淀粉可分解为较小分子的糊精，较之未炒制前更容易被胃肠道吸收，而且糊精在肠道内有促进嗜酸杆菌生长的作用，能减少肠内细菌的腐化作用。因而胃肠道疾病患者应常用本品，尤其是伴有腹泻时。

［适用范围］①脾胃虚寒，大便不畅，食欲减少。②年老体弱、小儿、消

化功能低下者作为主食经常服用。

［注意事项］①本品偏温，胃肠有热者不宜服用。②糖尿病、高脂血症、动脉硬化、肥胖症等患者可以不用白糖调味，改用食盐。

八、莲子粉

［方源］明·李时珍《本草纲目》。

［原料］莲子肉 50 克，龙眼肉 30 克，冰糖适量。

［制作］①先将莲子肉（千品去皮带心）磨粉，用水调成糊状。②莲子粉与龙眼肉放入沸水中煮成粥，加入冰糖即可。

［服法］每晚临睡前服。

［功效］补肾固精，养心安神。

［方解］莲子性平味甘，功能养心安神；莲心清心安神，又可固精，磨粉做粥，养心、健脾、益肾效果奇佳。龙眼肉亦名桂圆肉，其味甘美，为大众所喜爱，常食可补益身体。龙眼甘温，具有益心脾、补气血、安心神等功用。《随息居饮食谱》云其“甘温，益脾阴，滋营亢液，果中神品，老弱宜之”。《泉州本草》云其“壮阳益气，补脾胃。治妇人产后浮肿，气虚水肿，脾虚泄泻”。龙眼肉与莲子肉相合为羹，有滋补心肾的作用。亦可作为平时常服的保健食品。

［适用范围］①肾精不足引起遗精、早泄等。②心血不足引起的心神不安、失眠多梦等。③常人保健服用。

［注意事项］阴虚有火者不宜服食。

九、八仙茶

［方源］明·韩懋《韩氏医通》。

［原料］粳米 75 克，粟米 75 克，大豆 75 克，赤豆 75 克，绿豆 75 克，细茶 50 克，芝麻 37 克，花椒 1 克，小茴香 2 克，炮干姜 3 克，食盐 3 克，白面 334 克。

［制作］①将粳米、粟米、大豆、赤豆、绿豆炒熟炒香备用。②盐炒，与芝麻、细茶、花椒、小茴香以及米、豆一起研成细末。③将白面炒黄熟，与米、豆粉混合均匀，瓷罐收贮。④胡桃仁、南枣、松子仁、白砂糖之类，任

意加入。

[服法] 每口 1～2 次，每次 3 匙，白开水冲服。

[功效] 益精悦颜，保元固肾。

[方解] 方中主药诸豆含有丰富的营养成分，据现代研究证明有提高免疫功能的作用，所以年老体弱者长期服用，有增强体质、抗老延寿的功效。特别是大豆，功效显著，被人们誉为“绿色牛乳”、“植物肉”。另外，钙、磷、铁的含量也很高，其中铁是构成血红蛋白的主要原料，大豆中所含的铁不但多，而且容易吸收，所以对缺铁性贫血十分有益。绿豆是药食两用之品，性寒味甘，有消暑解毒、利尿消肿、除烦止渴之功。民间在盛暑炎夏季节常将绿豆汤作为清凉饮料。粟米又叫小米、谷子，它虽然小，产生的热量却不低于大米，而且所含铁、胡萝卜素、维生素 B 还高于大米，其性微寒，有清热利尿的作用，芝麻也有补肾强壮、抗老防衰的作用。花椒、茴香、干姜可温阳健中理气，该茶所用物品有十多种，且谷果相配，寒温相宜，富含营养，滋身壮体，宜于长久服食。

[适用范围] ①作为中老年人延缓衰老、保健强身之用。②小儿、老人、脾胃功能低下者作为早餐食用。

[注意事项] 感冒、腹泻者慎用。

十、五香奶茶

[方源] 明·徐谦《仁寿录》。

[原料] 牛乳 200 克，茶叶 5 克，白砂糖 10 克，蜂蜜 15 克，杏仁 20 克，芝麻 30 克。

[制作] ①将杏仁、芝麻研成细末。①将茶叶与牛乳熬制成奶茶。②奶茶中放入杏仁芝麻末，调入白砂糖、蜂蜜即可。

[服法] 每日 1 剂，作早点或加餐服用。

[功效] 健脾益肾，延年益寿。

[方解] 牛乳、白砂糖营养丰富。蜂蜜、芝麻均被现代实验证实有显著的抗衰老作用。杏仁性平，味苦，有小毒。有止咳平喘、润肠通便之功，可用于外感、内伤之多种咳喘。杏仁含苦杏仁苷、苦杏仁酶等，有镇咳、平喘的功效；但大剂量的杏仁，尤其是带皮、尖者，食入过多易中毒。此外，杏仁

含脂肪油，有润肠通便的功效；还含有维生素 B_{17}，能促进细胞新生，抗衰延年，所以不少药膳、糖果中配有杏仁。

［适用范围］①营养不良、身体虚弱者补益服用。②中老年人作为抗衰老的保健应用。③常人可以作为保健饮品服用。

［注意事项］①杏子与杏仁虽可常吃，但每次不可多吃。②本方的剂量根据大众食量而定，服用者可以根据自己的胃口进行调整。

十一、海参木耳羹

［方源］清・刘汉基《药性通考》。

［原料］猪大肠 500 克，黑木耳 15 克，水发海参 250 克，调料适量。

［制作］①黑木耳用清水泡发，洗净。②海参洗净，切丝。③猪大肠洗净，用开水煮 3 分钟，冷却后切小段。④把全部用料放入锅内，加清水适量，旺火煮沸后，改小火煲 1～2 小时，调味即可。

［功效］滋阴养血，润燥滑肠。

［方解］黑木耳性平味甘，含有多种维生素，有养血益阴、滋润肠燥的作用。海参性温，味甘而咸，功能补肾益精，养血润燥，《本草求原》记载其有“润五脏，滋精利水”的作用。猪大肠性子味甘，以脏补脏，有润肠燥、补下焦的作用。合而为羹，补养阴血，滋润肠燥，则大便可通。《药性通考》中云：“海参、木耳，切烂，入猪大肠煮食治虚火燥结”。

［适用范围］①老年人大便干结。②妇女产后血虚津亏之大便燥结。③习惯性便秘属阴亏血少者。

［注意事项］①感冒发热者不宜服用。②脾虚湿盛之大便溏薄、舌苔白腻者不宜服用。

十二、荠菜羹

［方源］清・王如锡《东坡养生集》。

［原料］鲜荠菜 10 克，生姜 6 克，芝麻油 20 毫升，粳米 100 克。

［制作］①将鲜荠菜择洗干净。②将粳米淘洗干净。③按常法煮粳米粥，约七成熟时，下荠菜和生姜，粥熟后，将芝麻油淋于粥面即成。

［服法］每日 1 剂，1～2 次温服完。

［功效］补血止血，降压明目。

［方解］荠菜又名护生草、鸡心草、清明草等，是一种长在田野、路边的野草，被视为野菜之珍品。荠菜性平味甘，有补脾利水、止血、明目的作用。现代研究证明，荠菜能止肺出血、子宫出血、流产出血、月经过多等，并且有降血压的作用；荠菜、姜汁与米同煮，清香味美，开胃补益，特别适合老人、儿童、消化力低下的患者服用。

［适用范围］①各种出血病症的辅助治疗，如月经过多、咯血、视网膜出血、眼底出血等。②高血压、肝炎、肾炎、动脉硬化等患者保健服用。

［注意事项］吃时不可放盐和醋。取荠羹天然之味，醇香可口。

十三、芝麻茶

［方源］清·李化楠《醒园录》。

［原料］芝麻 30 克，盐 3 克，红茶适量或牛乳 200 毫升。

［制作］①将芝麻炒香，磨细。②芝麻末中加入适量水、盐，搅拌成稀稠适度的芝麻酱。③在杯中放入红茶，用开水冲泡，取汁倒入芝麻酱中搅拌即可；或将牛乳煮沸放凉，揭去上皮，倒入芝麻酱内。

［服法］每日 1 剂，早晨空腹饮用。

［功效］牛乳润肠，补虚益胃。

［方解］芝麻含脂量达 60％，并含有丰富的维生素 E、叶酸、烟酸、蔗糖、蛋白质和多量的钙。其性平味甘，香味宜人，有润肠通便、补血生津的作用。红茶含生物碱、咖啡碱、微量的可可豆碱、茶碱、维生素 C、少量的胡萝卜素等，有清头目、除烦渴、消食、利尿之功效。芝麻茶清香怡人，补益气血。

［适用范围］①血虚、津亏之大便干结，如老年人、产后、病后引起的便秘。②痔疮大便不畅，或便血。③常人保健饮服。

［注意事项］患有胃部疾患者，如慢性胃炎、消化道溃疡等，不宜选用红茶，以牛乳为佳。

十四、长寿粉

［方源］清·赵学敏《串雅外编》。

［原料］芡实 240 克，薏苡仁 240 克，山药 150 克，党参 200 克，茯苓 90 克，莲肉（去心）250 克，糯米 1500 克，白糖适量。

［制作］①糯米水泡淘净，沥干，炒熟磨粉。②余物研为粉末，与糯米粉相和为匀。

［服法］每日 2 次，每次 30 克，入白糖，用沸水冲调，空腹食之。

［功效］健脾益肺，健身延年。

［方解］党参、山药具有健脾益气、补益肺脏、促进消化吸收的功能。党参对神经系统有兴奋作用，能增强单核一吞噬细胞系统的吞噬功能，提高机体抗病能力。茯苓、糯米、芡实、薏苡仁具有健运脾胃、渗利湿浊、宁心安神的作用。糯米有滋养五脏、补中益气、固表止汗的功效。白糖能润肺生津，助脾气，与上述各味同用，具有较好的健脾益肺、滋养五脏、润养肌肤、宁心安神的功效。本膳常服有延年益寿之功，故名长寿粉。

［适用范围］①病后体虚、年老体弱、形体羸瘦、食少便溏者作为食疗之品，较为适宜。②久咳不愈，少气懒言，自汗盗汗。③小儿消化不良，食欲减退。

［注意事项］脾胃虚弱者，多食糯米易反酸，所以胃酸过多者慎用。

十五、金橘饼

［方源］清·王孟英《随息居饮食谱》。

［原料］金橘 500 克，白糖 500 克。

［制作］金橘洗净、去核，压扁，用白糖腌渍 24 小时，再放入锅内，煨熬至汁液耗干，装盘待冷，再拌入白糖，风干数日，收贮备用。

［服法］饭前、饭后食数枚。

［功效］润肺化痰，开胃消食。

［方解］金橘为芸香科植物金橘的果实，其状如小橘，色黄似金而得名、主要产于浙江、江西、广东、广西等地，以浙江黄岩金橘品质为佳，个大而圆，少核，皮肉皆甜。金橘皮能开胃顺气，消食化痰，内含挥发油，对消化道有缓和的刺激作用，有利于胃肠积气的排出；能促使胃液分泌，有助于消化；可刺激呼吸道粘膜，使分泌液增多，痰液稀释，利于排出，果肉性温，味辛、甘，有开胃理气、消食止渴、润肺化痰的作用。金橘连肉带皮一起食

用，餐前可以开胃，增加食欲；餐后能顺气消食，促进消化。

［适用范围］①咳嗽痰多。②消化不良，食滞纳呆，胸脘胀闷。③酒醉，口渴。④各种原因引起的胃口不开。

［注意事项］因本膳过甜，肥胖症、糖尿病患者慎用。

第七章　膏 滋 编

第一节　概　　述

膏滋又称膏方，是指按照中医处方，将中药再三煎熬，去渣，煎出汁液后再用微火浓缩，加入蔗糖、饴糖、冰糖、蜂蜜、阿胶等熬透，制成的稠厚半流体状内服剂。膏滋的立方用药与一般处方相仿，也是按照中医辨证施治的原则进行处理的，是扶正固本的一种独特剂型。临床上大多在汤剂处方诊治有效以后，患者病情基本稳定或辨证清楚明确的情况下运用膏方。如每剂汤方在 100 克左右，则将处方增大 10～15 倍以上，一次即成膏方的剂量，可服用 1 个月左右。

一、膏滋的特点

膏滋处方中多采用补益、强身、活血等药物，对患病者有辅助治疗作用，对健康人能增强体质，保持精力充沛，减少疾病的发生，而且服用方便，深受人们的喜爱。膏滋的特点有三：

（一）体积小，含量高，口味甜美，便于服用

膏滋是一般小儿、老人都愿意接受的剂型。即使出门在外，由于携带方便，服药也不会间断，能做到坚持服药。

（二）针对性强

膏滋可以根据服用人的体质、病症来处方、制膏，比常规中成药针对性强。

（三）有滋补作用

膏滋特别适用于慢性疾病患者和身体虚弱的人长时期服用。

二、膏滋的作用

（一）在治疗方面具有扶正祛邪的作用

如慢性肝炎、肺结核、贫血等患者在积极治疗的同时，配合服用膏滋，能提高机体的抗病能力，促使疾病早愈。阿胶等补血药物对增加血液中红细胞数和血红蛋白量有一定的帮助，贫血患者经常服用这类药物制作的膏滋，对恢复健康大有益处。

（二）在预防方面具有增强抗病能力的作用

现代医学研究证明，有些补药能增强机体的免疫功能，提高机体的抗病能力。像党参、黄芪等补气药物，能增强机体单核－吞噬细胞系统的吞噬功能，平时经常感冒的人，经常服用具有补气、扶助正气作用的膏滋，就能减少感冒的发生。

（三）在养身保健方面具有延缓衰老的作用

膏滋中的补药能改善人体内分泌的状况，调节机体的代谢，提高工作效率。据临床观察，老年人经常服用琼玉膏，可使外周 T 淋巴细胞明显增加，血清 IRA 含量明显降低。服用温肾药物，如菟丝子、仙茅、淫羊藿、补骨脂等制作的膏滋，能促进肾上腺皮质分泌，通过改善内分泌的调节功能提高生存质量，延缓衰老。

三、正确服用膏滋

（一）服用方法

膏滋的服用方法可分为冲服、调服、噙化 3 种：①冲服：即取适量药膏，放在杯中，将白开水冲入，搅匀，使之溶化，然后服下。②调服：即把膏滋加黄酒或汤药隔水炖化，调匀后服，如龟鹿二仙膏就适宜采用此法服用。③噙化：也称含化，即将药膏含在口中溶化，以发挥药效。如治疗慢性咽喉炎可用橄榄膏噙化。

（二）服膏时间

服膏时间有空腹服、饭前服、饭后服、睡前服等几种。滋腻补益药宜空腹服，治疗胃肠道疾病的药宜在饭前 1 小时左右服，治疗心、肺等疾病的药一般在饭后半小时服，镇静安眠的药物宜在睡前服。

（三）服膏剂量

服膏剂量要根据病情或患者的身体情况及药物的性质决定。一般每日2次，每次服1匙。药性平和的、有滋补作用的药物以及病情较重、体质较强的人，服用量可稍大一些；病轻者或老年、妇女、小儿等用量稍小些。有毒性、药性剧烈的药物，用量宜小，并且以小量开始，逐步增加。

四、注意事项

在服用膏滋时，尤其是服用补膏时，心注意以下几点：

（一）急性病尚未痊愈时，不要过早使用补膏，以免病情缠绵。

（二）慢性病、虚症患者，只能缓缓调养，不宜骤补，防止虚不受补，反受其害，从而产生一系列的不良反应。

（三）在制作补益膏滋时，酌加助消化理气的物品，以免滋腻呆胃，出现食欲不振的不良反应。

（四）服药期间须忌浓茶，因茶中含有大量鞣酸，有收敛作用，会阻止人体对蛋白质等营养物质的吸收而降低药效；还须忌萝卜，防止其与人参产生拮抗作用。另外，辛辣刺激食品及不易消化食物亦在忌列。

（五）服药期间如患感冒等病，应停药，待病愈再服。

第二节　补益强身膏滋

补益强身膏滋是以补益气血的药物、食物为主制成的膏滋，既能补气。又能补血，具有气血双补、阴阳双调的作用。

本类膏滋适应范围较广，除适宜于气血不足、身体虚弱者服用外，一般人也能作为进补保健服用。对恢复体力、消除疲劳、振奋精神、提高工作效率、延年益寿有很大的益处。

本类膏滋滋补力强，凡感冒、急性病期间不宜服用；脾胃虚弱，消化不良者慎用。

一、琼玉膏

［方源］宋·洪景严《洪氏经验方》。

［原料］人参 750 克，生地黄 800 克，白茯苓 1500 克，白蜜 5000 克。

［制作］①人参洗净晾干，与茯苓研为细末。②地黄去泥沙，洗净晾干，捣碎取汁（不宜用铁器），取汁尽去渣。③白蜜用纱布滤过。④将人参粉、茯苓粉、生地黄汁、白蜜混合拌匀，放入瓷器内封闭留用。

［服法］每日 1 次，每次 2 匙，早晨空腹温酒化服，不饮酒者用白开水化服。

［功效］滋阴润肺，益气补脾。

［方解］膏中重用生地黄取其滋阴壮水，水盛火自灭的作用；白蜜为百花之精，性润益肺，且能缓燥急之火；人参益气健脾；茯苓味淡气薄，有化痰渗湿之效，在大量的滋润药中加用茯苓，则起到滋而不腻、补而不滞的作用；每晨用黄酒化服，可去地黄碍胃之弊。全方药性平和，古人誉之“起吾沉瘵，珍赛琼瑶”，故称之为“琼玉膏”。

［适用范围］①作为肺结核、支气管扩张等肺部疾病引起的咳嗽咯血、消瘦乏力、午后低热的辅助治疗。②皮肤干燥、咽喉干燥、口渴多饮者的保健服用。③凡属阴虚火旺之症，皆可选择服用。

［注意事项］感冒、肺部急性炎症引起的咳嗽、咯血者不宜服用。

二、补精膏

［方源］元·萨谦斋《置订瑞竹堂经验方》。

［原料］牛髓 250 克，胡桃仁 250 克，杏仁 250 克，山药 500 克，蜂蜜 500 克。

［制作］①将杏仁洗净，去皮尖，捣成泥状备用。②胡桃仁入锅炒熟。③牛髓洗净，放入锅内，加水煮至糊状。④蜂蜜入锅炼熟。⑤将胡桃仁、山药、杏仁泥同捣成膏，加入炼蜜与牛髓，和匀，入砂锅内，沸汤点熬成膏，以瓶盛收贮。

［服法］每日 2 次，每次 1 匙，空腹，用白开水调服之。

［功效］补精润肺，壮阳益气。

［方解］牛骨髓性温味甘，润肺补肾，益精填髓。胡桃性温味甘，润肺健肾，补血益胃。《医学衷中参西录》谓："胡桃为滋补肝肾，强健筋骨之要药。"杏仁性温，味苦而甘，润肺化痰，消心下急。山药性平味甘，益气补中，健脾益肺。本膏液浓味甘，久服必益肾补肺，使人精力充沛，体质强盛，肌泽须黑。

［适用范围］①慢性支气管炎、肺气肿、肺源性心脏病、肺结核等肺部疾病患者。②对内环境平衡失调和适应功能不全的中老年人，有防病祛病的作用。③作为中年早衰之工作效率下降、健忘、须发早白、脱发、性欲低下者强身健体的保健服用。

［注意事项］①慢性疾病急性发作期应停止服用。②脾虚腹泻者不宜服用。

三、羊蜜膏

［方源］元·忽思慧《饮膳正要》。

［原料］熟羊脂250克，熟牛髓250克，白蜜250克，生姜汁50毫升，生地黄汁250毫升。

［制作］①锅中加水适量，先下羊脂，煮沸后，再下羊髓，煮沸，最后下白蜜、地黄汁、生姜。②不停地用手搅拌锅内诸物，微火熬数沸，成膏即可。

［服法］每日2次，每次1匙，早晨空腹及晚上睡前用温酒调服。

［功效］补肾壮腰，润肺止咳。

［方解］羊脂性温味甘，功效补虚润燥，治虚劳羸瘦，肌肤枯焦。羊髓性平味甘，有益阴补髓、润肺泽肌的作用。我国民间习惯在冬季用羊骨髓炒白面作面茶，当早点服用，就是用它益阴补髓，润肺泽肌，暖胃，增加抗寒能力。生地黄清热润燥；白蜜、姜汁润肺止咳。全方共奏调补肺肾之功，治疗虚劳腰痛、咳嗽等症。

［适用范围］①身体虚弱，肺肾气虚，腰膝酸痛，久咳虚喘。②作为慢性疾病，如慢性支气管炎、肺源性心脏病、肺结核、甲状腺功能亢进等的辅助治疗。③作为秋冬季节的保健进补。

［注意事项］①脾虚腹泻者慎用。②急性病期间出现咳嗽、气喘者不宜服用。

四、龟鹿二仙膏

［方源］明·王三才《医便》。

［原料］鹿角胶500克，龟甲胶250克，人参500克，枸杞子1000克。

［制作］①将鹿角胶、龟甲胶用水溶化，待用。②将人参、枸杞子洗净，放入锅内，加水9升，熬至药面无水，用纱布绞取清汁。③将渣置石臼内用锤捣碎，加水6升，再熬如前，又滤又捣又煎，连续3次，以渣无味为止。④将鹿角汁、龟甲汁、参杞药汁合并入锅，用小火熬至滴水成珠不散即成。

［服法］每日2次，开始每次4.5克，10日后增至6克，再加增至9克，空腹，用酒溶化服食。

［功效］滋阴填精，益气壮阳。

［方解］人生以精、气、神为本。精伤无以益气，气伤无以生神。膏中鹿角胶善于温肾壮阳，益精补血；龟甲胶长于填精补髓，滋阴养血。龟鹿二味是血肉有情之物，能峻补阴阳而生气血精髓，是方中的主药。人参能补脾胃之中气，增强化生气血的功效。枸杞子益肝肾，补精血，进一步发挥鹿、龟之疗效。四味合用，阴阳并补，气血兼顾，又能益寿延年，生精种子，如龟鹿之寿，故有二仙之称。本膏善治真元亏损、精血枯竭等症，久服聪耳明目，益寿延年。

［适用范围］①肝肾亏虚之腰膝酸软、两目昏花、阳痿遗精等病症。②内分泌障碍引起的发育不良、重症贫血、神经衰弱以及性功能减退等属于阴阳两虚者，均可服用。③中年早衰、工作精力下降、记忆力减退等属于虚者，可以作为保健服用。

［注意事项］①本膏滋腻碍胃，故脾胃虚弱、食欲不振，大便溏薄者不宜服用。②急性病期间不宜服用，服用过程中如患感冒，应停服。

五、琼脂膏

［方源］明·虞抟《医学正传》。

［原料］生地黄2000克，白蜜250克，酥250克，鹿角胶200克，生姜15克。

［制作］①生姜捣烂取汁。②生地黄切碎，以水适量小火熬2小时，去渣

取汁，再熬半小时。③地黄汁中放入鹿角胶，待胶溶化后，再放入酥、白蜜、姜汁，边熬边搅，熬至稠厚状，入瓷器内收贮。

［服法］每日2次，早、晚各1～2匙，温开水冲服。

［功效］滋阴补阳，强身健体。

［方解］生地黄性寒味甘，益阴血，填骨髓，利耳目，益气力，长肌肉，善治阴虚劳损，或热病伤阴，低热不退。鹿角胶性平味甘，为鹿角熬煎浓缩而成的胶状物，能温肾壮阳，补精益血，强筋健骨，善治肾阳不足引起的虚劳羸弱、腰酸腿软、形寒肢冷等症。生地黄滋阴，鹿角胶补阳，两者配伍滋阴和阳，实有阴阳并补的功效。酥、白蜜益气补中，滋阴润燥。姜汁和胃，使其补而不腻。老年多肾气不足，精血亏损，常服本方，能滋阴补阳，益血生精，强壮筋骨，润泽肌肤，从而达到延年益寿的目的。

［适用范围］①先天不足，或病后精血亏损，形体消瘦，精神萎靡，性欲减退，腰痛腿软，面色萎黄，毛发枯燥。②肾精不足，口干欲饮，皮肤干枯，大便燥结。③中老年人进补之用。

［注意事项］①感冒以及急性病期间不宜服用。②本膏滋腻碍胃，食欲不振者慎用。

六、土灵霄

［方源］清·王孟英《随息居饮食谱》。

［原料］龙眼肉50克，西洋参5克，白糖5克。

［制作］①将西洋参切成薄片。②龙眼肉、西洋参片、白糖共置瓷碗内，碗口罩以纱布。③每日于饭锅上蒸之，蒸多次。

［服法］每日2次，每次1匙，开水冲服。

［功效］大补气血。

［方解］玉灵膏又名代参膏，大补气血，力胜参芪。龙眼又称桂圆，《滇南本草》载“龙眼肉，养血安神，长智敛汗，开胃益脾”。《本草纲目》云：“食品以荔枝为贵，而资益则龙眼为良，盖荔枝性热，而龙眼性和平也。”龙眼有补益心脾、养血安神、补虚益智的功效，可治疗贫血、心悸、失眠、健忘、神经衰弱及病后身体虚弱等症。西洋参养胃生津，清降虚火，与龙眼肉同用，气血阴阳并补。

［适用范围］①气阴两虚之心悸、汗多、气短、乏力等。②心脾两虚之失眠多梦、心烦不安等症。③病后作为恢复体力之用。④健康之人平时保健服用。

［注意事项］内有痰火及湿滞停饮者，如舌苔厚腻、舌红苔黄、胸闷脘胀等忌服，性病期间不宜服用。

七、扶元益阴膏

［方源］当代·陈可冀等《慈禧光绪医方选议》。

［原料］党参500克，炒白术500克，茯苓500克，土炒归身500克，地骨皮500克，酒炒白芍400克，牡丹皮200克，制香附200克，砂仁150克，银柴胡100克，薄荷60克，鹿角胶150克，炼蜜适量。

［制作］①先将鹿角胶用水浸泡，使其烊化。②将其他药物洗净，用清水浸泡半日。③浸泡过的药物用水熬透，取汁去渣。④将药汁进一步煎熬浓缩，加鹿角胶溶化，炼蜜为膏。

［服法］每日2次，每次10克，白开水调服。

［功效］健脾温肾，凉血滋阴。

［方解］本膏中党参、白术、茯苓健脾益气；当归、白芍养肝补血；香附理气活血，砂仁和胃理气，两药配伍以减补药滋腻之性，避免碍胃，影响食欲；鹿角胶温补肾阳；地骨皮、牡丹皮滋肾凉血，清热；银柴胡凉血，专清阴血不足之虚热；薄荷透达肝经郁热，与香附同用有疏肝解郁的功效。本方配伍稳妥，阴阳兼顾，通补并行，可以长期服用。

［适用范围］①肝郁阴血不足之症，如两胁胀满、头晕目眩、神疲食少、脾气急躁等。②妇女乳房胀痛、月经不调、烦躁易怒等。③更年期出现的自主神经失调和神经精神症状，如焦虑抑郁、烦躁易怒、失眠多梦、头昏目眩、肢体麻木等症。

［注意事项］感冒期间不宜服用。

八、党参膏

［方源］河北省中医研究院《清太医院配方》。

［原料］党参8份，当归4份，熟地黄4份，升麻1份，白蜜适量。

［制作］①将上述药物洗净，用水浸泡半日。②诸药入锅，用水煎透，取汁去渣，连续 3 次。③合并 3 次药汁，小火煎熬至粘稠状，入白蜜收膏。

［服法］每日 2 次，每次 1 匙，白开水冲服。

［功效］补气益元，养血补肝。

［方解］本膏中党参补中益气健脾，以资气血化生之源；当归性温，味甘、辛，养血和营补肝；熟地黄性微温，味甘，补血滋肾养阴；升麻提升清阳，使补益之气上达头部。诸药合用，滋肾补肝健脾，脾旺血自生，气盛血自行，阳生阴长，虚弱诸症皆消。

［适用范围］①虚劳内伤，身热心烦，头痛恶寒，懒言少气，脉洪大而虚。②气虚自汗，心神不宁，多梦。③气虚不能摄血之出血症，如月经量多、消化性溃疡之便血等。④脾虚久泻久痢长期不愈者。⑤一切老年清阳下陷，元气不足之症，如脱肛、小便频数、大便日行多次等皆能服之。

［注意事项］熟地黄滋腻碍胃，脾胃虚弱、食欲不振者慎用。即使服用可以加入陈皮、砂仁等理气健胃的药物。

九、乾坤膏

［方源］河北省中医研究院《清太医院配方》。

［原料）当归 500 克，熟地黄 500 克，黄芪 500 克，党参 500 克。龙眼肉 250 克，枸杞子 250 克，天麻 250 克，肉苁蓉 250 克，蜂蜜适量。

［制作］①将上述诸药洗净，加入冷水浸泡半日。②将药物与水一起倒入锅内。旺火煮沸，改为小火煨 1 时左右，滤出药液，再加水煎煮，滤出药液，反复 3 次。③合并滤液，小火浓缩，入蜂蜜调匀收膏，瓷器盛之。

［服法］每日 2 次，每次 1 匙，白开水冲服。

［功效］大补气血，滋阴温阳。

［方解］益气与养血、滋阴与温阳并用；方中党参与熟地黄相配，益气养血；当归养血补肝，助熟地黄补益阴血；黄芪大补脾肺之气，资气血生化之源；龙眼肉补心安神，养血益脾；肉苁蓉补肾助阳，润肠通便；枸杞子滋肾，益精，养肝；天麻提升清阳，使补益之气上达头部。诸药合用，心、肺、脾、肝、肾五脏俱补，气血同治，阴阳并复；若体质虚弱者，可以将方中的党参改为人参；体质偏于阳虚寒者用红参；偏于阴虚火旺者用西洋参；阴虚阳虚

不是很明显者用生晒参。

［适用范围］①气血亏损之肌肉消瘦，倦怠嗜卧，颜面憔悴，食欲不振。②肺虚之气喘，骨蒸劳热，自汗盗汗。③男子遗精早泄、妇女白带清稀量多等症。④对老年人有补益气血、延缓衰老的作用。

［注意事项］①体质强盛者不宜服用。②感冒、急性病期间不宜服用。

十、河车膏

［方源］河北省中医研究院《清太医院配方》。

［原料］党参100克，生地黄100克，枸杞子100克。

［制作］①先将胎盘漂洗干净，放入沸水中烫煮一会儿，再用冷水漂洗几次，切成块备用。②将党参等药洗净，入清水中浸泡半日。③将胎盘与诸药物一起放入锅内，用水煎透，取汁去渣，过滤后浓缩，加入炼蜜收膏即可。

［服法］每日1次，每次3匙，早晨空腹用黄酒冲服。

［功效］大补元气，益精强身。

［方解］河车膏又名混元膏，人的胎盘又称为紫河车，性温，味甘、咸，是一味大补气血的药物，对于虚劳羸瘦、气血两亏、肺虚咳喘等病症有良好的疗效。药理研究证明，人的胎盘有滋补强壮作用。能促进乳腺、卵巢的发育；还有免疫作用，能增强抵抗力；兼有抗过敏作用。党参健脾补气；当归养肝补血：枸杞子养阴血，补肝明目；生地黄性寒味甘，有滋阴生津凉血的作用。全方药性平和，养肝健脾，气血双补，治男性诸虚百损，五劳七伤。

［适用范围］①先天禀赋不足，元气亏虚，体弱多病。②男子肾虚阳痿，少精不育。③妇女子宫虚冷，见月经量少、闭经不孕或胎动不安等。④支气管哮喘、慢性支气管炎、肺源性心脏病等患者在病情缓解期服用，能增强体质，减少急性发作的次数。

［注意事项］①服药期间戒气怒、房劳。②忌食诸般血制品，如猪血、鸭血等。③忌饮白酒。④急性病期间不宜服用。

第三节　温阳补肾膏滋

温阳补肾膏滋是以温补肾阳的药物、食物为主制成的膏汁，即能补气，又能补阳，具有补肾壮阳的作用。

本类膏滋适应范围为肾阳不足之人，阳虚体质者也可以作为进补服用。大多由于年老体衰，或劳累过度，或先天禀赋不足。本类膏滋药性偏于温热，凡感冒、急性病期间以及阴液亏虚、虚火内动者不宜服用。

一、补骨脂胡桃膏

[方源] 五代·王颜《续传信方》。

[原料] 补骨脂 300 克，胡桃仁 600 克，蜂蜜 300 克。

[制作] ①将胡桃仁（连皮）捣为泥状。②补骨脂酒拌，蒸熟，晒干加入胡桃泥、补骨脂末，和匀，收贮瓶内即可。

[服法] 每日 2 次，每次 10 克，开水冲服。

[功效] 补肾温阳，定喘止咳。

[方解] 补骨脂善能补肾壮阳，为肾虚阳痿、腰痛的常用药。其性大温，能散阴寒，其味辛而兼涩，亦可纳气定喘，涩精缩尿，故肾阳不足、阴寒内盛、下元不固之症，尤为多用。胡桃性温味甘，功能补肾助阳，温肺定喘，为肾虚腰痛、肺肾虚喘之常用药，但作用缓和，多为辅助之品。方中胡桃仁与补骨脂同用，其意义有三：首先，在温肾助阳方面相须为用；其次，对于肺肾虚，胡桃兼可温肺敛肺，肺肾同治；再者，胡桃仁为滋润之品，可以制约补骨脂辛燥之性。故前人认为胡桃仁“佐补骨脂有木火相生之妙”，还谓”补骨脂无胡桃，犹水母之无虾也。”配伍蜂蜜，一则益气补虚，润肺止咳，增强全方滋补及止咳之力；二则矫味，赋型，使主药甘甜可口，易于服用。

[适用范围] ①肾阳不足，肾气不固之阳痿、滑精、早泄、尿频、腰膝冷痛等。②肾不纳气、肺气虚寒所致的久咳虚喘病症，如慢性支气管炎、肺气肿、哮喘等。③体质虚弱者、老年人补益服用。④常人进补服用。

[注意事项] ①前人认为，去皮之胡桃仁专于滋补润肠，连皮则性涩敛

肺，故用治喘嗽，宜连皮入药。②本方容易动火生痰，故痰热咳喘及肺肾阴虚所致的喘嗽忌用。

二、羊肉膏

［方源］宋·王怀隐等《太平圣惠方》。

［原料］羊肉1000克，蜜糖200克，干地黄200克，当归身200克，黄芪50克。

［制作］①将羊肉去皮，清除肥肉及筋膜，切块，放沸水中焯一下，去掉血水。②地黄、当归身、川断、怀牛膝、黄芪洗净，与羊肉一起入锅，加水同煲约10小时，取汁去渣，进一步浓缩汤汁。③加入蜜糖，熬成麦芽糖样即可。

［服法］每日1次，每次25～30克，开水冲服。

［功效］补血散寒，益气温中。

［方解］李杲云："羊肉甘热，能补血之虚，有形之物也，能补有形肌肉之气。凡味与羊肉同者，皆可以补之："他进一步把羊肉同人参相比，写道："补可去弱，人参、羊肉之属是也。人参补气，羊肉补形也。"可见对于形体瘦弱、气血不足者最宜服用羊肉。当归补血，黄芪补气。两者常配伍应用，是体质虚弱者的必用良药，与羊肉同用增强了补血散寒、益气健脾的功效。地黄长于滋阴；川断善于补阳；牛膝活血通经脉，并能补肝肾而强筋骨。药食合用，气血双补，阴阳调和，强壮筋骨，健身延年。

［适用范围］①气血不足，症见面色苍白或萎黄，头晕目眩，四肢倦怠，气短懒言，心悸怔忡，食欲不振。②肾阳不足之肢冷、腰膝无力、面部色斑等。③神经衰弱、贫血、慢性肾炎等属气血不足、肝肾亏损者的食疗应用。④常人冬季进补服用。

［注意事项］①凡外感时邪，或内有宿热者不宜服用。②羊肉为发物，疮疡等外科疾患者忌用或慎用。

三、锁阳膏

［方源］明·方毂《本草切要》。

［原料］锁阳1500克，炼蜜500克。

［制作］①将锁阳洗净，切成薄片，加水煎熬，取汁去渣再煎，共3次。②将3次药汁分别用纱布过滤，合并滤液。③用小火将滤液浓缩，加炼蜜收膏，入瓷瓶内收贮。

［服法］每日1次，每次1匙，温酒化服。

［功效］补肾益精，润燥滑肠。

［方解］锁阳性温味甘，《本草图解》谓之“补阳益精，润燥养筋，凡大便燥结，腰膝酸软，珍为要药”。锁阳药性虽温，但体润滑肠，不仅能益精壮阳，养筋起痿，而且能润肠通便，对肾虚阳痿、腰膝无力、虚人便秘有很好的作用。

［适用范围］①肠燥便秘之症，特别对老年津亏，大便干结者尤为适用。②滑泻等症。③平素经常有腰膝酸软、下肢无力者。

［注意事项］阴虚火旺之大便干结、心烦、唇燥口渴者不宜服用。

四、犊髓全阳膏

［方源］明·方贤《奇效良方》。

［原料］小牛犊儿1头，黄芪500克，官桂200克，良姜200克，陈皮200克，甘草200克，椒200克，食盐50克，黄酒500毫升。

［制作］①小牛犊儿宰杀后，去皮毛、内脏，洗净，切成小块。②牛肉块与上述药物以及黄酒一同放入锅内，加水后用旺火煮沸，撇去浮沫，改小火煎熬，至肉烂如泥、骨髓尽化为止。③滤去肉、骨、药，取汁再熬至汤稠，冷却后，入瓮内收贮。

［服法］取汁任意调和食用，以尽为度。

［功效］补阳益精。

［方解］本膏中牛犊性温味甘，为纯阳之品，有益肾壮阳、补虚生精、调补肾虚羸瘦的作用；黄芪善补脾肺之气，增强补益之效；肉桂、良姜、川椒不仅气味芳香，而且有补中、温阳、散寒的作用，与牛犊相配既解牛肉之腥膻，又使温阳功效更加显著；陈皮理气消食健胃，有益于补阳之品的消化吸收。

［适用范围］①老年肾阳衰退、下元亏损之畏寒肢冷、面色苍白、目眩耳鸣、腰膝酸软、夜尿频多等症。②久病体虚、阳虚畏寒者。③小儿佝偻病，

发育不良之面色萎黄、毛发稀疏等。④在寒冷季节或地区，可作为御寒之品服用。

［注意事项］①阴虚有热者忌用。②胃火旺盛，口渴者用量酌减。

五、熟地膏

［方源］唐·孙思邈《千金要方》。

［原料］熟地黄5000克，白蜜1000克。

［制作］①将熟地黄加水煎熬3次，分次过滤去渣。②合并3次滤液，用小火煎熬，浓缩至膏状，以不渗纸为度，对入白蜜成膏即可。

［服法］每次1匙，早晨空腹用黄酒或白开水冲服。

［功效］滋阴补肾，添精益髓。

［方解］熟地黄是生地黄加工蒸熟而成，其色黑人肾，味厚滋阴，既能补血滋阴而养肝益肾，又能益阴而制虚热，是填精补髓、益寿延年、培元固本之圣药。《本草纲目》云之："填骨髓，长肌肉，生精血，补五脏内伤不足，通血脉，利耳目，黑须发"，足见其补虚疗效非凡。熟地黄滋腻碍胃，久服会影响食欲。因此可以加入眇仁、陈皮等开胃消滞药物。

［适用范围］①女子血虚之面色萎黄、月经不调或淋漓不尽。②肾阴不足之午后低热、盗汗、口渴多饮等症。③男子肾虚遗精、滑泻等。

［注意事项］消化不良、食欲不振者不宜服用。

六、芝麻枣膏

［方源］宋·王怀隐等《太平圣惠方》。

［原料］黑芝麻500克，大枣500克，白糖适量。

［制作］①将芝麻放锅内用小火炒香，捣碎备用。②大枣去核，切碎，放入锅中，加水煎煮，先以旺火，后以小火浓缩，至稠粘如膏。③膏内加入芝麻，白糖搅匀，继续加热至沸，停火，待冷装瓶备用。

［服法］每日2次，每次1汤匙，温开水冲1周。

［功效］补血润肤，乌发美颜。

［方解）黑芝麻是枣膏主药，其性平味甘。香味宜人，有补血生津，乌发润肤、润肠通便的作用。现代医学研究认为，黑芝麻能加深毛发的黑色素，

所以有防治白发的作用。历代药物学家、养生学家都以黑芝麻为保健长寿药食，如晋代葛洪《抱朴子》就记载服食芝麻“一年身面光泽，二年白发返黑，三年齿落发生”的事例。唐代百岁名医孙思邈在《千金要方》中专门介绍使白发返黑的芝麻丸、芝麻膏口感清醇，香甜益人，久服必要有体健貌美，延年益寿的功效。

[适用范围] ①须发早白，皮肤干燥，形体消瘦音。②肠燥便秘。③正常人保健服用。

[注意事项] 由于芝麻有润肠的作用，所以脾虚腹泻者不宜服用。

七、文武膏

[方源] 金·张元素《素问病机气宜保命集》。

[原料] 鲜桑葚 4800 克，冰糖 1980 克。

[制作] ①将鲜桑葚榨汁，榨汁后的渣放入锅内，加水煎煮，去渣留汁，滤清。②将原汁以及煎取的汁合并，加入冰糖，中火浓缩，收膏即可。

[服法] 每日 2 次，每次 1～2 匙，白开水调服。

[功效] 滋补肝肾，聪耳明目。

[方解] 桑葚是桑树成熟的果实，其性寒，味甘而酸，其色赤黑，入肾而滋养阴血，乃补品中之良药。桑乃箕星之精，其精英尽在于椹。明代《滇南本草》记述了桑葚的保健功效：“益肾脏而固精，久服黑发明目”。《神农本草经》称蜂蜜“益气补中，止痛解毒，除众病，和百药，久服强志轻身，不饥不老”。桑葚得蜂蜜辅佐，其滋润和补益功力更强。老年体虚之人经常服用，可改善须发早白、目暗耳鸣、失眠健忘、烦渴便秘等症状；常人服之，强壮身体。

[适用范围] ①阴血不足之眩晕、失眠、眼花等。②肝肾不足之须发早白、耳鸣目昏、精力不足、未老先衰等。③血虚肠燥之大便秘结，如老年性便秘、产后便秘、习惯性便秘等。④作为肺结核、淋巴结核等患者的辅助治疗。

[注意事项] 脾虚腹泻者不宜服用。

八、牛骨髓膏

[方源] 元·忽思慧《饮膳正要》。

[原料] 牛骨髓600克，天门冬300克，生地黄500克，黄精500克。

[制作] 将黄精、生地黄、天门冬加适量的水，煎熬2次，合并2次药液初成之浓缩膏尚热时，加入牛骨髓，用银匙不断地搅拌和匀，冷定即成。

[服法] 每日1次，每次10克，于晨起空腹时，用绍兴黄酒调服。

[功效] 补精生血，养肝滋胃。

[方解]《饮膳正要》载牛骨髓膏有“补精髓，壮筋骨，和气血，延年益寿”的作用。本方中选用三味古代常用的补益保健药品，其中天门冬性寒，味甘而微苦，《本草从新》认为它“能渗肺经治节，使清肃下行，补气生津，治咳嗽喘逆，痰壅火升，久疟淋沥……”常用于肺燥阴虚之病症；生地黄性寒，味甘而苦，《名医别录》认为其治惊悸劳，心肺损，吐血，鼻衄，妇人崩中血晕，助筋骨”；黄精性平味甘，《饮膳正要》认为其有“宽中益气，补五脏，调良肌肉，充实骨髓，坚强筋骨，延年不老”等润肺、滋阴、补脾的作用。

牛骨髓与清热、养阴的药物同煮为膏，既有养阴、润肺、补益脾胃的作用，又能清退虚热，凉血止血，对增强体质、补益身体大有益处。四物相合，而具补精髓、壮筋骨、延年益寿之功，温酒送服，可通利血脉，并防诸料过于滋腻粘滞。

[适用范围] ①阴虚肺燥所致的咳嗽少痰，或干咳无痰，或痰中带血，如肺结核等病症。②阴虚火旺所致的潮热、盗汗、遗精、尿血、鼻衄等症。③肠燥便秘、痔疮或便血。④防治再生障碍性贫血、肿瘤等患者化疗、放疗引起的骨髓造血功能损害。

[注意事项] ①脾虚腹泻、胃纳不佳者忌服。②咳嗽痰多、感冒咳嗽不宜服用。

九、蜂蜜膏

[方源] 明·龚廷贤《寿世保元》。

[原料] 生猪油120克，蜂蜜120克，米粉120克。

［制作］将生猪油切块，与蜂蜜、米粉同时入锅，煎熬成膏，收贮备用。

［服法］每日数次，每次1匙，入口含化。

［功效］养阴润燥，补肺止咳。

［方解］蜂蜜性平味甘，有补中缓急、润肺止咳、滑肠通便的作用，不仅用于脾胃虚弱、倦怠食少、脘腹作痛，而且可用于肺虚久咳及肺燥干咳、咽干等症。猪油富含油脂，有养阴、润滑肌肤、防治干燥的功效，若平时饮食中适当吃些肥肉，有利于肌肤光滑柔润。米粉性平味甘，有补中益气、健脾和胃、除烦渴、止泻痢等作用，汉代医家张仲景在许多的方剂中善用米粉，就是取其健胃和中之意。

［适用范围］①脾胃虚弱、消化功能低下、阴血不足、皮肤干燥、食欲不振等，日久咳嗽，多年不愈者。③工作劳累或吸烟过度引起的咽喉干燥疼痛。

［注意事项］①形体肥胖者慎用。②脾虚腹泻者不宜服用。

十、枸杞膏

［方源）清·朱彝尊《食宪鸿秘》。

［原料］鲜枸杞子、白酒各适量。

［制作］①将枸杞子去蒂洗净，盛入干净的布袋内。②将枸杞汁倒入锅中，用小火熬成膏，再将白酒慢慢滴入，搅拌均匀即可。

［服法］每日2次，每次1匙，温开水冲服。

［功效］补益阴血，润肌肤，益颜色。

［方解］枸杞子性平味甘，有滋补肝肾、润肺养颜的作用。古人认为，枸杞子可以延年益寿，是有病治病、无病养身的仙果。《本草汇言》云：“枸杞能使气可充、血可补、阳可生、阴可长、火可降、风湿可去、有十全之妙焉。”枸杞膏香甜可口，长期食用对身体多有补益。

［适用范围］①体质虚弱者补益服用。②慢性疾病患者作为食疗应用。③常人保健服用。

［注意事项］①枸杞子全国各地均有分布，但以宁夏枸杞质量最好。本膏应选择质量上乘者入药，方有疗效。②感冒、急性病期间不宜服用。

第四节 滋阴退热膏滋

滋阴退热膏滋是以养阴、滋阴、降火的药物和食物为主制成的膏滋，既能补气，又有滋养阴液、退热降火的功效。一些慢性消耗性疾病，如肺结核、糖尿病、甲状腺功能亢进症以及某些肿瘤、免疫系统疾病都能出现阴虚火旺的症候，本类膏滋适应这类人服用。阴虚体质、肝火偏旺者也能作为保健服用。本类膏方药性偏凉，所以脾胃虚寒、阳气不足者不宜服用。

一、梨酥蜜地煎膏

［方源］唐·孟诜《食疗本草》。

［原料］大梨子 5 个，酥 30 克，蜂蜜 30 克，地黄 50 克。

［制作］①梨去皮，捣碎榨取。②生地黄用水 1 碗，煮取汁。③生地黄汁、梨汁、酥、蜂蜜一同入锅，煎沸浓缩即可。

［服法］待冷后，不拘时缓缓含咽。

［功效］养阴润肺，止咳化痰，生津止渴。

［方解］梨肉脆嫩多汁，浓郁芳香，营养丰富，不仅能润肺，治疗咳嗽、咽喉干痛，还能降火解毒；生地黄养血滋阴，善养肺胃之阴而生津止渴；酥即奶酪，营养丰富，内含蛋白质、脂肪、糖类、钙、磷、铁、维生素等成分；蜂蜜润肺滋燥，与诸物配合煎饮，犹如大旱之后得甘泉之露，能滋养肺胃之阴而止咳、止渴。

［适用范围］①热病后期或气候干燥，燥热伤肺所致的干咳痰少，咽干口燥，烦渴欲饮。②肺结核咳嗽痰少，午后潮热者。③用声过度、劳累、熬夜、抽烟等所致的声音嘶哑。④肠燥便秘。

［注意事项］脾虚便溏者慎用。

二、猪皮膏

［方源］汉·张仲景《伤寒论》。

［原料］猪肤 500 克，米粉 250 克，白蜜 500 克。

［制作］将鲜猪肤去净毛，洗净，用小火炖成浓汁。

［服法］每日 3～4 次，每次 1 匙，空腹服用。

［功效］养阴清热，和中扶脾。

［方解］本方原是《伤寒论》主治少阴病、下利、咽痛、胸闷心烦的主方，名猪肤汤。因其制作类似膏滋，故将其正名为猪肤膏。猪肤即猪皮，其性寒味甘，具有滋液润燥、养阴清热之功效，能治阴虚火旺、咽喉肿痛，并能解除邪热所致之音哑；白蜜甘寒养阴，阴液得复则虚火自降；米粉甘缓和中，能扶脾止痢。故本品具有滋润平补的作用。现常用于治疗阴虚火浮，脾不健运而引起的咽痛、心烦、下痢诸症，对改善皮肤粗糙、头发枯焦、面部皱纹等有较好的疗效。久服能滋润肌肤，光泽头发，延缓皮肤衰老，减少皱纹。

［适用范围］①慢性咽喉炎属于阴虚火旺者。②经常咽喉干燥，口渴唇燥，大便干结。③皮肤干燥、头发无光泽者保健服用。

［注意事项］①服用剂量要适量，否则易生痰浊。②因肺胃实热上攻之咽痛不宜服用。

三、千金羊蜜膏

［方源］唐·孙思邈《千金要方》。

［原料］熟羊脂 150 克，熟羊髓 150 克，白蜜 150 克，生姜汁 20 毫升，生地黄汁 100 毫升。

［制作］以上五味，先以羊脂煎令沸，再下羊髓，又令沸，再下蜜、地黄汁、生姜汁，不断搅拌微火熬数沸，成膏即可。

［服法］每日 1 次，每次 1 汤匙，空腹温酒调服。

［功效］养阴润燥，补中益气。

［方解］羊脂含有饱和脂肪酸，其中主要是棕榈酸及硬脂酸，也含少量的肉豆蔻酸；不饱和脂酸有亚油酸、羊脂酸。其性温味甘，能补虚润燥，治虚劳羸瘦，润肌肤，祛风化毒，还可治久痢、丹毒，避瘟气。《千金要方》用羊脂治虚劳口干。羊髓即羊之骨髓或脊髓，其性温味甘，利血脉，益经气，有益阴补髓、泽肺润肌、补诸虚、健五脏的功效。

白蜜为蜂蜜的一种。蜂蜜可分成白蜜（色白或淡黄）、黄蜜（橘黄色或琥珀色），其性平味甘，有补中气、和营卫、润脏腑、安心神、通三焦、调脾胃的功效。生姜汁可以促进胃酸、胃液的分泌，并有止吐作用。生地黄清热凉血，养阴润燥，与羊脂、羊髓共为主药，伍以白蜜，补中益气；伍用生姜汁和中除寒，并能除油腻，解腥味。

［适用范围］①虚劳腰痛，午后低热，精神不振，面色暗淡，皮肤干燥。②肺阴不足，久咳不愈，干咳咯血，骨蒸潮热。

［注意事项］①高脂血症、动脉硬化、肥胖者慎用。②阳虚体质之胃寒肢冷，大便溏泄者不宜服用。

四、龙眼参蜜膏

［方源］清・严洁等《得配本草》。

［原料］党参 250 克，沙参 125 克，龙眼肉 120 克，蜂蜜适量。

［制作］①将党参、沙参、龙眼肉先以适量水浸泡。②上述药物入锅加水煎煮，每 20 分钟取煎液 1 次，加水再煮，共取煎液 3 次。③合并 3 次煎液，以小火煎蒸浓缩，至稠粘如膏时，加蜜 1 倍，至沸停火，待冷装瓶备用。

［服法］每日 3 次，每次 1 匙，以沸水冲化，分顿饮服。

［功效］滋阴清热，补气益肺。

［方解］党参性平味甘，有补中益气的功效，对脾肺气虚所致的病症有较好的治疗效果。党参的补气功效似人参，但补益力较弱。《本草正义》认为："能补脾养胃，润肺生津，健运中气，与人参不甚相远。尤其可贵者，则健脾运而不燥，滋胃阴而不湿，润肺而不犯寒凉，养血而不偏滋腻，鼓舞清阳，振动中气，而无刚燥之弊"。沙参性微寒，味甘，有养阴润肺、益胃生津的功效，对于阴虚肺燥所致的干咳少痰、咽喉干燥等症候有较好的功效；龙眼肉性温味甘，有补益心脾、养血安神的作用，对气血不足之失眠、健忘、眩晕等有很好的治疗效果。党参、沙参、龙眼肉三药合用，既补益气血，又养阴清热，不仅对体质虚弱者有补益作用，而且对身体健康者有保健功效。

［适用范围］①体质虚弱、消瘦、无力、疲倦等症。②肺气阴两虚，多咳少痰，声音嘶哑，或痰中带血。③肿瘤患者化疗、放疗之后口干、咽燥、头晕、乏力等。④常人保健服用。

［注意事项］沙参与党参有所不同，前者，其又称粉沙参，主要有润肺生

津、和胃降逆的作用。若肺热、胃热患者服用，以选择后者为佳。但气虚明显者用党参较好。

五、天门冬膏

［方源］清·方肇权《方氏脉症正宗》。

［原料］天门冬400克，麦门冬200克，当归200克，火麻仁200克，生地黄200克，白蜜适量。

［制作］①将上述药物洗净，用清水浸泡半日。②诸药加水共煎3次，去渣滤清。③将3次药汁合并，中火浓缩至粘稠，加白蜜收膏。

［服法］每日2～3次，每次1匙，白开水调服。

［功效］润肺生津，润燥通便。

［方解］《本草汇言》载："天门冬，润燥滋阴，降火清肺之药也。"麦门冬甘寒清润，长于滋燥泽枯。当归润燥滑肠，用油当归较佳。生地体润多液，清热生津。火麻仁性平味甘，体润多脂，既能通利大肠风热燥结，又有滋养补虚的作用。《黄帝内经》谓其"燥者润之"。综观本方之各药均为阴柔润肠之品，对肠燥便秘，效如桴鼓。

［适用范围］①胃火肠热之便秘、口臭、口干等。②老年人大便燥结、便秘不通或习惯性便秘。③肺阴不足之咳嗽、咳痰不畅或干咳。

［注意事项］脾胃虚寒、消化不良者不宜服用。

六、乌葚膏

［方源］清·朱彝尊《食宪鸿秘》。

［原料］乌桑葚、白糖、梅肉、紫苏末各适量。

［制作］①将桑葚捣烂取汁。②白糖放入锅中溶化。③在溶化的白糖中加入桑葚汁、梅肉、紫苏末，搅拌均匀，微火浓缩，晾凉后瓶中收贮。

［服法］每日1～2次，每次1匙，温开水冲服。

［功效］养阴清热。

［方解］桑葚有乌、白两种。《本草述》云："乌葚益阴气更益阴血"，其性寒味甘，对阴血不足之眩晕、失眠、眼花以及肝肾阴虚所致的须发早白有较好的防治效果。梅肉生津除烦热。紫苏行气宽中，以防桑葚过于滋腻呆胃。

膏色黑味酸，嚼之有味，久服必能强身健体，延年益寿。

[适用范围] ①肝肾不足之须发早白，耳鸣目花，腰膝酸软。②阴血不足之烦热口渴，睡眠不宁。③常人保健服用。

[注意事项) ①反胃酸者不宜服用。②大便干结者，宜增加桑葚的剂量或改白糖为蜜糖。便溏薄者，梅肉多用。

第五节 养心安神膏滋

养心安神膏滋是以补益气血、养心安神的药物和食物为主制成的膏滋，具有补养心神、安神定志的作用。

本类膏滋适用心神失养所致的虚烦不眠、心悸怔忡、健忘多梦等症，对于神经衰弱、更年期综合症、失眠有较好的辅助治疗功效。

在服药期间若遇感冒生病应停止服药。

一、黄连阿胶膏

[方源] 汉·张仲景《伤寒论》。

[原料] 黄连 120 克，黄芩 60 克，芍药 60 克，阿胶 90 克，蛋黄适量。

[制作] ①黄连、黄芩、芍药加水煎 3 次，取汁滤渣，合并药汁。②阿胶用适量的水溶化。③阿胶与药汁调匀，用小火收膏即可。

[服法] 本膏为 10 日量。每日 2 次，每次取蛋黄拌匀服用。

[功效] 清热泻火，补肾养阴。

[方解] 肾阴亏损，阴血不足，不能上济于心，则心火亢盛，见虚烦少寐、心神不宁、口舌生疮等症。方中黄连性寒味苦，泻火解毒，尤善清心经实火，凡心火旺盛者必用此药；配伍苦寒之黄芩，可增强其清热泻火之力。阿胶性平味甘，功能补血，滋阴，润燥，不仅能补亏损的阴血，而且防止黄连、黄芩苦燥伤阴之弊；芍药助阿胶于补阴中敛阴气。蛋黄助泻心火中补益阴血。五物合用，扶阴泻火，使心肾交合，水升火降，诸症可愈。

[适用范围] ①虚烦少寐，心悸，神疲，健忘，口舌生疮，小便短赤，舌红少苔，甲状腺功能亢进症、更年期综合症等见心悸怔忡、失眠健忘者保健

服用。

［注意事项］本膏以苦寒泻火为主，脾胃虚寒、大便溏泄者不宜服用。

二、曲石膏

［方源］唐·孙思邈《千金要方》。

［原料］神曲120克，磁石60克，朱砂30克，炼蜜适量。

［制作］上三味研为细末，入炼蜜搅拌均匀，瓷瓶贮存。

［服法］每日2次，每次6克，空腹时用米汤或温开水冲服。

［功效］心镇安神，益阴明目。

［方解］耳目之所以能听能视，有赖于五脏六腑的精气上行灌输。肾精充沛，则听觉、视觉正常；如肾精不足，精气不能上行营养头目，则发生耳鸣耳聋，视物不明。肾中阴精充足，上济于心，以防心火过旺；若肾阴不足，心火（浮阳）上炎，心神不宁，则出现心悸、失眠等症。方中磁石性微寒，味辛而咸，入肾经，益阴敛浮阳，心镇安神；朱砂性寒味甘，入心经，清心降火，心镇安神；神曲健脾和胃，助磁石、朱砂等矿石药物的吸收，防止伤胃之弊；炼蜜、米汤补中益胃，缓和药力。诸药合用，益阴潜阳，安神明目。

［适用范围］①两目昏花、视物模糊、耳鸣耳聋，心悸失眠等症。②神经衰弱、高血压、早期白内障等患者保健服用。

［注意事项］脾胃虚弱、食欲不振、消化不良者慎用。

三、宁志膏

［方源］宋·许叔微《普济本事方》。

［原料］党参50克，酸枣仁50克，朱砂25克，乳香1克，炼蜜适量。

［制作］将上述药物研为细末，加入炼蜜，搅拌和匀成膏即可。

［服法］每日1次，每次1匙，睡前白开水冲服。

［功效］宁心安神。

［方解］心主血而藏神，静则神藏，躁则消亡。故以养心安神为先。方中党参性平味甘，益气养血，宁心安神，主要用于脾胃虚弱及气血两亏等症；酸枣仁性平，味酸、甘，既能安神，又有滋养强壮之功，其水溶性成分有镇静催眠的作用，是治疗心肝阴血不足之失眠的要药；朱砂又名辰砂，性寒味

甘，有小毒，有镇心安神的功效，常用于神志不宁所导致的心烦失眠、心悸怔忡等症；少佐乳香，推陈致新，自有补益之妙。四药合用则心窍清明，神志倍益，博闻强识，绝少遗忘。

［适用范围］①中老年人气血不足之失眠健忘、怪梦频作、心悸抑郁等症。②心肝阴血不足之失眠、面色萎黄等。

［注意事项］由于朱砂含有硫酸汞成分，虽然镇静安神作用较强，但是不可过量服用或持续服用，病情缓解必须立刻停止使用，以防中毒。

四、五味子膏

［方源］明·李梴《医学入门》。

［原料］五味子 500 克，蜂蜜 1000 克。

［制作］①五味子水浸一宿，以手按去核，用洁净纱布滤取汁。②将五味子汁置沙锅内，放入蜂蜜，小火熬成膏状，放入瓷器内，待 3～5 日后，略去火性即可。

［服法］每日 2 次，每次 1～2 匙，白开水冲服。

［功效］敛肺滋肾，涩精安神。

［方解］原方为治“梦遗虚脱”而设。《本经》列五味子为上品，谓其能“主益气咳逆上气，劳伤羸瘦，补不足，强阴，益男子精”。孙思邈云：”五月常服五味子以补五脏气……六月常服五味子，以益肺金之气。在上则滋源，在下则补肾。”皆推崇其补益作用。和蜜熬膏，不仅甜酸可口，尤能润肺滋肾。

［适用范围］①神经衰弱、失眠等症。②肺肾两亏所致的久咳虚喘。③用于精滑不固、小便频数、久泻不止的辅助治疗。④用于急、慢性肝炎的辅助治疗或善后调养。

［注意事项］由于五味子味酸收敛，所以感冒未愈以及内火旺者不宜服用。

五、杞圆膏

［方源］清·洪基等《摄生秘剖》。

［原料］枸杞子、龙眼肉各等量。

［制作］①择红熟枸杞子，与龙眼肉一并洗净，清水中浸泡半日。②枸杞子、龙眼肉入锅，加水小火煎熬，共煎3次，去渣。③合并3次煎液，中火浓缩成膏，瓷瓶收贮。

［服法］不拘时频服，每次2～3匙，温开水调服。

［功效］滋阴养血，安神益智。

［方解］古人称枸杞为“仙人草”，“西王母杖”，意为天赐之物。《食疗本草》称枸杞子“坚筋耐老，除风，补益筋骨，能益人，去虚劳”；龙眼又名桂圆；《随息居饮食谱》载：“龙眼甘平，益脾阴，滋阴补液，果中神品。”二药合用，共奏补肾润肺、生津养血之功，为肝肾真阴不足，劳乏内热者补益之妙药。

［适用范围］阴血不足之失眠、心悸不安、头晕乏力、肺结核、肺气肿、心脏病等慢性疾病患者的调养之用。

［注意事项］消化不良、食欲不振者不宜服用。

六、多味膏

［方源］清·陈莲舫《陈莲舫先生医案》。

［原料］何首乌15克，生地黄15克，肉苁蓉15克，茯神15克，丹参15克，龙眼肉15克，银耳15克，枸杞10克，沙苑子10克，酸枣仁10克，川杜仲10克，蒺藜10克，橘络10克，潞党参10克，制半夏10克，麦门冬10克，佛手花6克，西洋参6克，红参6克，远志12克，沉香末3克，湘莲子50克，阿胶100克，龟甲胶100克。

［制作］①将阿胶、龟甲胶加水浸泡，使之烊化为度。②将红参、西洋参加水先煎，煎透后，去渣留汁备用。③将上述其他药物洗净，切碎，加水共煎3次，过滤，合并滤液，浓缩。④合并参汁、药汁，中火浓缩成清膏，对入阿胶液、龟甲胶液，搅拌和匀，浓缩收膏即成。

［服法］每日2次，每次1匙，温开水调服。

［功效］健脾补肺，宁心安神。

［方解］脾胃虚弱、痰湿内盛、肺失宣化、肠燥液枯皆能导致夜寐不佳，或难以入睡。方中红参、党参、莲子、半夏、橘络益气健脾，燥湿化痰；麦门冬、龙眼肉、茯神、酸枣仁，远志、沉香末养心安神，降气开胃；西洋参、

丹参、生地黄、何首乌、枸杞子养阴补血；沙苑子、蒺藜、肉苁蓉、杜仲息风补肝肾；银耳、阿胶、龟甲胶为养阴之上品，有补肺养心之效。本膏肺、脾、心同治，气血阴阳双补，神虚不寐者，久服必有良效。

［适用范围］①脾胃虚弱、消化不良之失眠。②心脾两虚之心神不宁、失眠多梦、健忘等。③更年期综合症、神经衰弱、工作紧张、精神负担过重等因素引起的失眠。

［注意事项］①内热较甚之口渴、便秘者，可将红参改为生晒参。②感冒、急性病期间不宜服用。

第六节　健脾和胃膏滋

健脾和胃膏滋是以补益中气、健脾开胃的药物和食物为主制成的膏滋，具有补益脾胃、增进食欲、帮助消化的功效。

本类膏滋虽然为脾胃虚弱、食欲不振、脘腹胀满、腹痛腹泻者而设，但是适应范围较广，无论老人、小儿、体弱者、常人都能服用。

本类膏方用药多属甘温之品，易于生湿、生热，所以外感发热、咳嗽痰多、脾胃湿热、舌苔黄腻者不宜服用。

一、黄芪膏

［方源］梁·陶弘景《陶弘景方》。

［原料］黄芪 1000 克，炼蜜 250 克。

［制作］①将黄芪洗净，切碎。②锅内加水入药，煎煮后取汁去渣液合并，用小火煎熬，浓缩至膏状，以不渗纸为度。③兑入炼蜜即成。

［服法］每日 2 次，每次 1 匙，白开水冲服。

［功效］补中益气，调养荣卫。

［方解］黄芪是一味补气要药，有补气升阳、固表止汗、托疮生肌、利水消肿的功效。药理研究认为，黄芪有加强心肌收缩力的作用，并能扩张血管，改善皮肤血液循环，降低血压，还有保护肝脏、防止肝糖元减少的功效。所以黄芪在临床上的应用较为广泛。此膏以黄芪为主，配以炼蜜，补中益气，

调荣固卫，外止阳虚自汗，内托痈疽不愈。年老气虚不足之症，皆可常服，久服自然骨壮身强，添精益髓。

［适用范围］①形体羸弱，四肢无力者。②气虚下陷、腹泻不愈，或男子遗精便血、妇女崩漏带下等。③肺虚咳喘，面目浮肿。④疮疡内陷，脓成不溃或久溃不敛者。⑤体质较差，容易生病或感冒者保健服用。

［注意事项］①热毒疮疡、红肿热痛者不宜服用。②消化不良、舌苔厚腻者需加陈皮等理气健胃药物方能服用。③患急性病期间不宜服用。④阴虚阳亢，如高血压患者慎用。

二、两术膏

［方源］明·钟惺《饮馔服食谱》。

［原料］白术600克，苍术160克，黄精300克，白蜜适量。

［制作］①将白术、苍术、黄精捣碎，放入盆中，用矿泉水浸泡一昼夜。②将药和浸泡液放入沙锅煎汁，滤出药液后，加水适量，再煎取汁。③将2次药液用纱布过滤后，放入锅内，加入白蜜，小火炼成膏即可。

［服法］每日2次，每次1匙，开水调服。

［功效］健脾益气，轻身延年。

［方解］白术性温，味甘而苦，为健脾益气的主要药物，常与党参、茯苓、甘草配成四君子汤，是中医健脾益气的基础方。一些健脾益气的药膳也是以四君子汤中的药物与食物配制而成。黄精补气，有助于白术健脾；苍术性温味苦，以燥湿健脾为主，常用于湿阻中焦，脘腹胀满的病症。三药为膏，共奏健脾益气之功。

［适用范围］①脾胃虚弱，食欲不振，大便溏薄，体倦乏力，舌苔白腻。②脾虚湿重，形体肥胖。多动则气急汗多。③夜盲症、角膜软化症之辅助治疗。④常人保健服用，能轻身延年。

［注意事项］胃阴不足、便秘、胃中灼热者不宜服用。

三、黄精膏

［方源］明·方贤《奇效良方》。

［原料］黄精10克，干姜180克，肉桂60克，蜂蜜适量。

［制作］①将干姜、肉桂研成碎末。②黄精去须去毛，洗净，打碎，蒸熟，榨取汁去渣。③合并 2 次药汁，加干姜末、肉桂末，小火慢煎至黏稠，加入蜂蜜收膏，贮瓷器内。

［服法］每日 3 次，每次 1 匙，温开水调服。

［功效］温中健脾，延年补益。

［方解］黄精性平味甘，是一味常用的平补之药。《滇南本草》谓其“补虚添精”。干姜性热味辛，温中健脾和胃。肉桂性热，味辛，温中补阳，散寒止痛。黄精配伍干姜、肉桂，不仅减轻黄精滋腻碍胃的特性，而且补脾健胃相得益彰，对于脾胃虚寒者尤为适宜。长期服用，可以补诸虚填精髓、益脾胃、润心肺、益寿添年。

［适用范围］①年老体弱、病后、产后脾胃虚弱者。②作为常人进补保健之用。③慢性胃炎、慢性结肠炎以及体质属虚寒者。

［注意事项］①胃热火旺，如口渴、多食，易饥之人不易服用。②胃肠受凉、脘腹部冷痛者也不宜服用。

四、党术膏

［方源］明·王肯堂《证治准绳》。

［原料］党参、白术各等量，白蜜适量。

［制作］①将党参、白术洗净，捣碎备用。②锅内加水，入党参、白术，水煎 3 次，分别过滤去渣。③3 次滤液合并，用小火煎熬至膏状，以不渗纸为度。④兑入白蜜，熬炼成膏即可。

［服法］每日 2 次，每次 1 匙，白开水冲服。

［功效］益气，健脾，化湿。

［方解］党参性平味甘，有大补中气、开心益智的功效。《本草正义》云其“健脾运而不燥，滋胃阴而不湿，润肺而不犯寒凉，养血而不偏滋腻，鼓舞清阳，振动中气，而无刚燥之弊”。白术甘平而温，《本草求真》谓其“既能燥湿实脾，复能缓脾生津，服之能健食消谷，为脾脏补气第一要药也”。临床上常用党参与白术配伍治疗各种气虚不足症。老年虚弱，诸药不灵，或因用药失宜，耗伤元气，虚症蜂起，用此膏滋补其中气，诸症自愈。若遇体质虚弱、急需补气固脱之人，因党参药力较弱，当用人参为宜。

［适用范围］①气虚不足之倦怠乏力、食少腹胀、久泻脱肛、面目浮肿等症。②老年体弱、中年早衰或病后身体没有康复者。

［注意事项］服膏期间忌食刺激性食物。

五、茯苓膏

［方源］明·龚廷贤《寿世保元》。

［原料］白茯苓500克，白蜜1000克。

［制作］①将白茯苓去黑皮，研为细末，用水漂去浮者，取下再漂再晒，反复3次，再为细末。②将茯苓粉与白蜜搅拌和匀。③锅内加少量的水，放入拌匀的白蜜茯苓，煎熬至膏为度，收贮。

［服法］每日2次。每次1匙，白开水送下。

［功效］健脾和中，利水渗湿。

［方解］茯苓有白茯苓与赤茯苓之分，取补益之用一般选择白茯苓。《药品化义》载："白茯苓，味独甘淡，甘则能补，淡则能渗，甘淡属上，用补脾阴，土旺生金，兼益肺气。"同时，其含有茯苓多糖，能增强人体免疫功能，具有一定的抗癌作用。茯苓药性平和，既能扶正，又能祛邪，在临床上应用广泛，有病者服之祛病，无病者服之健身。

［适用范围］①主治体弱虚损，见耳鸣目眩、食少便溏、足膝无力、梦遗滑泄等症。②老年性浮肿、肥胖症患者，或预防癌肿，常服茯苓膏，均有裨益。③作为某些慢性疾病，如慢性支气管炎、肺源性心脏病、慢性肾炎、血液病等的辅助治疗。

［注意事项］茯苓的煎法很有讲究，如《医学衷中参西录》谓："茯苓，若入煎剂终日煎之不透，必须切薄片，或捣为末，方能煎透。"确系经验之谈，值得重视。

六、白术膏

［方源］明·龚廷贤《占今医鉴》。

［原料］白术20克，白蜜1000克。

［制作］①将白术洗净，切碎。②锅内加水，入白术，水煎3次，分别过滤去渣。③3次滤液合并，用小火煎熬，浓缩至膏状，以不渗纸为度。④兑入

白蜜，熬炼成膏即可。

［服法］每日2次，每次1匙，白开水冲服。

［功效］理脾和胃，温中止泻。

［方解］此膏方药简功专，有保元补气之效，为补脾益胃而立。白术性温，味甘、苦，有补脾燥湿、利水止汗的作用，是一味培补脾胃的良药。若气虚明显者，可以加入党参；消化不良者，可以加入陈皮、枳实；用于气虚自汗者，可以加入黄芪；用于增强体质、减少感冒可以加入防风、黄芪。若儿童服用可以加入神曲，肥胖者服用可以加入茯苓、薏苡仁等。

［适用范围］①脾胃虚弱，饮食无味，食则腹胀，大便溏薄。②精神不振、四肢无力、肌肉消瘦者补益服用。③平素多汗，动则益甚，容易感冒者。④肥胖者或常人作为保健服用。

［注意事项］①胃阴不足之大便干结、唇燥口干、舌苔光剥者不宜服用。②若糖尿病患者服用，白蜜用量宜少。

七、香砂膏

［方源］清·张璐《本经逢源》。

［原料］香橼皮40克，砂仁40克，白糖500克。

［制作］①将香橼皮、砂仁研成细末。②白糖放入锅内加水适量，煎熬成浓稠的糖浆。将香橼粉、砂仁粉放入糖浆中，搅拌均匀，小火煎熬成膏。④停火后，将糖膏倒入涂有熟油的瓷豌内，晾凉。用刀切成10块即可。

［服法］每日1～2次，每次1块，用开水调服，或放口中噙化。

［功效］疏肝理气，和胃化痰。

［方解］香橼皮性温，味苦而酸，有理气化痰、助消化、消油腻的作用，对于肝气郁结、脾胃气滞所致的胸腹满闷、胁肋胀痛、呕吐、嗳气，以及痰湿咳嗽有较好的疗效。砂仁性温味辛，有芳香化湿、健脾和胃的功效。现代医学研究认为，砂仁能促进胃液分泌、排除消化道积气，是治疗脾胃气滞、脘腹胀满的常用药物。砂仁与香橼皮配伍，不仅能增强脾胃运化功能，促进油腻肉食的消化，而且有化痰湿作用，能起到减肥轻身的效果。本膏口感甜美，气味芳香，特别适宜小儿食用。

［适用范围］①脾胃气滞，症见脘腹胀满、腹痛泄泻、嗳气等。②小儿消

化不良、夜寐不宁、大便酸臭、流口水等症。③痰湿重、肥胖者减肥之用。④肉食饱餐，难以消化，脘腹胀闷，嗳气频作。

第七节　化痰止咳膏滋

化痰止咳膏滋是以滋阴润肺、止咳化痰或燥湿化痰的药物和食物为主制成的膏滋，具有滋润肺燥、化痰止咳或燥湿止咳的功效。

本类膏滋适用于燥邪伤肺，肺肾阴亏所致的咳喘无痰、喉干声嘶、咯血以及痰湿犯肺引起的咳嗽痰多、色白易咳等，对于慢性肺部疾病亦有很好的辅助治疗效果。

本类膏滋属于润肺燥或温燥化痰之品，凡感冒咳嗽、急性支气管炎、肺炎引起的咳喘不宜服用。

一、金水膏

［方源］唐·孙思邈《千金要方》。

［原料］生地黄 300 克，麦门冬 200 克，山药 200 克，天门冬 150 克，紫菀 150 克，玉竹 150 克，款冬花 100 克，白芍 100 克，百合 100 克，茜草 50 克，知母 50 克，广陈皮 50 克，川贝母 50 克，炼蜜 250 克。

［制作］①贝母去心，研成极细末备用。②余药共研粗末，水煎 3 次，分别过滤，去渣。③合并 3 次滤液，中火浓缩成清膏，加炼蜜收膏。④待膏冷却 12 小时左右，将贝母粉渐渐调入，拌匀，收贮。

［服法］每日 3 次，每次 1 匙，嘴里噙化，临睡及睡醒时服尤妙。

［功效］润肺化痰。

［方解］肺属金，凡精液、津液、血液皆属于水，金为水源，肺中无水则燥，肺燥则少津，血液亦枯。肺又与大肠相表里，肺燥则大肠亦燥。本方为治疗肺热水燥而设，故名金水膏。方中生地黄、麦门冬、天门冬、玉竹、百合都能滋养肺阴而清肺热，为保金生水之用；紫菀、款冬花、贝母化痰止咳；知母、茜草清肺止血，以防肺热络伤血出；山药补益肺气，气旺则能化生津液。全方寒温并用，补中有消，补不滞痰，消不伤正，称得一妙方良膏。

［适用范围］适合慢性支气管炎患者长期服用，年老体弱者更加适宜。肿瘤、肺结核等引起的肺阴亏虚、久咳不愈、痰中带血等。

［注意事项］①慢性支气管炎急性发作期不宜服用。②感冒咳嗽忌服。

二、贝母梨膏

［方源］宋·王怀隐等《太平圣惠方》。

［原料］大白梨 4 只，白蜜 250 克，白糖 250 克，川贝母 120 克。

［制作］①梨去皮，切块，加水 500 毫升，在铜器内煮烂，绞取汁。③梨汁、白蜜、白糖一同入锅，熬成稠厚状，再加入川贝末，搅匀即可。

［服法］每日 2 次，每次 1～2 匙，早、晚用白开水冲服。

［功效］润肺，化痰，止咳。

［方解］原方用治肺痈。肺痈类似现代的肺脓肿、支气管扩张等病症。梨汁甘凉清润，长于生津润肺，既可补充人体的营养成分，还可用于多种疾病的辅助治疗，最适宜于热病、肺热痰多、咽喉疼痛、声音嘶哑、大便干结者服用；川贝母性微寒，味甘而苦，长于润肺、化痰、止咳。现代医学研究证明，贝母中含有生物碱，其药理作用类似阿托品，能扩张支气管平滑肌，减少分泌。因此，特别适用于肺虚久咳、痰少咽痛以及外感风热咳嗽、咳痰黄稠者服用，与蜜糖煎膏，尤能养阴润肺，化痰止咳。

［适用范围］①阴虚肺燥，久咳不愈，咽干燥渴。②慢性支气管炎、肺脓肿后期、支气管扩张引起的咳嗽痰少、舌红少苔者，可作调养之用。

［注意事项］①川贝母价格较贵，经济困难者可用浙贝母替代。②肺寒咳嗽，痰多清稀色白者不宜服用。

三、霜紫雪膏

［方源］宋·郎简《集验方》。

［原料］雪梨汁 1000 克，生藕汁 500 毫升，生地黄汁 500 毫升，鲜茅根汁 500 毫升，麦门冬汁 150 毫升，白萝卜汁 150 毫升，姜汁 50 毫升，白蜜 150 克，饴糖 120 克，柿霜 120 克。

［制作］①将梨汁、藕汁、生地黄汁、茅根汁、麦门冬汁、萝卜汁合并，入锅共煎，滤去渣取汁。②将上述煎汁小火浓缩，加白蜜、饴糖、柿霜、姜

汁，搅拌均匀，煎透，浓缩成膏即可。

［服法］每日 3 次，每次 15 克，白开水冲服。

｛功效｝滋阴清热，润肺止血。

［方解］方中诸药皆用鲜汁，取其甘寒退热、生津润燥之功。其中梨汁清肺，麦门冬汁润肺生津；白萝卜汁清热化痰；生藕汁、生地黄汁养阴清热止渴。鲜茅根汁凉血止血，清热利尿，与藕汁、生地黄汁配伍加强了凉血止血的力量，对血热所致的各种出血有显著的疗效。姜汁性温宣散，温中化痰；饴糖性温味甘，有补虚、生津润燥的作用。本膏用姜汁与饴糖有温养中焦、防止药性过于寒凉损伤脾胃之意。

［适用范围］①各种肺部慢性疾病引起的咳痰、咯血或干咳。②便秘或大便带血。③小便短涩赤痛，或尿血。④老年津亏，久咳不愈，痰中带血者服用颇有裨益。

［注意事项］①服本膏忌服酸、辣、油腻、鱼腥发物等。②脾胃虚寒，大便溏薄者不宜服用。③急性病引起的咳嗽，如急性支气管炎、急性肺炎等不宜服用。

四、杏膏

［方源］元·沙图穆《瑞竹堂经验方》。

［原料］杏仁、胡桃仁各等量，炼蜜适量。

［制作］①将杏仁去皮、尖，与胡桃仁共研为膏。②炼蜜加热溶化，与杏仁胡桃膏搅拌均匀即可。

［服法］每日 1 次，每次 1 匙，睡前用姜汤冲服。

［功效］润肺化痰，补肾降气。

［方解］杏仁性温，味甘而苦，有止咳定喘、润肠通便的作用。胡桃仁能补阴助阳，温肺定喘，润肠通便；生姜性温味辛，内含芳香辛辣的挥发油成分，有解表散寒、化痰止咳等功效；杏仁与胡桃仁配制成膏，并用姜汤送服，具有润肺化痰、润肠通便的疗效，对呼吸道感染、慢性支气管炎、肺气肿等疾病以及老年人或病后体虚、肠燥便秘等都有很好的疗效。

［适用范围］①肺肾虚寒引起的久咳气喘，睡卧不宁。②作为慢性支气管炎、肺气肿、肺源性心脏病等疾病的辅助治疗。③肠燥便秘。

［注意事项］①杏仁有甜杏仁和苦杏仁两种：苦杏仁中含有3%的苦杏仁苷产生中毒反应；甜杏仁无毒，所以平时保健一般选用甜杏仁。②脾胃虚寒不宜服用。

五、万春膏

［方源］明·龚廷贤《万病回春》。

［原料］生藕汁、生姜汁、梨汁、萝卜汁、白果汁、竹沥、蜂蜜、甘蔗汁各等量。

［制作］将上述八物搅拌和匀，装入碗内，入笼蒸熟，瓷罐或瓶中存贮。

［服法］任意食之。

［功效］生津养液，清热化痰。大量服用会导致慢性腹泻。

［方解］本方纯属生津养液、清热化痰之品。方中生藕汁，《滇南本草》云："多服润肠肺，生津液"，佐以蜂蜜、甘蔗汁，其效尤著；竹沥性寒味甘，有较强的清热化痰作用；姜汁性温，既可防竹沥的寒性损伤脾胃，又能增强竹沥化痰的功效；白果汁有敛肺止咳、降气化痰的作用，一般用于咳嗽气急较严重时；梨汁、萝卜汁润肺，清热，涤痰，平喘。诸药合用，清热润肺，化痰止咳，对痰热型的慢性支气管炎有较好疗效，且药性平和，可以久服。

［适用范围］①慢性支气管炎、支气管扩张、支气管哮喘等引起的咳嗽气急、咳痰黄稠者。②秋燥咳嗽，久咳不愈。③体热而大便干结者。

［注意事项］①脾虚腹泻者不宜服用。②鲜竹沥一般药店有售，不需自己制作。

六、清金膏

［方源］明·龚廷贤（寿世保元》。

［原料］天门冬240克，麦门冬120克，贝母120克，杏仁（去皮）120克，葛粉120克。

［制作］先将前四味共研粗末，加清水适量煎3次，过滤去渣取汁火浓缩至2500毫升，再加入葛粉、蜂蜜，熬制成稠膏，瓷瓶中贮存。

［服法］每日不拘时，频频服之。

［功效］养阴润肺，化痰止咳。

［方解］天门冬性大寒，味甘、苦，功能清肺降火、滋阴润燥。麦门冬性微寒，味甘、微苦，功能清肺养阴，益胃生津，清心除烦。两者均有清肺、滋阴、润燥的作用，可用于肺燥咳嗽、肺结核咯血、肠燥便秘等。麦门冬微寒，又善养胃生津，清心除烦，多用于肺胃津伤阴亏等；而天门冬大寒，清热之力较强，兼滋肾阴，故多用于肺肾阴虚、长期低热之人。两药合用加强丁润肺养阴的作用，既养肺阴，又滋胃阴；贝母、杏仁宣肺化痰止咳，是肺部疾病的常用之药；葛粉性凉味甘，能鼓舞胃气上升，有生津止渴的作用。本膏诸药合用，养肺阴、润肺燥、化热痰、止咳嗽。

［适用范围］①久嗽痰喘，年久不愈，症见咳嗽喘逆，咽燥口干，痰粘不能咳出，舌红口燥。②作为支气管扩张、肺结核、肺部肿瘤等病症之辅助治疗。

［注意事项］①急性呼吸道感染引起的咳嗽不宜服用。②慢性咳嗽，痰多色白者忌用。

七、百花膏

［方源］明·方贤《奇效良方》。

［原料］制百合、款冬花各等量，白蜜适量。

［制作］①将百合、款冬花研成极细的末。②将白蜜与药粉搅拌和匀膏。

［服法］每日 3 次，每次 1 匙，白开水冲服。

［功效］润肺，止咳，化痰。

［方解］百合性寒味甘，能清肺润燥而上咳，并有宁心安神的作用。《本草纲目拾遗》谓其“清痰火，补虚损”，常用于肺燥或肺热咳嗽以及神思恍惚等症。款冬花性温味苦，有化痰止咳的功效，为治嗽要药，与百合配伍不仅能治疗肺寒咳嗽，而且对肺热咳嗽也有疗效。两药一补一消，既养肺阴，又化痰止咳，共熬为膏，可治肺劳久嗽、咳唾痰血等症。

［适用范围）①慢性支气管炎、肺结核、支气管扩张、肺部肿瘤引起的咳嗽气喘、咽喉燥痛、痰多或痰中带血等症。②老年人肺虚咳嗽。③慢性咽喉炎引起的咳嗽咳痰。

［注意事项］感冒咳嗽不宜服用。

八、紫苏膏

［方源］明·方贤《奇效良方》。

［原料］杏仁 100 克，紫苏子 500 克，生姜汁 70 毫升。

［制作］①光杏仁炒至微黄，研细如泥。②阿胶捣碎，炒黄为末。③紫苏子微炒，研细如泥。④将以上各药搅拌和匀，放入砂锅内，以小火煎熬成膏即成。

［服法］每日 3 次，每次 1 匙，开水冲服。

［功效］润肺止咳，清热化痰。

［方解］杏仁性温，味苦、甘，既有发散风寒之功，又有降气平喘之力。紫苏子性润下降，善于下气消痰。二者既能降气消痰，又有润肠通便之功。阿胶滋阴养肺，补血止血，常用于治疗阴虚咳嗽、咯血等症。白蜜甘而滋润，补虚润肺。酥甘凉润燥，滋阴生津，因其营养成分丰富，特别适合体虚病弱者服用，本膏中加入此品，使得药性平和，滋补力量增强。生姜止咳化痰。合熬成膏，共奏润肺止咳、清热化痰之效。

［适用范围］①老年津伤，症见干咳痰稠、喘急胸闷、咳嗽咯血等。②肺阴不足，久咳不愈之症。③津亏大便干结。

［注意事项］①感冒咳嗽不宜服用。②肺寒咳嗽痰多、色白清稀者忌用。

第八节　活血祛瘀膏滋

活血祛瘀膏滋是以理气活血、化瘀止痛的药物、食物为主制成的膏滋，具有消除瘀血、通行经脉、活血止痛的作用。

本类膏滋适用于各类瘀血阻滞的病症，如经闭、痛经、动脉粥样硬化、脑血栓、脑卒中后遗症以及外伤瘀痛等。中老年人服用能防治高脂血症、动脉硬化等心血管系统的疾病。

由于本类膏滋破瘀力强，所以月经过多以及孕妇不宜服用。

一、玫瑰膏

[方源] 清·凌鱼《饲鹤亭集方》。

[原料] 玫瑰花蕊 300 朵，冰糖 500 克。

[制作] 将玫瑰花蕊洗净，入锅用水熬透，取汁收膏。

[服法] 每日 2 次，每次 10 克，白开水调服。

[功效] 理气解郁，和血止痛。

[方解] 玫瑰花性温，味甘、微苦，食之芳香甘美，令人神爽。《本草正义》云："玫瑰花，香气最浓，清而小浊，和而不猛，柔肝醒胃，行气活血。"《本草再新》亦云："舒肝胆之郁气，健脾降火。治腹中冷痛，胃脘积寒，兼能破血"。临床用于肝胃不和、胸闷胁胀、胃脘疼痛以及月经不调、赤白带下、外伤瘀痛等症。

[适用范围] ①胸闷、胁胀、胃痛之不思饮食、嗳气频作等。②月经不调，经行腹痛，经血下之不畅或淋漓不尽。③外伤之瘀痛。

[注意事项] 若用于妇女调经，可用红糖代替冰糖。

二、山楂膏

[方源] 清·朱彝尊《食宪鸿秘》。

[原料] 山楂 500 克，白糖 110 克。

[制作] 冬天，把山楂洗净，放在锅内蒸烂，去掉核。

[服法] 每日 1～2 次，每次 1 匙，白开水冲服。

[功效] 健胃化食，理气活血。

[方解] 山楂有南、北两种，商品山楂称北山楂，野山楂称南山楂。山楂性微温，味甘而酸，有很好的助脾健胃、促进消化的功效，尤能消油腻肉积。此外，还有较好的活血散瘀作用，对于产后瘀血腹痛、恶露不尽有较好的疗效。现代研究证明，山楂能扩张血管，降低血压，降低胆固醇，收缩子宫，还有增加胃液消化酶、帮助消化的作用。山楂膏酸甜可口，人们较乐意接受。

[适用范围] ①消化不良，尤其吃油腻肉食后有脘腹胀满、嗳气频作或腹痛腹泻者。②对于胃液缺乏者有辅助治疗作用。③瘀血腹痛，如月经期腹痛、产后腹痛等。

［注意事项］①山楂酸性较强，忌在铁锅中煎煮，因为酸能溶解铁锅中的铁，生成低铁化合物，食用后容易引起中毒。②山楂能促进胃液分泌，所以胃液过多，或患有消化道溃疡者不宜服用。③孕妇不宜服用。

三、归参膏

［方源］近代·张锡纯《医学衷中参西录》。

［原料］当归150克，丹参150克，乳香150克，没药150克，黄酒、炼蜜各适量。

［制作］①前四味药加清水煎3次，取汁滤渣，合并药汁。②用小火浓缩药汁，入黄酒、炼蜜溶化拌匀，熬制成膏，瓷罐收贮备用。

［服法］每日1～2次，每次1匙，白开水冲服。

［功效］活血祛瘀，通络止痛。

［方解］本方祛瘀功效较强，为治疗血瘀所致心腹疼痛，癥瘕积聚，以及跌打损伤、瘀血肿痛之有效方剂。当归性温，味甘而辛，有活血养血的功效，不仅是味良好的补血药，而且又善止痛。它还是妇科调经要药，常用于月经不调、经闭、痛经等症，亦可用于跌打损伤、瘀血作痛、痹痛麻木等伤科病症；丹参活血祛瘀，加强当归祛瘀止痛之效。丹参是近来常用的化血药，用其治疗肝大及冠状动脉粥样硬化心脏病，对缩小肝脏以及减轻心绞痛发作有一定的疗效；乳香、没药活血祛瘀，行气止痛。诸药合用，使瘀去络通，则疼痛自止。

［适用范围］心脉瘀滞，症见心胸部刺痛或绞痛，口唇紫黑瘀肿，腿痛臂痛。

［注意事项］本膏活血之力较强，孕妇、月经量多者不宜服用。

四、益母草膏

［方源］河北省中医研究院《清太医院配方》。

［原料］益母草2500克，生地黄100克，当归100克，白芍75克，川芎75克，炼蜜适量。

［制作］①将上述药物洗净，切碎，用清水浸泡半日。②药与水一起入锅，共煎3次，过滤。③合并3次滤液，中火浓缩，加炼蜜收膏。

［服法］每日 2 次，每次 10 克，黄酒调服，不善酒者可用温开水调服。

［功效］活血行气，调经，利尿。

［方解］益母草又名茺蔚，其性温，味甘、辛，功能顺气和血，养肝益心，安魂定魄，调经种子。实验证明，益母草对家兔在体子宫、离体子宫均有兴奋作用，可以使子宫紧张度与收缩力增强，宫缩频率加速。对于妇女月经不调、经前腹胀作痛、产后瘀滞腹痛有良好的疗效，故有“益母”之名。益母草的活血调经、祛瘀生新的作用，通过配伍生地黄、白芍、当归、川芎，尤为显著。

［适用范围］①妇科疾病，如月经不调、痛经、产后恶露不尽、瘀滞腹痛等。②跌打损伤，瘀血作痛。③各种陈伤之瘀血留滞，每遇天阴则痛。④急、慢性肾炎水肿，小便不利，高血压等病症的辅助治疗。

［注意事项］孕妇不宜服用。

参考文献

[1] 韦小白，冯松杰. 中医饮食疗法结合现代营养治疗学探析[J]. 辽宁中医药大学学报，2007，(3).

[2] 钟燕宇，秦凯华，王宏志. 中医营养食疗学的理论及应用[J]. 河南中医学院学报，2007，(2).

[3] 史奎雄. 老年营养与中医食疗[J]. 营养学报，1999，(2).

[4] 王磊. 肾结石的食疗药膳[J]. 长寿，2009，(4).

[5] 胡灵珊. 食疗抗动脉硬化药膳保身体健康[J]. 家庭医药，2009，(4).

[6] 张泽宇. 老年痴呆症的食疗药膳[J]. 祝您健康，2008，(12).

[7] 玉红. 鸭肉药膳，夏季食疗最适宜[J]. 东方药膳，2008，(9).

[8] 李雨虹. 肺癌咳嗽食疗药膳[J]. 东方药膳，2008，(7).

[9] 宁在兰. 大枣食疗药膳三款[J]. 东方药膳，2008，(6).

[10] 徐安顺，王云娇，彭朝忠. 傣族民间慢性肝炎病人食疗药膳[J]. 中国民族医药杂志，2008，(2).

[11] 王志成. 猪肉的食疗价值与养生药膳[J]. 医疗保健器具，2007，(2).

[12] 海城. 食疗药膳基础知识(二)[J]. 家庭医学(新健康)，2007，(3).

[13] 海城. 食疗药膳基础知识(一)[J]. 家庭医学(新健康)，2007，(2).

[14] 王雨竹. 科学应用食疗与药膳[J]. 家庭中医药，2007，(2).

[15] 项平. 中医食疗药膳的应用及发展趋势[J]. 世界中医药，2006，(1).

[16] 张秋臻. 糖尿病的食疗与药膳[J]. 东方食疗与保健，2006，(12).

[17] 赵忠. 男科食疗药膳[J]. 东方药膳，2006，(11).

[18] 陈建华. 降血脂的食疗方、药膳方[J]. 食品与生活，2006，(11).

[19] 王宜. 食疗药膳对提神抗疲劳的功能研究[J]. 中国西部科技，2006，(18).

[20] 孙继和. 女性食疗药膳补遗[J]. 东方药膳，2006，(8).

[21] 薛殿凯. 治糖尿病的食疗方、药膳方[J]. 食品与生活，2006，(9).

[22] 李有才. 食疗药膳豆腐方[J]. 中国民间疗法，2006，(7).

[23] 孟仲法. 中医食疗药膳的特点和应用[J]. 东方药膳，2006，(4).
[24] 琪东，吕赐洋. 类风湿性关节炎食疗药膳[J]. 饮食科学，2005，(6).
[25] 寿南山. 失眠的食疗药膳[J]. 食品与健康，2005，(3).
[26] 陈抗生. 高血压病的食疗与药膳治疗[J]. 东方食疗与保健，2005，(5).
[27] 徐玉梅. 颈椎病眩晕症食疗药膳[J]. 药膳食疗，2005，(2).
[28] 曾文. 冠心病食疗药膳 7 款[J]. 药膳食疗，2005，(1).
[29] 阎雅更. 让食疗药膳丰富您的餐桌[J]. 健身科学，2004，(7).
[30] 孟昭宁. 冠心病的食疗药膳[J]. 药膳食疗，2004，(11).
[31] 吴大畏，吴庆宁. 肾病食疗药膳总体原则[J]. 东方食疗与保健，2004，(10).
[32] 徐湘恒. 神经衰弱的食疗药膳[J]. 药膳食疗，2004，(5).
[33] 徐志瑛，鲁贤昌，徐锡山，陈意. 食疗养生药膳方[J]. 养生月刊，2004，(2).
[34] 邓沂.《黄帝内经》饮食养生与食疗药膳探析[J]. 中国中医基础医学杂志，2003，(5).
[35] 胡辛奎. 风湿性关节炎食疗药膳[J]. 药膳食疗，2003，(11).
[36] 张丽平. 高脂血症的食疗药膳[J]. 药物与人，2002，(4).
[37] 祯恒. 老人健忘食疗药膳[J]. 药膳食疗，2002，(12).
[38] 古月. 病毒性肝炎食疗药膳[J]. 药膳食疗，2002，(11).
[39] 献国. 不孕症的食疗药膳[J]. 药膳食疗，2002，(9).
[40] 谭鹏飞. 脑肿瘤食疗药膳[J]. 药膳食疗，2002，(1).
[41] 叶锦先. 中医康复食疗药膳特色和展望[J]. 药膳食疗研究，2001，(1).
[42] 金炳镐，李自然. 中国的食疗药膳文化[J]. 黑龙江民族丛刊，2001，(4).
[43] 封丽水. 健康、疾病与膳食(二)—中华食疗与药膳[J]. 中老年保健，2000，(2).
[44] 郑岩. 孕产妇的营养食疗与药膳[J]. 现代妇产科进展，1999，(4).
[45] 王会法. 浅谈药膳与食疗[J]. 山西老年，1999，(5).

[46] 诸国本. 民族传统医药－中国少数民族的传统医学[J]. 医药世界，2005，(06).

[47] 郭亚莉. 中医食疗对患者康复的作用探讨[J]. 当代护士，2005，(03).

[48] 郭永洁. 中医食疗的特点与研究[J]. 东方食疗与保健，2004，(09).

[49] 郭永洁. 中医“食疗”中的“四性”与营养学的关系[J]. 东方食疗与保健，2004，(10).

[50] 秦俊法，李增禧. 中国微量元素研究二十年[J]. 广东微量元素科学，2004，(12).

[51] 吴元黔. 苗族医药学发展史述略(中)[J]. 贵阳中医学院学报，2005，(01).

[52] 杨昌文. 浅谈西南少数民族传统医药[J]. 贵州民族研究，1994，(01).

[53] 金炳镐，李自然. 中国的食疗药膳文化[J]. 黑龙江民族丛刊，2001，(04).

[54] 李蕾. 中国居民营养与健康现状调查[J]. 临床荟萃，2005，(02).

[55] 额尔敦朝鲁. 蒙医温病学热证八型释译[J]. 辽宁中医杂志，2005，(05).

[56] 赵荣华，赵声兰. 民族食疗学简论[J]. 云南中医学院学报，2005，(01).

[57] 红利.《红楼梦》食疗学问多[J]. 家庭医学，2001，(06).

[58] 郭丽娃. 试论唐代食疗学的发展[J]. 北京联合大学学报，1994，(01).

[59] 漆浩. 试论《饮膳正要》的食疗学成就[J]. 北京中医药大学学报，1995，(05).

[60] 蒋明德.《金匮要略》食疗学初探[J]. 陕西中医学院学报，1992，(02).

[61] 朱永芳. 略论孙思邈对食疗学发展的贡献[J]. 中医药临床杂志，1993，(01).

[62] 刘益群. 中国食疗学的导源及其发展梗概(上)[J]. 中医药临床杂志，

1991，(01).

[63] 方晓阳. 蒙汉医学的结晶《饮膳正要》及其食疗学价值[J]. 中国民族民间医药杂志，1997，(02).

[64] 张舍黎. 孙思邈的饮食与食疗学说[J]. 陕西中医学院学报，1990，(04).

[65] 金戈.《格致余论》对食疗学的卓越贡献[J]. 浙江中医学院学报，1993，(05).

[66] 闵宗殿. 海外农作物的传入和对我国农业生产的影响[J]. 古今农业，1991，(01).

[67] 韩毅. 唐宋时期阿拉伯农作物和药材品种在中国的传播[J]. 古今农业，2005，(04).

[68] 张海波. 中医食疗之源流探讨[J]. 浙江中医学院学报，2002，(02).

[69] 龚仕明，徐嘉. 论陈直的"食治"与"治食"养生思想[J]. 江苏中医，1999，(07).

[70] 路新国.《黄帝内经》与中国传统饮食营养学[J]. 南京中医药大学学报(社会科学版)，2001，(04).

[71] 白锦燕. 让中国食疗再造辉煌[J]. 内蒙古中医药，1997，(S1).

[72] 陈沛沛，项平. 道家饮食养生观对中医食疗学的影响[J]. 湖北中医学院学报，2004，(04).

[73] 李丽艳，路新国.《饮膳正要》对中国传统营养学的贡献[J]. 江苏中医药，2005，(09).

[74] 曹瑛.《千金要方・食治》与《食疗本草》[J]. 辽宁中医学院学报，2000，(02).

[75] 谢宝忠，孟宪容. 中国药膳简史及其现实意义[J]. 贵阳中医学院学报，1991，(03).

[76] 陈熠. 中国药酒的起源和发展[J]. 江西中医药，1994，(02).

[77] 李里特. 中华传统食品的科学与价值[J]. 食品科技，2004，(01).

[78] 谭德福. 脏器疗法发展简史[J]. 时珍国医国药，1997，(05).

[79] 朱桢. 殷商时代医学水平概论[J]. 山东医科大学学报(社会科学版)，1995，(02).

[80] 柴玉花．古代天然食物保健源流[J]．药膳食疗，2005，(02).
[81] 杨景红．浅谈中国古代的饮食疗法[J]．中国保健营养，2003，(03).
[82] 李斌．中国食疗发展史探讨[J]．扬州大学烹饪学报，2000，(03).